Generis

PUBLISHING

L'ECONEFROLOGO

PRINCIPI BASE DEL'ECOGRAFIA IN NEFROLOGIA

Andrea Mancini

Title: **L'ECONEFROLOGO**

PRINCIPI BASE DEL'ECOGRAFIA IN NEFROLOGIA

ISBN: 979-8-89966-228-7

Author: Andrea Mancini

Cover image: Andrea Mancini

Publisher: Generis Publishing
Online orders: www.generis-publishing.com
Contact email: info@generis-publishing.com

L'ECONEFROLOGO

PRINCIBI BASE DELL'ECOGRAFIA IN NEFROLOGIA

a Nicola e Lucia

i miei genitori

INDICE

PRESENTAZIONE

La disponibilità di apparecchiature ecografiche portatili e palmari ha favorito la diffusione capillare dell'ecografia migliorando le capacità diagnostiche individuali in qualsiasi condizione di lavoro. La diffusione tumultuosa ha trascinato con sé alcuni problemi irrisolti come la formazione di qualità e la certificazione. Il rischio implicito della larga diffusione della ecografia bedside, essendo questa una tecnica matura, è che vengano richieste ai medici competenze elevate con il rischio di errori, controversie e contenziosi legali. Da qui la necessità di semplificare i percorsi diagnostici e fornire ai neofiti linee guida semplici, che pongano al riparo da errori grossolani pur migliorando le competenze diagnostiche.

È fuor di dubbio, comunque, che i progressi tecnologici non vanno fermati ma aiutati e gestiti con razionalità e che questo nel caso specifico il problema debba essere gestito con uno sforzo di formazione e di training per tutti coloro che vorranno appropriarsi di questa tecnica utilizzando l'insonazione come "stetoscopio" del XXI° secolo.

È in questo contesto che si inserisce questo manuale che ho letto con piacere e rappresenta il frutto di un lavoro e di una dedizione profonde. Conosco Andrea Mancini da molto tempo e conosco anche la sua passione per questa arte diagnostica. Il manuale è frutto del suo percorso formativo ed è una sintesi completa delle applicazioni ecografiche in nefrologia, sintetico, da borsa come gli ecografi palmari. Nella sua semplicità offrirà al lettore risposte immediate a dubbi ed incertezze anche in questo tempo dove la AI domina ormai qualsiasi evento umano ed un "bignami" molto preciso può sembrare superfluo.

Mario Meola

misura ciò che è misurabile,
e rendi misurabile ciò che non lo è
Gallileo Gallilei

INTRODUZIONE

Sono trascorsi più di 40 anni da quelle immagini "lunari" delle prime ecografie B-Mode di cui mi hanno parlato i miei Maestri, il Prof. Meola e il Dr. Petrarulo, pionieri entusiasti di una nuova metodica che si affacciava nell'armamentario diagnostico del nefrologo. L'esplosivo sviluppo tecnologico è in continua evoluzione e influenza in maniera significativa diagnosi e trattamento delle patologie nefrologiche. L'ecografia va considerata un completamento del classico esame obbiettivo, essa, integrata con la clinica e la fisiopatologia, rappresenta un importante valore aggiunto del percorso diagnostico. Far gestire l'ecografia in prima persona al nefrologo significa cercare la risposta più corretta ad uno specifico quesito clinico. Oggi la diagnostica per immagini in ambito nefrologico è condicio sine qua non per una buona pratica clinica in quanto garantisce un approccio integrato "clinico-tecnologico" che fornisce risposte non generiche a quesiti clinici. L'upgrade tecnologico degli ultimi decenni ha consegnato al nefrologo strumenti sempre più performanti, basti pensare alla introduzione della seconda armonica (1), all'ecocontrastografia (2-3), alla elastografia (4-5), che hanno reso l'imaging renale non più confinata alla mera diagnosi di calcoli, idronefrosi o di evidenti lesioni espansive, ma ha conferito a questa diagnostica un ruolo sempre più attivo in ambito nefrologico e non solo. L'utilizzo degli ultrasuoni (US) nello studio di organi ed apparati sempre più coinvolti nelle patologie nefrologiche e l'utilizzo della metodica nelle procedure interventistiche ha reso questo strumento indispensabile nella pratica clinica. L'ecografia dell'addome delle paratiroidi, dei tronchi sovra aortici, il mapping preoperatorio per l'allestimento delle fistole arterovenose (FAV), il posizionamento ecoguidato di cateteri venosi centrali, la biopsia renale e l'angioplastica ecoguidata delle FAV (6) ne sono solo alcuni esempi.

Quando si parla di ecografia non si può prescindere dai fenomeni fisici che ne sono alla base; la fisica degli US, materia ostica, ha tediato per anni generazioni di ecografisti essendo un argomento lontano dalla realtà clinica. Cercherò in questa breve trattazione di rendere l'argomento il meno prolisso e il più utile possibile.

FISICA DEGLI ULTRASUONI

Come sempre succede è stata la natura ad ispirare l'uomo: i cetacei orientano i loro spostamenti e la caccia inviando ultrasuoni ed elaborando gli echi di ritorno. Nel 1974 Lazzaro Spalanzani, osservò che i pipistrelli si orientavano nel volo notturno grazie agli ultrasuoni, ipotizzò quindi l'utilizzo degli stessi per orientarsi nella diagnostica degli organi interni. Grazie ai Curie già si conosceva come produrre ultrasuoni: facendo entrare in vibrazione cristalli di quarzo sottoposti ad impulsi elettrici. Ma dobbiamo arrivare al 1953, con lo scienziato Julian Wild, per vedere realizzata la prima apparecchiatura che sfruttava gli ultrasuoni per lo studio degli organi interni.

IL SUONO

Il suono è una forma di energia meccanica che si propaga in un mezzo fisico con una velocità che dipende dalla resistenza, o impedenza acustica, offerta dal mezzo che attraversa. Detta energia provoca una continua compressione e rarefazione del mezzo e viene trasmessa con onde che si irradiano a 360° (Figura 1).

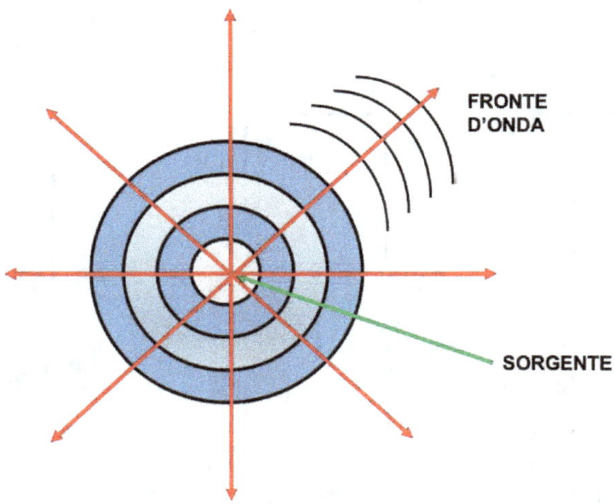

Fig. 1. Propagazione del suono in un mezzo fisico

Il suono di una tromba raggiunge l'orecchio grazie alla compressione e rarefazione delle molecole di aria che, raggiungendo la membrana del timpano, ne provocano la vibrazione (Figura 2).

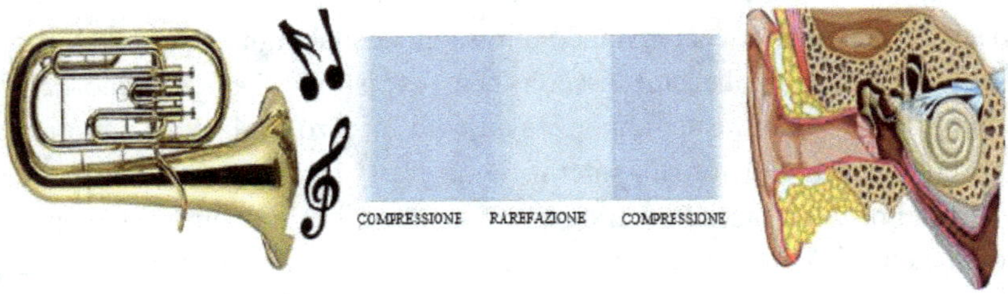

Fig. 2. Propagazione del suono attraverso la compressione e rarefazione del mezzo che attraversa

Il suono quindi, per trasmettersi ha bisogno di un mezzo fisico come l'aria, l'acqua o i tessuti biologici, non viaggia nel vuoto. La sorgente del suono può essere un oggetto elastico messo in vibrazione da una forza meccanica come accade per una tromba, un tamburo o un diapason. In ecografia, come sorgente del suono, sono utilizzati i cristalli piezoelettrici presenti nella sonda ecografica (trasduttore), questi, sollecitati da uno stimolo elettrico, entrano in vibrazione (Figura 3) producendo onde di compressione e rarefazione con frequenze non udibili dall'orecchio umano: gli US, (Figura 4).

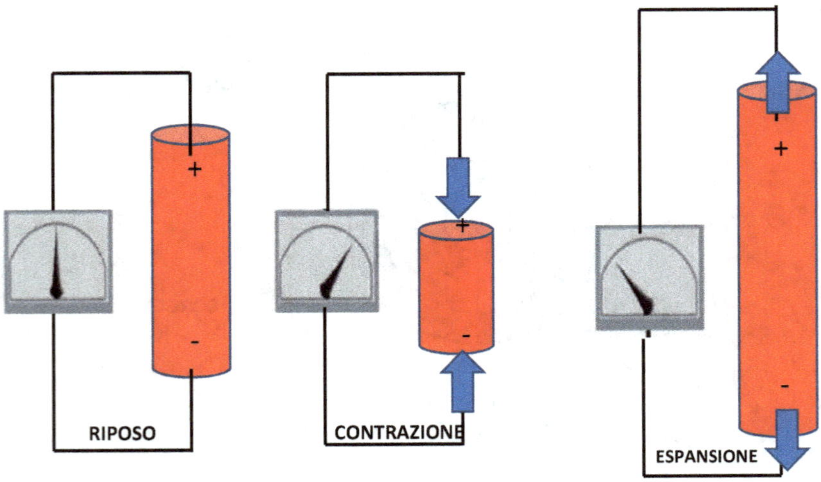

Fig. 3. Un campo elettrico applicato ai cristalli piezoelettrici provoca una oscillazione degli stessi che genera un suono ad alta frequenza

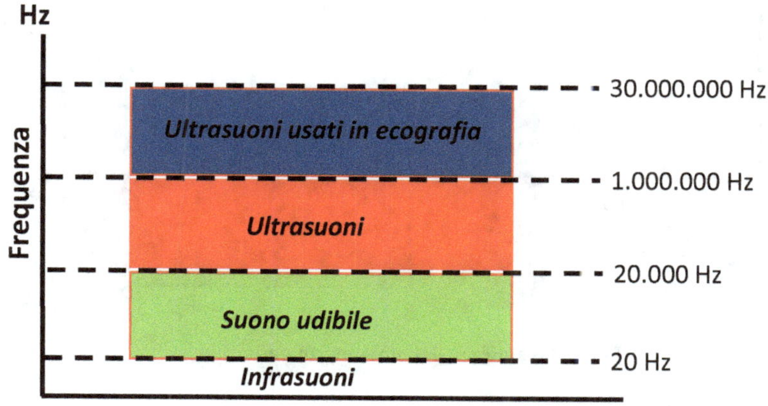

Fig. 4. Spettro delle frequenze del suono

Gli US viaggiano nei tessuti biologici con un movimento ondulatorio determinando oscillazioni delle molecole del mezzo il che genera attrito fra le molecole e microcorrenti dei fluidi. Tutto ciò produce calore, l'aumento della temperatura dei tessuti biologici, a seguito del passaggio di US, è misurato da un parametro, l'indice termico, segnalato sul monitor ecografico. Per i tempi di esposizione di un comune esame diagnostico, l'aumento di temperatura generato non è in grado di causare effetti biologici rilevanti nei tessuti umani, embrionari e fetali (7-15). Ma i tessuti biologici, quando vengono attraversati da onde ultrasonore, sono sottoposti anche ad una sollecitazione meccanica legata alla pressione che gli US esercitano sui tessuti; la grandezza che definisce detta pressione è detta indice meccanico e anch'essa è riportata sui monitor ecografici e ha valori tali da non essere dannoso per i tessuti biologici.

Il movimento ondulatorio con il quale gli US attraversano i tessuti biologici segue le leggi della meccanica ondulatoria definito da grandezze quali la frequenza, il periodo, la lunghezza, l'ampiezza, la velocità di propagazione e l'intensità (Figura 5).

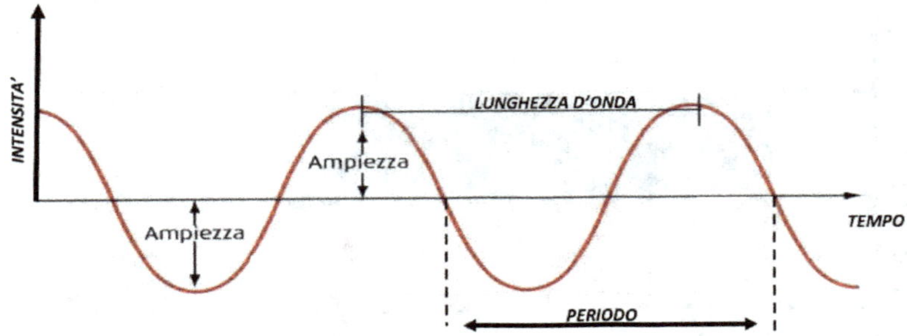

Fig. 5. Grandezze del movimento ondulatorio

LA FREQUENZA

La frequenza è data dal numero di oscillazioni che l'onda sonora compie in un secondo, l'unità di misura è l'Herz (Hz), 1 Hz è pari a 1 ciclo/secondo. I multipli dell'Hz sono il kiloherz (10^3 Hz) e il megaherz (MHz 10^6 Hz). Gli US utilizzati in diagnostica ecografica sfruttano frequenza comprese da 1,5 MHz e 15 MHz.

Il periodo, invece, è il tempo necessario affinché si compia una oscillazione completa, esso sarà tanto più breve quanto maggiore sarà la frequenza. Una oscillazione completa corrisponde ad una vibrazione della sorgente. La frequenza condiziona in maniera importante il potere diagnostico degli US: la trasmissione, la capacità di penetrazione dei tessuti biologici e la loro attenuazione, sono fortemente influenzata dalla frequenza. Frequenze comprese tra 3,5 e 5 MHz sono infatti utilizzate per studiare organi e tessuti profondi, mentre frequenza tra 5 e 15 MHz vengono comunemente sfruttate per le strutture più superficiali (16).

LUNGHEZZA D'ONDA

La lunghezza d'onda (λ) è la distanza percorsa da una oscillazione completa nell'unità di tempo di un periodo. È inversamente proporzionale alla frequenza (Figura 6), e condiziona la capacità di risoluzione della sonda ecografica, ossia la capacità di

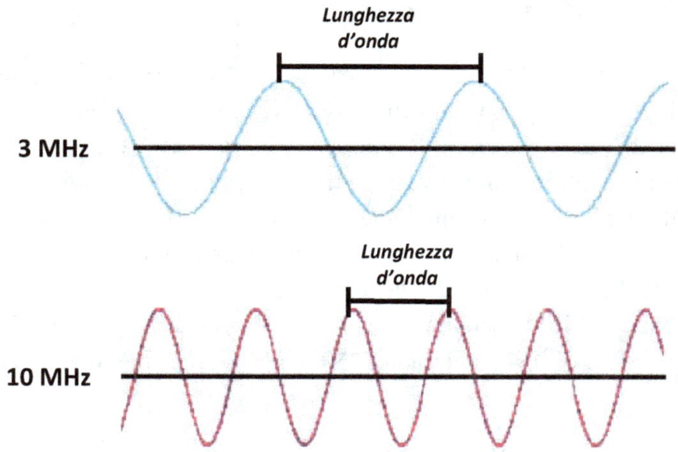

Fig. 6. Lunghezza d'onda

distinguere due punti vicini ma distinti (17). Le apparecchiature, consentendo di modificare la frequenza del trasduttore, ne modificano indirettamente anche il potere risolutivo, che cresce proporzionalmente all'aumentare della frequenza e al decrescere di λ. Più alta è la frequenza, migliore sarà la risoluzione. Più bassa è la frequenza, minore sarà la risoluzione (Figura 7).

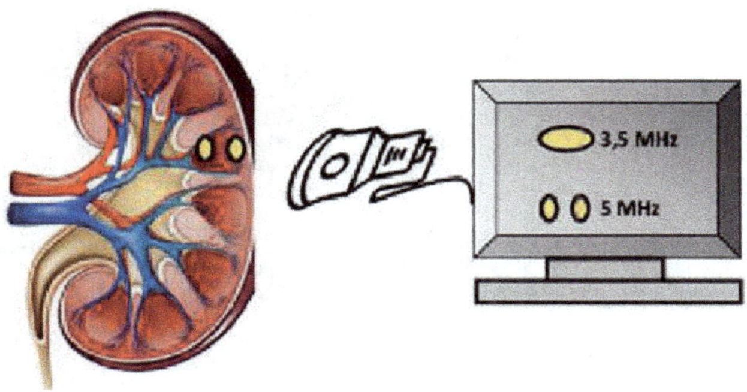

Fig. 7. A frequenze maggiori corrispondo lunghezze d'onda inferiori con maggiore potere risolutivo

AMPIEZZA

Con tale grandezza si definisce il picco massimo raggiunto dall'onda sonora nel suo periodo di oscillazione (Figura 5).

VELOCITA' DI PROPAGAZIONE

La velocità di propagazione di un'onda è data dal prodotto della sua lunghezza d'onda per la sua frequenza e si esprime come $V = \lambda * \nu$. Essa non è costante ma varia a seconda del mezzo di trasmissione in rapporto alla sua densità e comprimibilità. In altri termini la velocità di propagazione delle onde ultrasonore nei tessuti biologici è in rapporto alla loro elasticità (E) che viene misurata mediante modulo di elasticità o modulo di Young. Quanto più rigido è il materiale da attraversare, tanto maggiore sarà la velocità di propagazione. Normalmente, in media, nei tessuti molli si riscontra una velocità di propagazione di circa 1500 m/s variando dal valore di 0 m/s nel vuoto, 330 m/s nell'aria, fino al valore di 4000 m/s nell'osso.

INTENSITA'

È una grandezza caratterizzante l'onda sonora che definisce l'energia meccanica che viene veicolata dagli US cioè l'entità di compressione e rarefazione che i tessuti subiscono durante l'attraversamento delle onde. Essa è rappresentata dal rapporto tra potenza (W) per unità di superficie (cm^2) e viene misurata in dB.

FORMAZIONE DELL'IMMAGINE

L'interazione degli US con i tessuti biologici è influenzata dall'impedenza acustica ossia la resistenza che i tessuti offrono al passaggio del fascio ultrasonoro, detta resistenza genera quattro fenomeni fisici: la riflessione, la rifrazione, la diffusione e l'assorbimento (Figura 8). La formazione dell'immagine ecografica la dobbiamo alla riflessione e alla diffusione. Questi due fenomeni creano echi di ritorno al trasduttore,

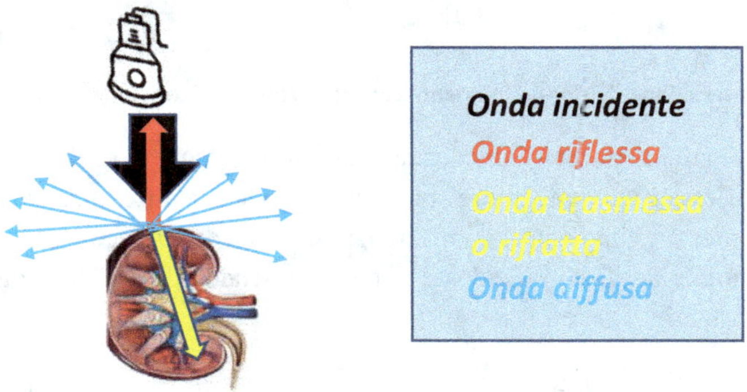

Fig. 8. Interazione degli US con i tessuti biologici

dove i cristalli piezoelettrici convertono l'onda ultrasonora di ritorno in segnale elettrico. Il segnale elettrico opportunamente processato genera l'immagine ecografica. Gli US vengono trasmessi dal trasduttore per l'1% del tempo, circa un milionesimo di secondo, per il restante 99% del tempo il trasduttore resta in "ascolto" degli echi di ritorno.

RIFLESSIONE

Tra gli echi di ritorno l'onda riflessa gioca un ruolo fondamentale nella formazione dell'immagine, essa trova origine nell'interazione dell'onda incidente con interfacce di separazione tra due mezzi diversi con diversa impedenza acustica. Si generano due onde: una riflessa che torna indietro al trasduttore attraversando a ritroso il primo mezzo; e l'altra, l'onda rifratta, che invece penetra nel secondo mezzo (Figura 9). La quantità di energia riflessa è strettamente correlata alla differenza di impedenza dei due mezzi che il fascio di US attraversa.

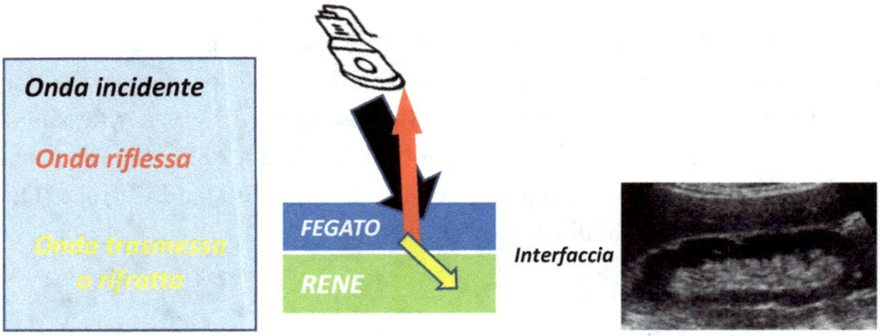

Fig. 9. Interazione dell'onda incidente con l'interfaccia di due differenti strutture

I tessuti biologici hanno un'impedenza acustica differente (Tabella 1), l'energia dell'onda riflessa è tanto maggiore quanto più grande è la differenza di impedenza tra i due mezzi. Una enorme differenza di impedenza acustica causa una riflessione totale del fascio incidente non consentendo ad esso di raggiungere i tessuti sottostanti.

TESSUTO BIOLOGICO	IMPEDENZA ACUSTICA
Aria	$0,004 \times 10^6$
Polmone	$0,18 \times 10^6$
Grasso	$1,3 \times 10^6$
Acqua	$1,5 \times 10^6$
Fegato	$1,6 \times 10^6$
Rene	$1,6 \times 10^6$
Osso	$7,8 \times 10^6$

Tabella 1. Impedenza acustica dei tessuti biologici

E' quello che accade se tra la sonda e la cute non interponiamo un mezzo acquoso, il gel ecografico: l'enorme differenza di impedenza tra aria e cute provoca la riflessione totale degli US (Figura 10).

FORMAZIONE DELL'IMMAGINE

L'interazione degli US con i tessuti biologici è influenzata dall'impedenza acustica ossia la resistenza che i tessuti offrono al passaggio del fascio ultrasonoro, detta resistenza genera quattro fenomeni fisici: la riflessione, la rifrazione, la diffusione e l'assorbimento (Figura 8). La formazione dell'immagine ecografica la dobbiamo alla riflessione e alla diffusione. Questi due fenomeni creano echi di ritorno al trasduttore,

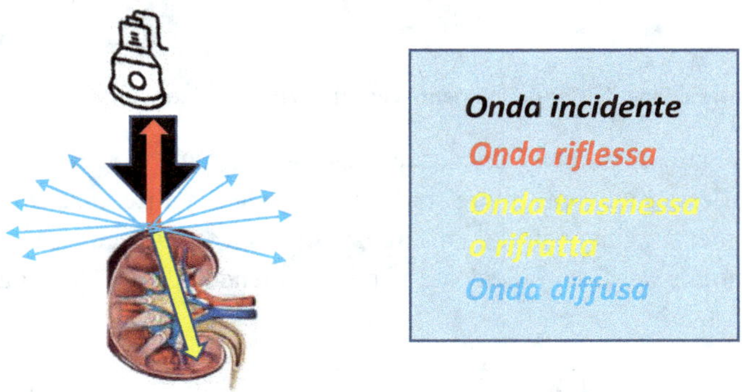

Fig. 8. Interazione degli US con i tessuti biologici

dove i cristalli piezoelettrici convertono l'onda ultrasonora di ritorno in segnale elettrico. Il segnale elettrico opportunamente processato genera l'immagine ecografica. Gli US vengono trasmessi dal trasduttore per l'1% del tempo, circa un milionesimo di secondo, per il restante 99% del tempo il trasduttore resta in "ascolto" degli echi di ritorno.

RIFLESSIONE

Tra gli echi di ritorno l'onda riflessa gioca un ruolo fondamentale nella formazione dell'immagine, essa trova origine nell'interazione dell'onda incidente con interfacce di separazione tra due mezzi diversi con diversa impedenza acustica. Si generano due onde: una riflessa che torna indietro al trasduttore attraversando a ritroso il primo mezzo; e l'altra, l'onda rifratta, che invece penetra nel secondo mezzo (Figura 9). La quantità di energia riflessa è strettamente correlata alla differenza di impedenza dei due mezzi che il fascio di US attraversa.

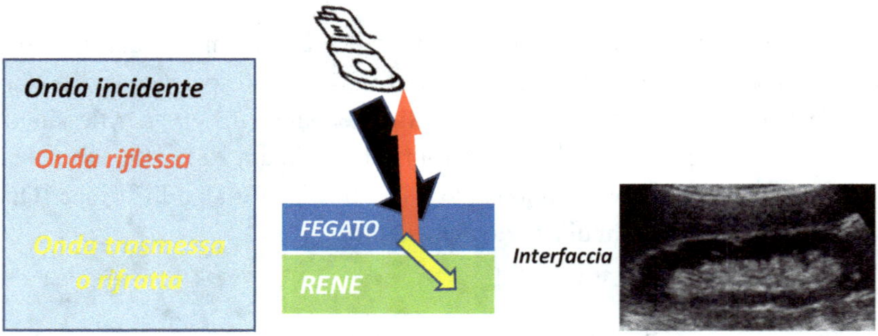

Fig. 9. Interazione dell'onda incidente con l'interfaccia di due differenti strutture

I tessuti biologici hanno un'impedenza acustica differente (Tabella 1), l'energia dell'onda riflessa è tanto maggiore quanto più grande è la differenza di impedenza tra i due mezzi. Una enorme differenza di impedenza acustica causa una riflessione totale del fascio incidente non consentendo ad esso di raggiungere i tessuti sottostanti.

TESSUTO BIOLOGICO	IMPEDENZA ACUSTICA
Aria	$0{,}004 \times 10^6$
Polmone	$0{,}18 \times 10^6$
Grasso	$1{,}3 \times 10^6$
Acqua	$1{,}5 \times 10^6$
Fegato	$1{,}6 \times 10^6$
Rene	$1{,}6 \times 10^6$
Osso	$7{,}8 \times 10^6$

Tabella 1. Impedenza acustica dei tessuti biologici

E' quello che accade se tra la sonda e la cute non interponiamo un mezzo acquoso, il gel ecografico: l'enorme differenza di impedenza tra aria e cute provoca la riflessione totale degli US (Figura 10).

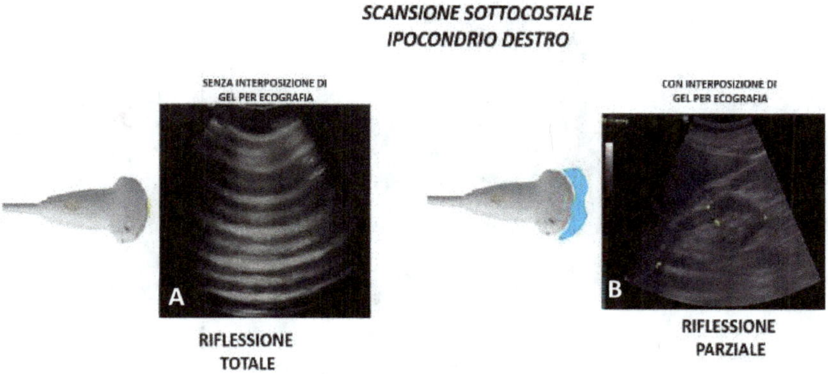

Fig. 10. Riflessione totale in assenza di gel (A); interposizione di gel (B)

I tessuti biologici, fatta eccezione per l'osso, sono costituiti da acqua il che rende minime le differenze di impedenza acustica garantendo una riflessione parziale dell'onda incidente e la trasmissione di parte dell'energia ai tessuti sottostanti (Figura 9). La trasmissione dell'onda incidente al secondo mezzo, onda trasmessa o rifratta, è fondamentale in quanto ci consente di studiare i tessuti più profondi. Una volta nel secondo mezzo la direzione di propagazione dell'onda subisce una deviazione il cui angolo (angolo di rifrazione) è funzione dell'angolo di insonazione e della differenza di impedenza dei due mezzi. Le interfacce che non si trovano a un angolo di 90° rispetto al fascio di ultrasuoni (Figura 11), riflettono il suono con un angolo che non ritornerà alla sonda e non contribuisce a creare l'immagine (riflessione non speculare). Le migliori immagini, quindi, si ottengono con angoli di incidenza di 90° rispetto alle interfacce in esame (riflessione speculare). Ovviamente non essendo sempre possibile insonare le strutture in esame in maniera perfettamente ortogonale, nella pratica ecografica vanno ricercati angoli di insonazione appropriati modificando l'inclinazione della sonda e il decubito del paziente. Un esame ecografico eseguito da diverse angolazioni migliora la qualità delle immagini dei singoli organi via via che questi divengono perpendicolari al fascio ultrasonoro.

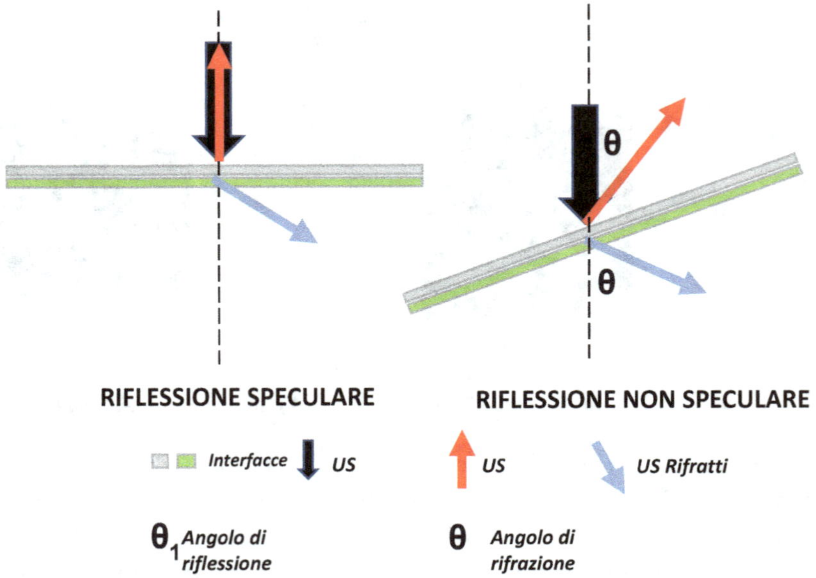

Fig 11. La riflessione degli US incidenti è funzione dell'angolo di insonazione

Nella figura 12 è mostrato un esempio di riflessione speculare e di riflessione non speculare.

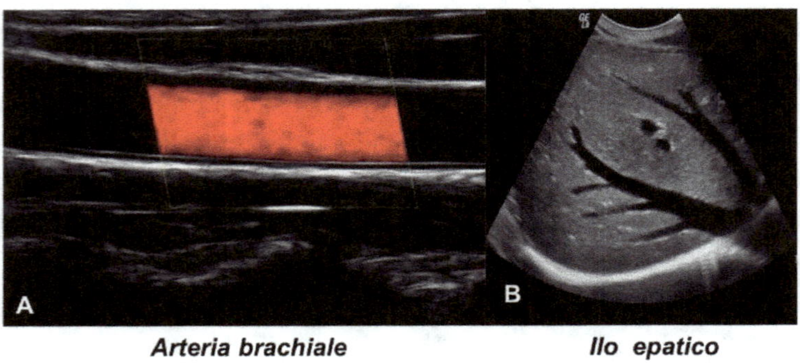

Fig. 12. (A) Insonazione dell'a.brachiale con angolo di 90°; (B) insolazione dell'ilo epatico con angolo ≠ 90°

Nel primo caso, arteria brachiale, l'angolo di incidenza degli US è perfettamente ortogonale al vaso il che garantisce una riflessione speculare con un qualità di immagine tale da poter distinguere tutte le componenti della parete vascolare (tonaca intima, media ed avventizia); nel secondo caso, ilo epatico, l'anatomia del distretto non consente una insonazione ortogonale ma obliqua, responsabile di una risoluzione più bassa, sono infatti riconoscibili le vene sovraepatiche ma non la struttura della parete vascolare.

DIFFUSIONE

Un altro parametro che va tenuto presente è la grandezza delle interfacce insonate, la maggior parte degli echi riflessi, infatti, non proviene dai grandi riflettori speculari, come gli organi parenchimatosi, ma dalle piccole strutture che li costituiscono. Quando gli US colpiscono interfacce riflettenti con dimensioni inferiori o uguali alla lunghezza d'onda, gli US di ritorno riflettono in tutte le direzioni (a 360°), questo fenomeno prende il nome di scattering o diffusione (Figura 13).

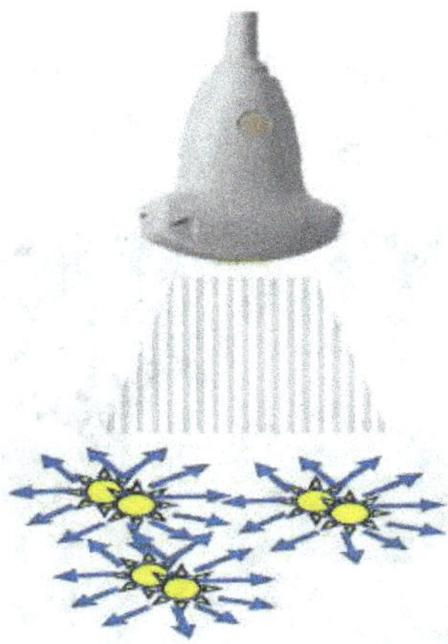

Figura. 13. Fenomeno dello scattering

La maggior parte di questi echi non ritorna alla sonda, quindi non partecipa alla formazione dell'immagine. La piccola parte di US che ritorna alla sonda (backscattering) è fondamentale per la rappresentazione dei riflettori di piccole dimensioni. Possiamo minimizzare o amplificare questo fenomeno agendo sul guadagno (gain), ossia sulla amplificazione degli echi di ritorno alla sonda.

Se riduciamo il guadagno risalteranno solo i riflettori più grossolani e otterremo immagini più sgranate; se invece aumentiamo il guadagno raccoglieremo anche gli echi delle strutture più piccole, backscattering, ottenendo immagini più granulari utili nella definizione di lesioni focali (18-19). La figura 14A mostra un angioma epatico acquisito a basso guadagno, la stessa lesione focale risulta meglio definita nella figura 14B ottenuta con un guadagno più alto.

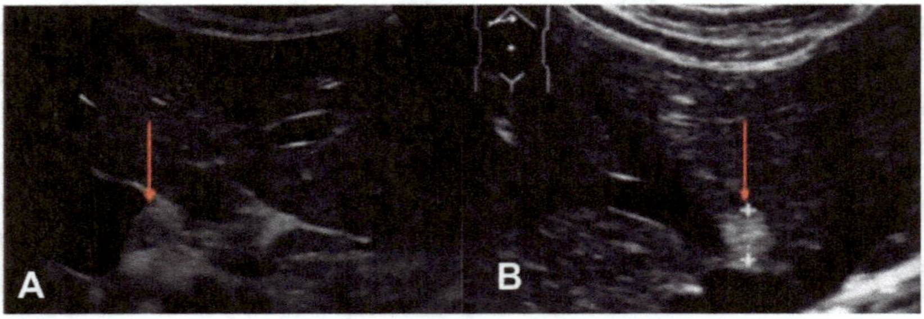

Fig. 14. (A) Angioma epatico insonato con un basso guadagno; (B) stessa lesione valutata con un guadagno più alto

Nella figura 15, invece, è rappresentata una lesione ripetitiva epatica acquisita a basso guadagno (A) e ad alto guadagno (B).

Un altro esempio eclatante di scattering è quello generato dai globuli rossi: le dimensioni nettamente inferiori alla lunghezza d'onda genera un backscattering alla base del fenomeno doppler (Figura 16).

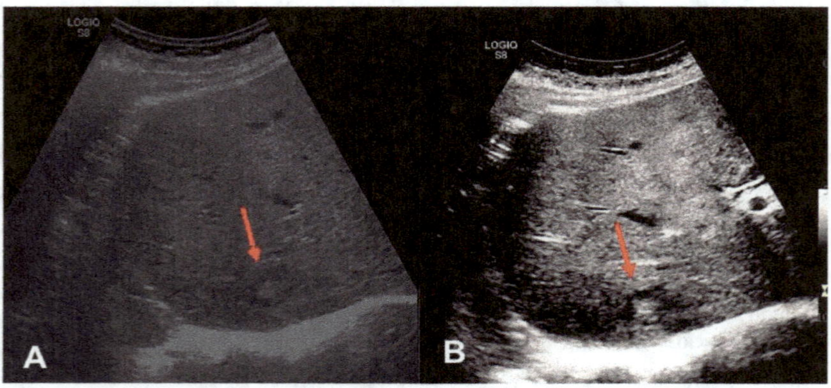

Fig. 15. Lesione ripetitiva a bersaglio a carico del VII segmento epatico : (A) a basso guadagno; (B) ad alto guadgno

RIFRAZIONE

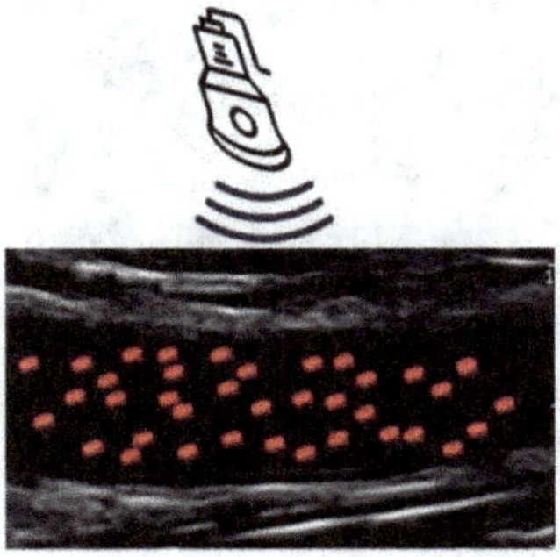

Fig. 16. Globuli rossi all'interno del vaso: backscattering alla base del fenomeno Doppler

Come già accennato, l'incontro degli US con mezzi con diversa impedenza acustica, genera oltre all'onda riflessa, anche un'onda rifratta a condizione che l'angolo di trasmissione degli US non sia ortogonale all'interfaccia ma obliquo. L'onda rifratta, a causa della diversa impedenza acustica tra i due mezzi, subirà una deviazione e si propagherà nel secondo mezzo con un angolo (angolo di rifrazione) diverso rispetto all'angolo di trasmissione (Figura 11).

ASSORBIMENTO

L'assorbimento si riferisce alla conversione dell'energia acustica di un impulso sonoro in calore. Come già detto gli US interagendo con i tessuti provocano una vibrazione delle molecole che li costituiscono, parte di questa energia vibratoria viene trasformata in energia termica; il processo prende il nome di assorbimento. Questo fenomeno è responsabile di una riduzione dell'ampiezza dell'onda acustica con conseguente attenuazione dell'energia vibratoria trasmessa alle molecole, il che provoca una attenuazione degli echi riflessi verso la sonda. L'assorbimento aumenta con l'aumentare della frequenza e della distanza percorsa dagli US: più profondi saranno i tessuti da raggiungere maggiore sarà l'attenuazione. Per i tessuti più profondi, quindi, vanno utilizzate frequenze più basse. Aree scure e povere di echi (coni d'ombra) si possono generare quando gli US incontrano strutture con grade capacità di assorbimento dell'energia acustica come accade per i minerali (calcoli) o per l'aria. Per contro strutture con bassa attenuazione dell'energia acustica, come i fluidi, generano distalmente aree più chiare: è il caso del rinforzo di parete posteriore delle cisti (Figura 17).

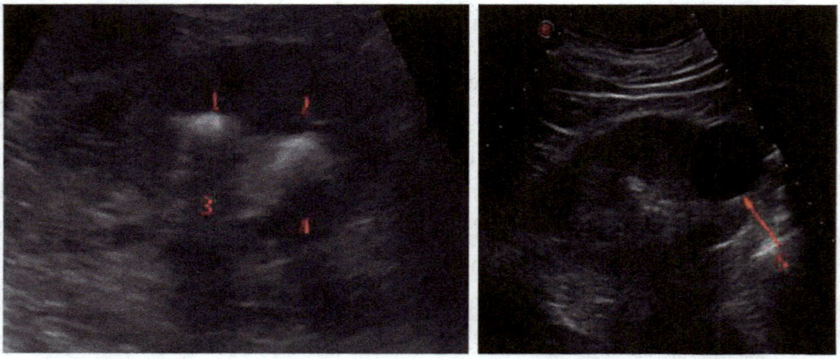

Fig. 17. 1-2: Calcoli renali. 3-4: Attenuazione degli echi; 5: rinforzo di parete posteriore di una cisti renale

CARATTERISTICHE DEL FASCIO DI ULTRASUONI

Il fascio di US, generato dal trasduttore, ha una morfologia caratteristica, distinguiamo infatti due zone:

il campo vicino o zona di Fresnel

il campo lontano o zona di Fraunhofer

In queste due zone (Figura 18), gli US hanno un potere di risoluzione differente;

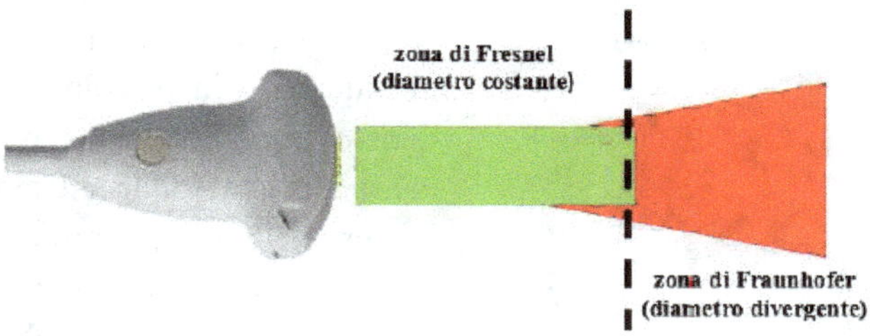

Fig. 18. Morfologia del fascio di US

il potere di risoluzione, come già accennato, è la capacità di riconoscere due punti vicini ma distinti. Dobbiamo differenziare la risoluzione assiale da quella laterale. La prima (Figura 19) si riferisce a oggetti posti lungo il percorso degli US; la risoluzione laterale (Fig.20), si riferisce alla capacità di differenziare strutture poste sull'asse laterale degli US (Figura 20).

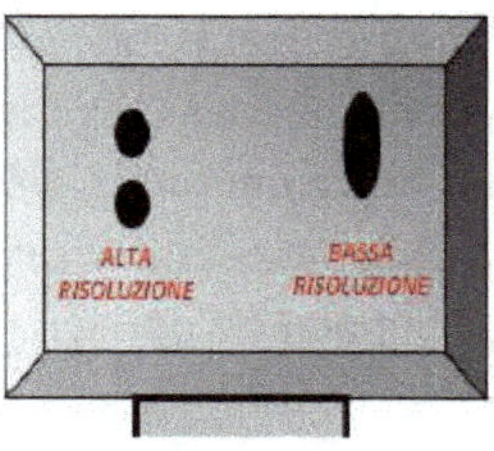

Fig. 19. Risoluzione assiale

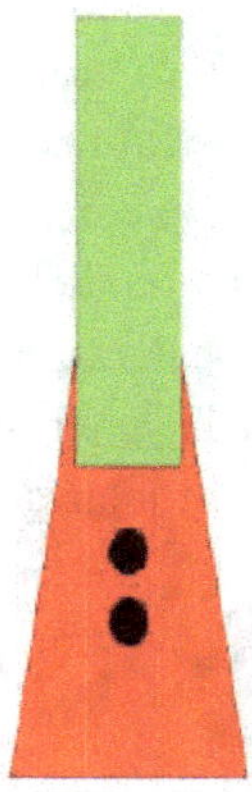

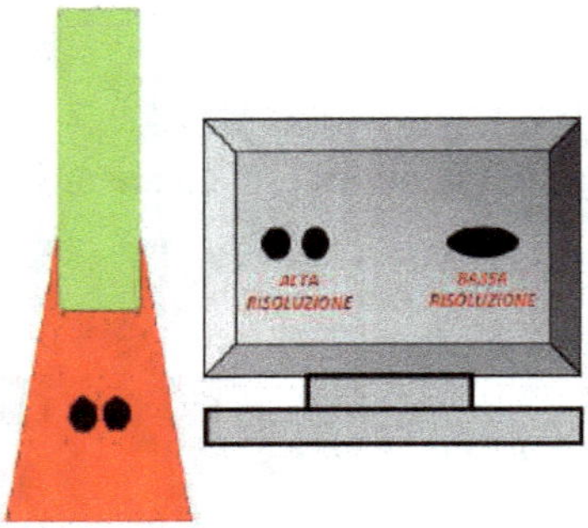

Fig. 20. Risoluzione laterale

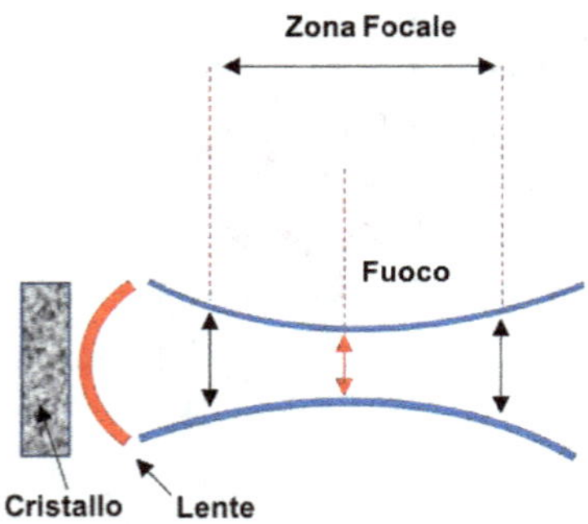

Fig. 21. Schema della focalizzazione

Il campo vicino ha forma cilindrica e diametro costante, la sua estensione è direttamente proporzionale al diametro del cristallo e inversamente proporzionale alla frequenza. In questa zona il fascio di US ha la massima capacità di risoluzione laterale. Nel campo lontano, invece, gli US tendono a divergere assumendo una forma ad imbuto.

In questa zona del fascio si avrà una netta caduta della risoluzione laterale. L'angolo di divergenza risulterà tanto più alto quanto più piccolo è il cristallo e quanto più bassa è la frequenza. Ne consegue che sonde ad alta frequenza hanno una zona di Fresnel più lunga e possono essere utilizzate per le strutture più profonde, ma devono fare i conti con un maggiore assorbimento quindi con una riduzione degli echi di ritorno. Nella pratica ecografica se il fascio di US non è "focalizzato" non è utilizzabile in quanto divergendo perde il potere di risoluzione laterale. La focalizzazione va intesa come un rimodellamento del fascio con riduzione del diametro nel punto di focalizzazione con conseguente incremento del potere di risoluzione (Figura 21). Nelle comuni apparecchiature la focalizzazione può avvenire attraverso la interposizione di lenti tra il cristallo e la superfice del trasduttore: focalizzazione meccanica; oppure agendo sulla sequenza di eccitamento dei cristalli: focalizzazione elettronica.

DOPPLER

La storia dell'imaging ecografico cambia sostanzialmente quando la sensazionale scoperta di Christian Johann Doppler (20-21) viene applicata alla tecnica ecografica. Il principio esposto dal matematico e fisico austriaco nel 1842, in una rivoluzionaria pubblicazione dal titolo: "Uber das farbige Licht der Dopplesterne", enunciava che quando un'onda ultrasonora colpisce un bersaglio in movimento subisce una apparente variazione di frequenza correlata in maniera direttamente proporzionale alla velocità del bersaglio. Questo significa che applicando questo principio alle onde ultrasonore emesse dalla sonda ecografica possono essere esaminate strutture in movimento. I globuli rossi, che si muovono all'interno dei vasi, rappresentano la principale applicazione dell'effetto Doppler alle strutture biologiche. Lo studio dei vasi, del cuore e dell'apparato cardiocircolatorio in generale, trova nell'effetto Doppler la più importante applicazione. Esso permette di associare gli aspetti morfologici garantiti dallo studio in B-Mode, a quelli funzionali offerti dal Doppler. Basti pensare alla ecocardiografia non solo dell'adulto ma anche fetale, alla valutazione dei flussi e delle portate dei vasi sanguigni e non ultimo allo studio pre e post operatorio degli accessi vascolari per emodialisi. Oggi infatti il mapping preoperatorio nel protocollo di allestimento delle fistole arterovenose per emodialisi è un'imprescindibile passaggio prima di procedere all'allestimento chirurgico vero e proprio. La possibilità di associare alle informazioni fornite dall'esame B-Mode: dimensioni dei vasi, distanza tra arteria e vena, distanza dai piani cutanei, presenza di placche ateromasiche, anche gli aspetti emodinamici offerti dal Doppler: presenza di flusso, determinazione della portata e test dell'iperemia reattiva, agevola in maniera non indifferente l'operatore che deva allestire la FAV (22-26). Non ultimo il follow-up post operatorio delle FAV con lo studio delle portate (FAV a bassa ed alta portata) e delle complicanze come le stenosi e le trombosi. Senza trascurare il fondamentale ausilio fornito dal Doppler nell'interventistica delle complicanze (27-30). Infine va menzionata la nascente tecnica dello shock wave ecoguidato pre e intraperatorio delle arterie calcifiche destinate all'allestimento della FAV (31)

Nell'enunciato di Doppler si parla di un "apparente" variazione della frequenza, questo perché in realtà la frequenza non cambia, quello che cambia è la velocità con cui i fronti d'onda raggiungono il sistema di rilevamento: sempre più veloci via via che essi si avvicinano, sempre più lenti con l'allontanarsi dei fronti d'onda dal sistema di rilevamento. E' doveroso, a questo punto, riportare l'abusato esempio della sirena che si avvicina o si allontana dall'individuo fermo in ascolto (Figura 22).

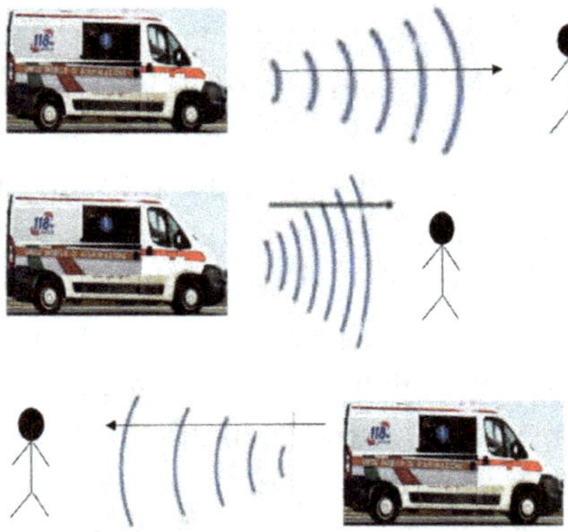

Fig. 22. Effetto Doppler

Quando la sirena si avvicina al soggetto in ascolto, i fronti d'onda raggiungono l'orecchio con una velocità via via crescente, ossia si susseguono con una maggiore frequenza; visto che l'altezza del suono è direttamente correlata alla frequenza, con l'avvicinarsi della sirena il suono sarà percepito più alto o acuto. Al contrario, quando la sirena si allontana, la velocità con cui i fronti d'onda raggiungono l'orecchio si riduce progressivamente e con essa la frequenza con cui si susseguono; il suono sarà percepito più basso o cupo. In realtà la frequenza della sirena non è mai cambiata.

Per comprendere come stimare la velocità di strutture in movimento rispetto al nostro sistema di rilevamento, la sonda ecografica, dobbiamo rifarci all'equazione di Doppler.

$$\Delta F = \frac{2f_0 \cdot V \cdot \cos \theta}{C}$$

ΔF: detta anche Doppler Shift o frequenza Doppler, è la differenza tra la frequenza degli US trasmessi dalla sonda; (f_0) è la frequenza degli US retrodiffusi dai globuli rossi in movimento (f_r): valore nell'ordine dei KHz, quindi udibile dall'orecchio quando viene riprodotto dagli altoparlanti in dotazione all'ecografo.

f_0: è la frequenza degli US trasmessi

V: è la velocità di scorrimento dei globuli rossi

Cos θ: è il coseno dell'angolo di incidenza degli US rispetto all'asse di scorrimento del sangue (Figura 23)

C: è la velocità di propagazione degli US nei tessuti biologici

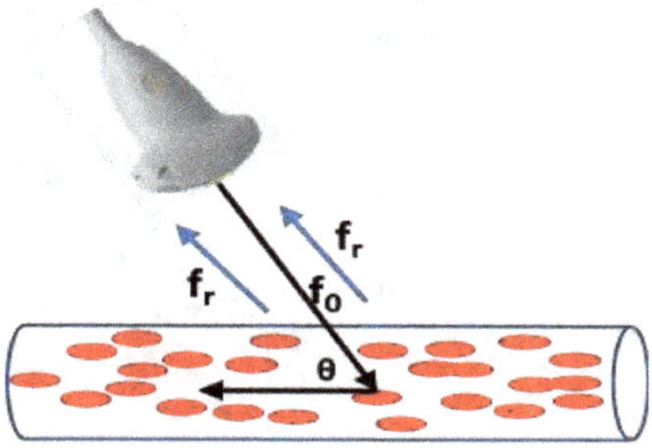

Fig. 23. Effetto Doppler schematizzato in un vaso sanguigno

Quello che ci interessa sapere è la velocita (V) di scorrimento dei globuli rossi, che potremo ricavare dalla formula inversa dell'equazione di Doppler:

$$V = \frac{\Delta F \, . \, C}{2f_0 \cdot \cos\theta}$$

Possiamo quindi affermare che l'equazione di Doppler mette in correlazione una variazione di frequenza con una variazione di velocità.

Quando gli US incidenti (f_0) incontrano i globuli rossi, che si spostano nel vaso con una velocità "V", questi ultimi si comportano come delle vere e proprie sorgenti di US. Detti US ritornano alla sonda (backscattering), con una frequenza (f_r) che viene percepita come diversa: $f_0 + \Delta F$ se il flusso è in avvicinamento alla sonda; $f_0 - \Delta F$ per i flussi in allontanamento.

Un aspetto rilevante è quello del coseno dell'angolo θ: come si rileva dall'equazione di Doppler il ΔF è direttamente proporzionale al $\cos\theta$, ciò significa che se il coseno è zero si annulla l'effetto Doppler. Infatti, a parità di velocità di scorrimento del sangue nei vasi, quanto più l'angolo si allontana dai 90° tanto più il Doppler shift aumenta; mentre per angoli di insonazione di 90° il ΔF si annulla in quanto il cos di 90° è pari a zero. Quindi per scansioni perfettamente ortogonali (90°) al vaso in esame non si rileverà alcuna velocità in quanto l'effetto Doppler viene annullato, l'effetto sarà invece massimo per angoli di 0° in quanto il cos di 0 è 1 (figura 24).

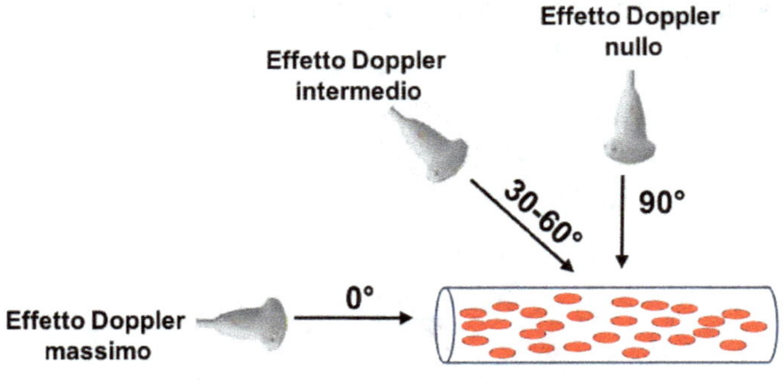

Fig. 24. Schematizzazione dell'effetto Doppler in base all'angolo di incidenza degli US

Ma angoli di 0° significherebbe una insonazione parallela al flusso, cosa irrealizzabile a meno di avere sonde endovascolari. Abbiamo, quindi, una condizione che è l'esatto contrario delle scansioni in B-Mode, qualitativamente migliori quanto più l'insonazione è ortogonale alla struttura in esame. Per questo bisogna ricorrere ad un giusto compromesso ponendo l'angolo di scansione, regolabile dall'apparecchio, a valori compresi tra 30° e 60°.

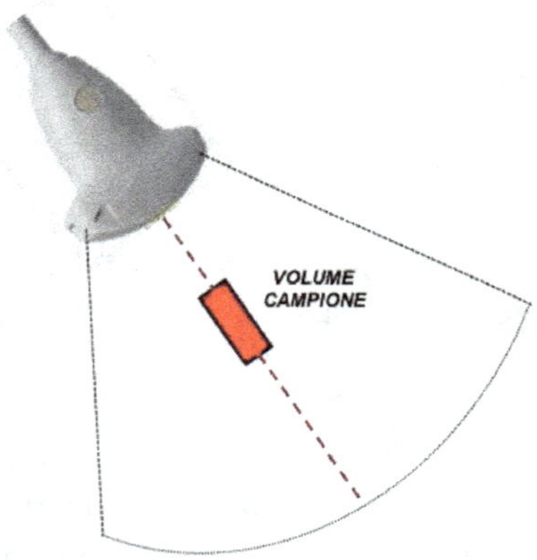

Fig. 25. Volume campione

In definitiva sfruttando l'effetto Doppler possiamo valutare la velocità dei globuli rossi in un determinato segmento del vaso detto volume campione (Figura 25). L'apparecchio ecografico, dotato di analizzatore doppler, è in grado infatti di riassumere in una unica informazione la velocità, la fase e l'intensità del segnale.

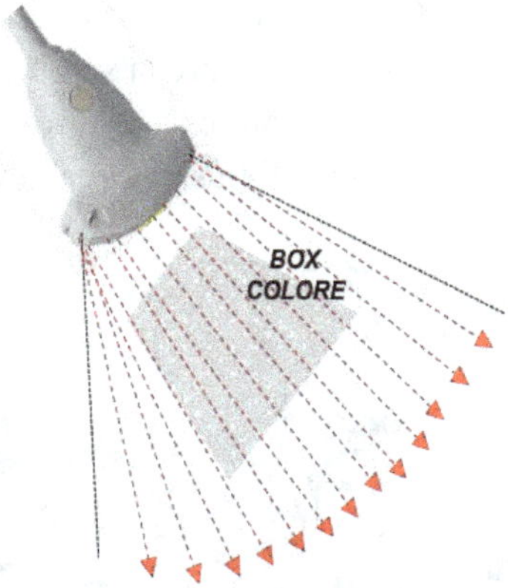

Fig. 26. Analisi spettrale alla base della rilevazione color Doppler

Se moltiplichiamo questa informazione, che si riferisce solo ad una piccola porzione del vaso, ad un numero ben più grande di volumi campione fino a coprire gran parte dell'area insonata (Figura 26), potremo rappresentare ogni singolo volume campione mediante un'analisi spettrale assegnando ad ogni volume un pixel colorato: la tecnica prende il nome di color Doppler. Essa ci consente di sovrapporre all'immagine B-Mode in scala di grigi, il box colore, ossia una cartografia delle velocità presenti all'interno dell'area in esame (Figure 27-28).

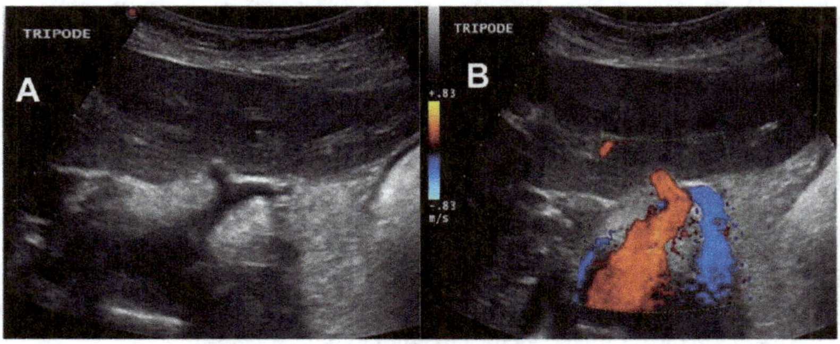

Fig. 27. Tripode celiaco. A: immagine in B-Mode. B: sovrapposizione del box colore

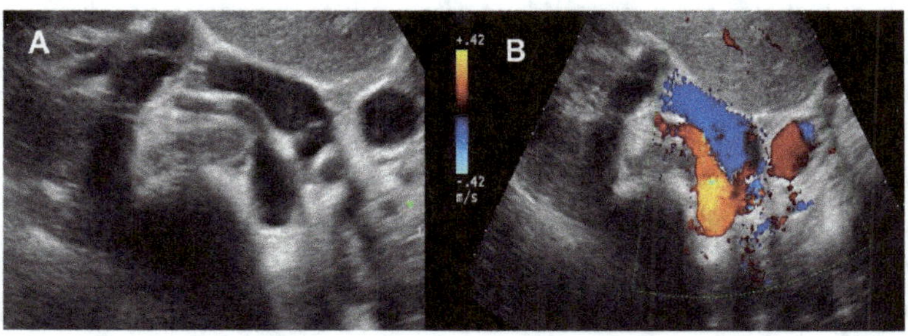

Fig. 28. Ilo renale, vena renale e arteria renale con aneurisma sacciforme. A: immagine in B-Mode. B: sovrapposizione del box colore

Se codifichiamo questa mappatura delle velocità in una scala cromatica nella quale il colore rappresenta la direzione del flusso: per convenzione, rosso in avvicinamento al trasduttore, e blu in allontanamento; mentre la saturazione del colore codifica per la velocità del flusso: rosso scuro colore saturo, rosso chiaro colore desaturato, avremo informazioni sulla presenza di flusso, sulla direzione e sulla sua velocità (Figura 29).

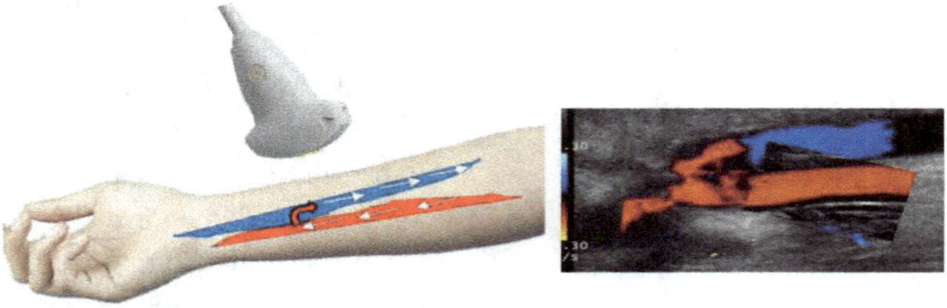

Fig. 29. FAV: a. radiale con sangue in avvicinamento alla sonda; v. cefalica con sangue in allontanamento

Al colore più saturo corrisponderanno velocità maggiori (Figura 30).

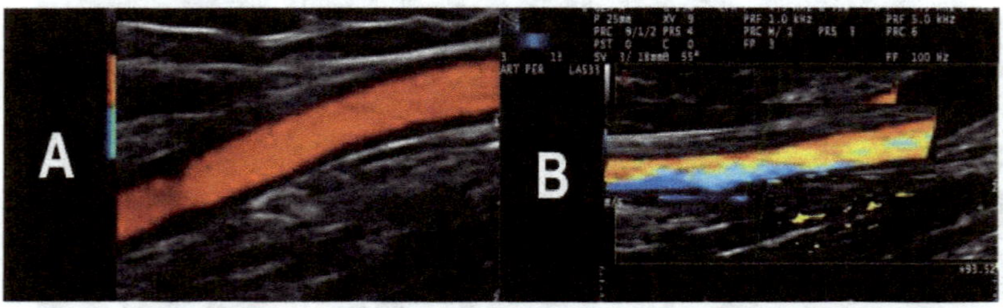

Fig. 30. A: Rosso saturo in a. brachiale di una FAV ad alta portata. B: Rosso desaturato in a. radiale calcifica di una FAV a bassa portata

Come intuibile alla base di tutto c'è la velocità dei globuli rossi calcolata con la formula di Doppler, ma come già detto essa prevede l'impostazione di un angolo di insolazione che è impossibile assegnare a ciascuno dei molteplici volumi campione. La tecnologia ha messo a disposizione delle apparecchiature ecografiche sistemi per il calcolo delle velocità medie, ricavate da ciascun volume campione, ipotizzando un angolo di insolazione il più probabile possibile. Come già detto per l'equazione di Doppler la velocità di scorrimento dei globuli rossi è funzione della frequenza degli US che essi emettono: becscattering. E' possibile rappresentare graficamente lo spettro di queste frequenze su un sistema di assi cartesiani, velocità/tempo. Otterremo un'analisi spettrale che rappresenterà in un'unica curva tutte le frequenze emesse dai globuli rossi presenti in un determinato volume campione (Figura 31).

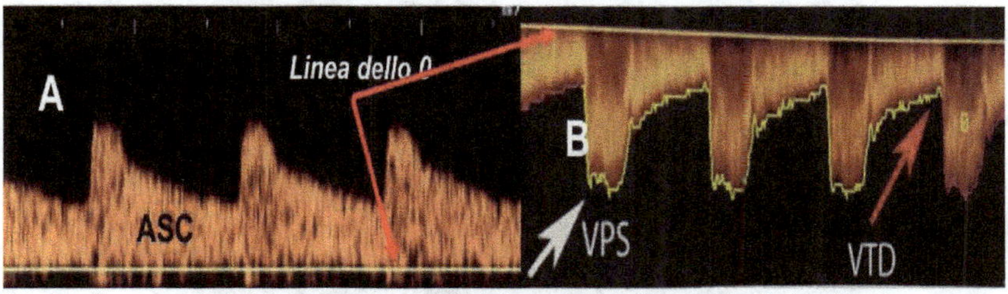

Fig. 31. Curva velocità/tempo. A: in avvicinamento alla sonda. B: in allontanamento dalla sonda. ASC: area sotto la curva. VPS : velocità di picco sistolico; VTD: velocità telediastolica

Nell'area sotto la curva saranno rappresentati tutti i globuli rossi campionati ciascuno con la sua velocità. La localizzazione della traccia al disopra o al disotto della linea dello zero indica la direzione del flusso in avvicinamento o in allontanamento. Sono inoltre rappresentate le velocità massime raggiunte nella fase di sistole e in diastole. Le curve velocità/tempo avranno un profilo differente a seconda che si tratti di vasi venosi o arteriosi e per questi ultimi a seconda che si tratti di arterie ad alta o a bassa resistenza. Nelle arterie il flusso è pulsato ed è rappresentato da un picco massimo in sistole e minimo in diastole; nelle arterie a bassa resistenza la componente diastolica sarà ben rappresentata, a differenza delle arterie ad alta resistenza nelle quali la fase diastolica e poco rappresentata ed è visibile l'onda reverse (Figura 32).

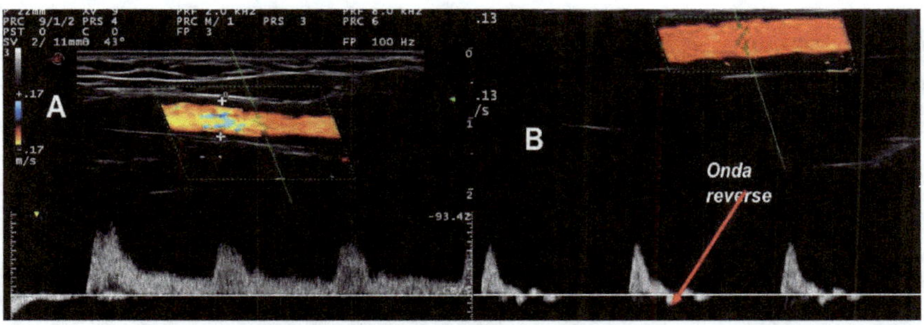

Fig. 32. A: Velocitogramma in arteria carotide interna desta: vaso a bassa resistenza. B: Velocitogramma in arteria omerale destra: vaso ad alta resistenza

Nelle vene, invece, avremo un flusso continuo, monofasico, sia in sistole che in diastole. (Figura 33)

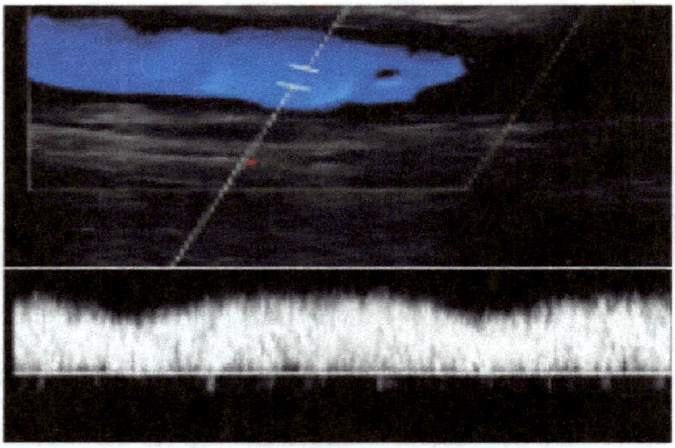

Fig. 33. Curva velocità/tempo vena femorale

MEZZI DI CONTRASTO

La costante ricerca di sistemi in grado di migliorare ai fini diagnostici la qualità delle immagini ecografiche ha portato all'utilizzo, anche in ecografia, dei mezzi di contrasto (mdc) (32-34). La Contrast-Enhanced Ultrasound (CEUS) prevede l'uso di microbolle che modificano le proprietà acustiche delle strutture che perfondono amplificando la riflettività e aumentando il contrasto. I mdc di II[a] generazione sono costituiti da microbolle del diametro compreso tra 3 e 10 micrometri contenenti un gas inerte, il più comune è l'esafloruro di zolfo, stabilizzato all'interno di una membrana lipidica biodegradabile. A differenza dei mdc iodati e del gadolinio utilizzati dalla TAC e dalla risonanza magnetica, le microbolle, una volta introdotte nel torrente circolatorio per via endovenosa, non diffondono nei tessuti e nell'interstizio e non sono secreti con le urine. La componente gassosa viene eliminata per esalazione polmonare, mentre la componente lipidica viene metabolizzata dal fegato. Dette caratteristiche spiegano l'assoluta assenza di nefrotossicità, a differenza dei mdc iodati e del gadolinio, rendendoli particolarmente utili nei pazienti con insufficienza renale (35). Hanno inoltre una bassa incidenza di reazioni allergiche; le attuali controindicazioni al loro utilizzo sono l'infarto del miocardio recente, lo shunt destro-sinistro, l'ipertensione polmonare di grado severo, l'ipertensione arteriosa non controllata, la broncopatia cronica ostruttiva grave, la gravidanza, l'allattamento e lo scompenso cardiaco grave (III/IV classe NIA).

Per spiegare il meccanismo con il quale il mdc amplifica il segnale proveniente dal torrente circolatorio dobbiamo rifarci all'enunciato principio della diffusione: ossia alla capacità dei globuli rossi di comportarsi come delle vere e proprie sorgenti di US. Essi infatti, quando vengono insonati riflettono US a 360°, il fenomeno prende il nome di scattering (Figura 13), ma solo una parte di questi US ritorna alla sonda (backscattering) e partecipa alla formazione dell'immagine. Il mdc non fa altro che potenziare lo scattering aumentando la superfice di diffusione. Va inoltre considerato che la riflessione e la diffusione, che sono alla base della formazione dell'immagine ecografica, sono strettamente correlate alla differenza di impedenza acustica esistente tra le interfacce che gli US incontrano.

I mezzi di contrasto sono degli ottimi ecoamplificatori in virtù della differenza di impedenza acustica esistente tra le microbolle e i globuli rossi (Figura 34).

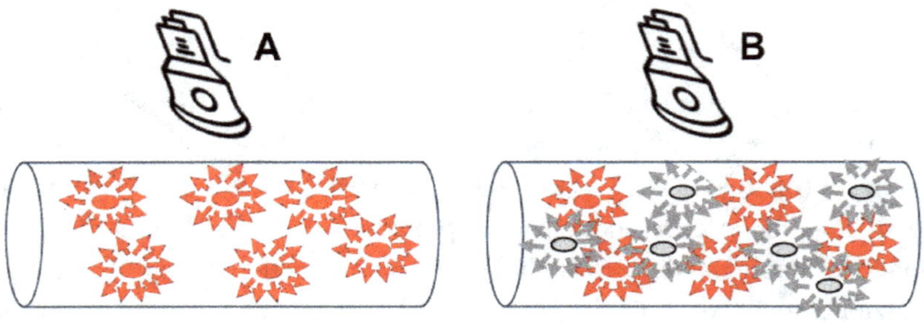

Fig. 34. La contemporanea presenza di globuli rossi e micro bolle (B) amplifica il backscattering rispetto a quello generato dai soli globuli rossi (A)

La tecnica con la quale si realizza l'ecoamplificazione è strettamente legata alla potenza acustica degli US; in passato l'utilizzo di US con elevato indice meccanico era finalizzato alla rottura delle microbolle il che produceva un segnale transitorio ma molto intenso. Questa tecnica, detta distruttiva, è stata soppiantata da una conservativa con la quale vengono utilizzati US con più basso indice meccanico che non provocano la rottura delle microbolle ma le mette in vibrazione e sfrutta il segnale, ecoamplificato, proveniente dalla questa vibrazione. Il segnale così ottenuto persiste più a lungo consentendo tempi di esame appropriati al riconoscimento di lesioni focali o di difetti di perfusione. Quando le microbolle entrano in vibrazione vanno incontro a fenomeni di compressione e di espansione il che comporta l'accumulo di energia meccanica in fase di compressione, e liberazione di energia in fase di decompressione. Nella fase di decompressione viene liberata energia acustica che viene riflessa e torna alla sonda oltre che con frequenze fondamentali anche con frequenze multiple e sottomultiple della frequenza fondamentale ossia un segnale in seconda armonica. I mdc producono un segnale in seconda armonica di gran lunga superiore a quello dei vasi che non lo contengono, le attuali apparecchiature in grado di leggere detto segnale, genereranno immagini con un potere diagnostico molto simile a quello di una TAC o di una risonanza magnetica con contrasto (36-39).

Le applicazioni cliniche dei mdc ecografici sono molteplici; i primi studi sulle applicazioni dei mdc risalgono al 2000, essi focalizzavano l'attenzione sulle lesioni epatiche (Figura 35) ottenendo immagini capaci di descrivere l'anarchica neoangiogenesi delle formazioni neoplastiche intraparenchimali (40-41).

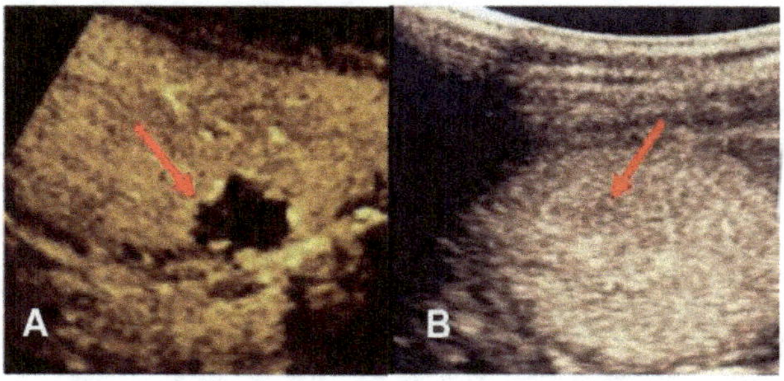

Fig. 35. Fegato. (A) Lesione metastatica ipovascolarizzata; (B) Angioma

Nel 2004 venivano pubblicate le linee guida sull'utilizzo dei mdc nello studio del fegato (42) e questo ha contribuito ad un rapido sviluppo di questa tecnica estendendone le applicazioni ad altri organi ed apparati (Tabella 2), nel 2008 venivano pubblicate le linee guida sull'utilizzo dei mdc ecografici per le patologie extraepatiche (43).

IN ELEZIONE	IN EMRGENZA
Pancreas	Trauma addominale
Sistema Gastroenterico	Ostetricia e ginecologia
Milza	Vescica
Reni	Perineo
Reflusso vescico ureterale	Tumori della prostata
Scroto	Fistola aorto cavale
Polmoni	Patologia biliare
Sistema cardiovascolare	
Vasi cerebrali	
Linfonodi	
Seno	
Surreni	

Tabella 2. Utilizzo dei mezzi di contrasto per ecografia (Piscaglia F et al, Ultraschall in Med 2011)

Per quanto attiene allo studio dell'apparato urinario, i mdc si sono rivelati particolarmente utili, infatti tenuto conto che ciascun rene riceve circa il 10% della portata cardiaca, pari a circa 500-600 ml/m, è facile immaginare che lesioni focali e difetti di enhancement siano facilmente riconoscibili. Una ulteriore applicazione riguarda il rene trapiantato dove, software dedicati, consentono uno studio quantitativo della perfusione tessutale mediante le curve intensità/tempo. L'ecocontrastografia diventa particolarmente utile, quindi, nella patologia ischemica e traumatica, nella caratterizzazione delle cisti complex e nel follow-up del rene trapiantato (Tabella 3).

LESIONI TUMORALI	Neovascolarizzazione Lesione ipervascolarizzata Architettura caotica, irregolare Consente una diagnosi differenziale tra pseudotumori, nefrite focale batterica, angiomiolipomi
INFARTO RENALE	Lesione non visibile all'ecocolordoppler nelle prime ore Il contrasto già delle prime ore evidenzia un' area triangolare avascolarizzata con base corticale e apice midollare
PIELONEFRITE ACUTA	Solo la clinica la differenzia dall'infarto in quanto l'imaging è lo stesso: un'area triangolare avascolarizzata con base corticale e apice midollare
SINDROME GIUNTALE	Il mdc evidenzia vasi polari che incrociano l'uretere determinando una sindrome giuntale
REFLUSSO VESCICO URETERALE	La somministrazione di mdc in vescica può dimostrare il suo passaggio nell'uretere e nelle cavità calico pieliche
CISTI COMPLEX	Studio della vascolarizzazione dei setti Studio della vascolarizzazione dei gettoni intracistici

Tabella 3. Applicazioni della ecocontrastografia in nefrologia

Il mdc viene introdotto per via endovenosa adoperando aghi da 18 Gauge per evitare la rottura delle microbolle con aghi di calibro ridotto. Possono essere impiegate sonde lineari e convex; gli US impiegati hanno un indice meccanico basso (< 0,2 kPa) al fine di non causare la rottura delle microbolle. La somministrazione del mdc è generalmente preceduta da un esame b-mode, eventualmente integrato con color-doppler, segue la infusione di 2,5-5 ml di mdc, e un bolo di 10 ml di soluzione fisiologica che spinge nel vaso eventuali residui di mdc. La valutazione viene acquisita mediante registrazione in real time per un periodo compreso tra 3 e 5 minuti. La dinamica di perfusione del parenchima renale prevede una prima fase di wash-in, detta anche arteriosa, seguita da una fase di wash-out (44-46). Nei primi 10-15 secondi della fase di wash-in c'è la perfusione del tessuto corticale (Figura 36 A) in questa fase è facile differenziare la corticale dalla midollare; dopo 20-25 secondi dalla somministrazione del mdc c'è la fase di perfusione midollare (figura 36 B), in cui non si differenzia più la corticale dalla midollare. Il wash-out inizia dopo 35-40 secondi partendo dalla midollare (Figura 36 C) per poi (Figura 36 D) estendersi anche alla corticale.

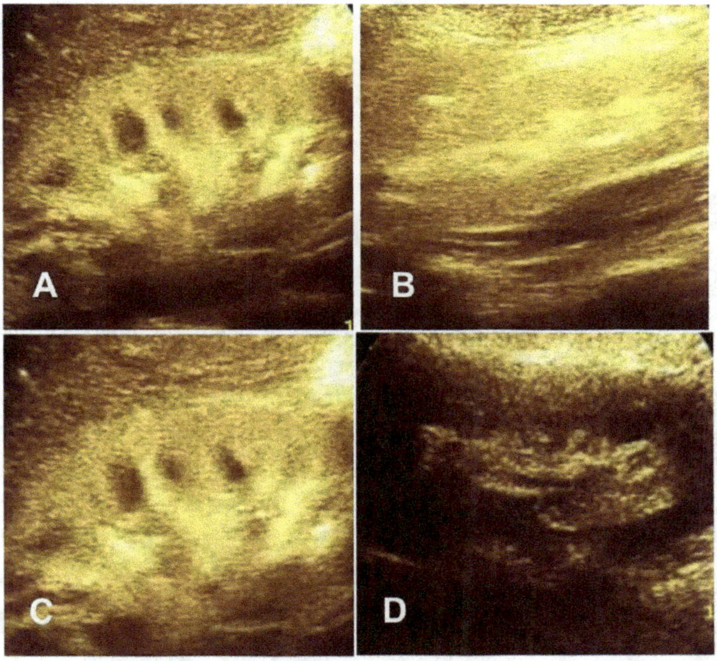

Fig. 36. Fasi della perfusione parenchimale da parte del m.d.c. (vedi testo)

Le alterazioni del parenchima si manifestano con aree di forma triangolare, lineare o irregolare (Figura 37), e sono espressione di un deficit di vascolarizzazione legato a patologie ischemiche, infiammatorie, o secondarie a lesioni traumatiche (47-48).

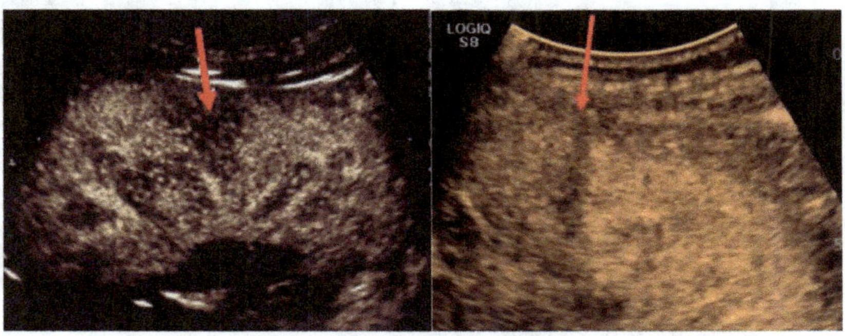

Fig. 37. Lesioni ischemiche a carico del parenchima renale

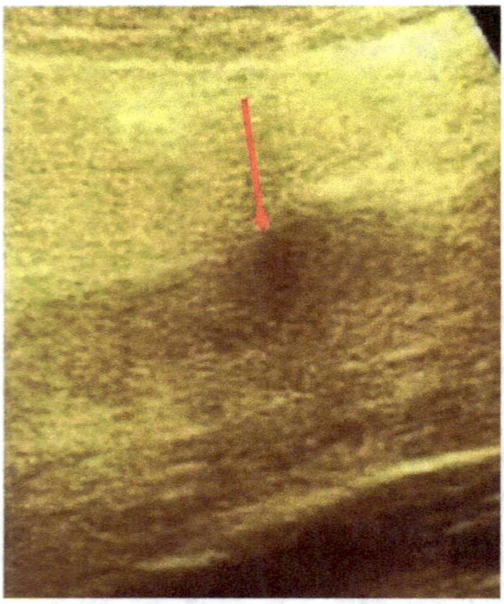

Fig. 38. Lesione ischemica triangolare con base alla corticale e apice rivolto verso la midollare piramide midollare

Nell'ambito delle lesioni ischemiche il mdc trova particolare applicazione disegnando un'area triangolare con base alla corticale ed apice rivolto verso le piramidi midollari che non si impregna di mdc (Figura 38).

La mancata vascolarizzazione delle arterie arciformi e interlobari differenzia l'infarto renale da quello corticale dove è ancora possibile visualizzare le strutture vascolari segmentarie (49). Le lesioni pielonefritiche hanno un aspetto simile a quelle ischemiche e non sempre sono differenziabili (50-52); ma in questo caso la clinica può essere dirimente (Figura 38 A).

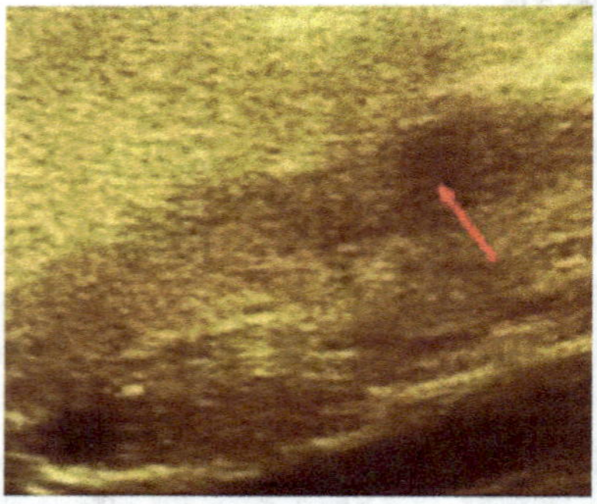

Fig. 38. A) Area di ipoperfusione triangolare secondaria a pielonefrite

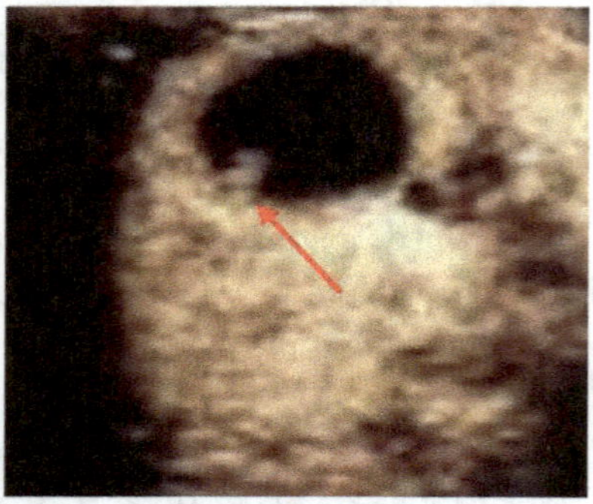

Fig. 39. Cisti complex: il m.d.c. mostra la vascolarizzazione del setto

Particolarmente utile l'utilizzo dei mezzi di contrasto nel sospetto di lesione eterologhe e di cisti complex (53). Nella diagnosi differenziare tra cisti semplice e cisti complex la CEUS può evidenziare la vascolarizzazione di sepimenti o gettoni iperecogeni di formazioni cistiche (Figura 39).

APPARECCHIATURA ECOGRAFICA

L'apparecchiatura ecografica è costituita da una serie di elementi di cui la sonda rappresenta il "cuore pulsante", essa infatti oltre a generare US, riceve gli US di ritorno dalle strutture in esame. Gli US di ritorno vengono elaborati dallo scan converter che "converte" il segnale di ritorno in immagini che vengono rappresentate su di un monitor (Figura 40).

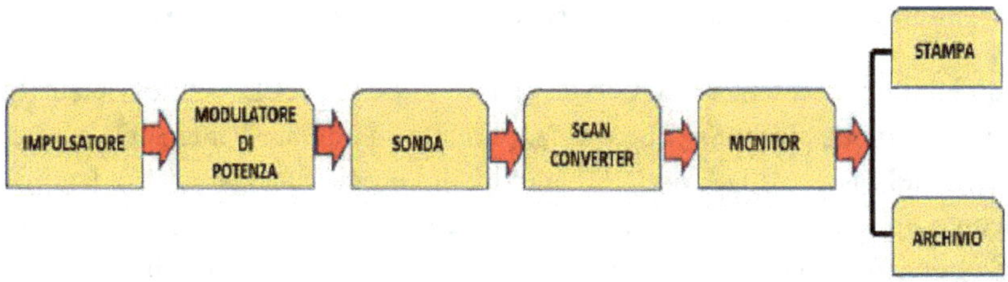

Fig. 40. Rappresentazione schematica di una apparecchiatura ecografica

I CRISTALLI PIEZOELETTRICI

La sonda ecografica o trasduttore, è costituita da una serie di cristalli, detti cristalli piezoelettrici, che entrano in vibrazione quando vengono sollecitati da uno stimolo elettrico generato da un trasmettitore o impulsatore. La vibrazione del cristallo deve essere intesa come un processo di contrazione e di espansione dello stesso (Figura 3), questo processo di trasformazione di energia elettrica in energia meccanica è chiamato effetto piezoelettrico inverso. La vibrazione dei cristalli viene trasmessa al mezzo che li circonda provocando a sua volta una contrazione ed espansione delle molecole del mezzo. Ciascuna molecola trasmetterà detta energia meccanica a quella vicina. Si genererà, quindi, un'onda meccanica di contrazione e rarefazione delle molecole del mezzo alla base della propagazione degli US. La frequenza degli US così prodotta è funzione delle caratteristiche e dello spessore dei cristalli piezoelettrici. Le attuali sonde ecografiche sono in grado di emettere US multifrequenza. Tra l'impulsatore e il cristallo è interposto

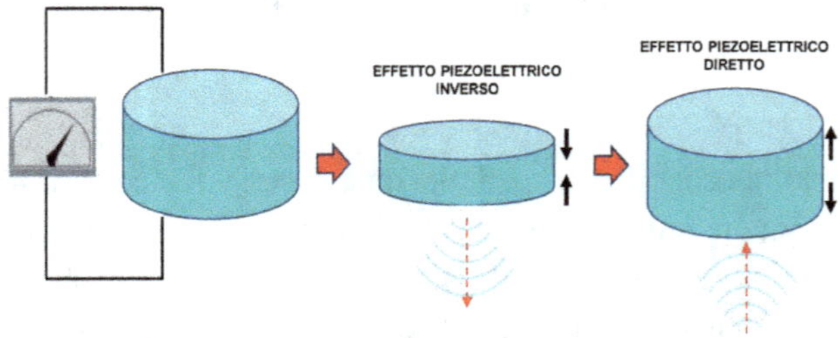

Fig. 41. Lo stimolo elettrico dato dall'impulsatore provoca contrazione del cristallo trasformando l'energia elettrica in energia meccanica. Lo stimolo meccanico degli US di ritorno provoca dilatazione del cristallo generando una tensione elettrica

un modulatore di potenza in grado di variare l'intensità dello stimolo elettrico in uscita dall'impulsatore. Sarà possibile, pertanto, modulare l'intensità, o potenza acustica, del fascio di US, ossia la quantità di energia meccanica incidente sulle molecole del mezzo. Il cristallo piezoelettrico oltre che da trasmettitore di onde ultrasonore, funziona anche da ricevitore degli US che tornano alla sonda dopo aver impattato il mezzo. L'energia meccanica dell'onda di ritorno, eco riflesso, stimola i cristalli piezoelettrici generando una tensione elettrica: questo fenomeno prende il nome di effetto piezoelettrico diretto (Figura 41).

Il segnale elettrico, opportunamente modulato, è alla base della formazione dell'immagine.

IL GUADAGNO

Nel tragitto di andata e ritorno l'intensità degli US subisce una notevole attenuazione, che aggiunta alla scarsa riflettività delle strutture anatomiche, riduce l'intensità degli US di ritorno di circa 100 volte. Diventa quindi indispensabile amplificare il segnale di ritorno con un sistema di amplificazione. L'operatore può modulare l'intensità degli echi di ritorno alla sonda agendo su due funzioni: il guadagno generale e il time gain compensation (TGC). Il guadagno generale, rappresentato da una manopola che può essere ruotata in senso orario o antiorario, amplifica o smorza tutti gli echi di ritorno alla sonda indipendentemente dalla profondità da cui essi provengono conferendo una maggiore o minore brillanza alle immagini ottenute (Figura 42).

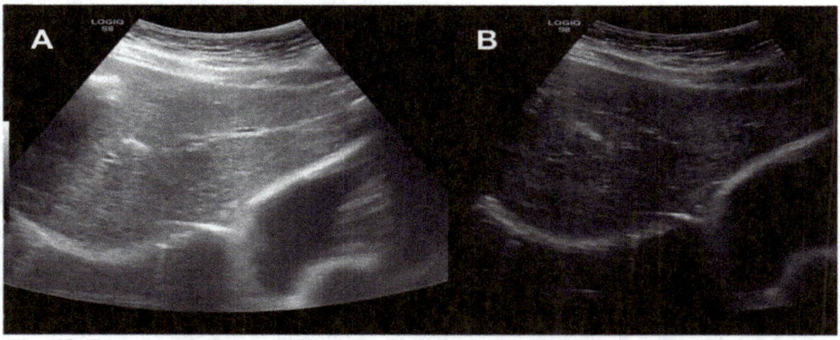

Fig. 42. Fegato valutato a differente guadagno: amplificato in (A), ridotto in (B)

IL TGC, invece, è modulabile con una serie di levette poste sulla consolle dell'ecografo, esse ci consentono di amplificare o smorzare gli echi in funzione della profondità di provenienza. Ciascuna levetta regola il guadagno di un settore di profondità (Figura 43).

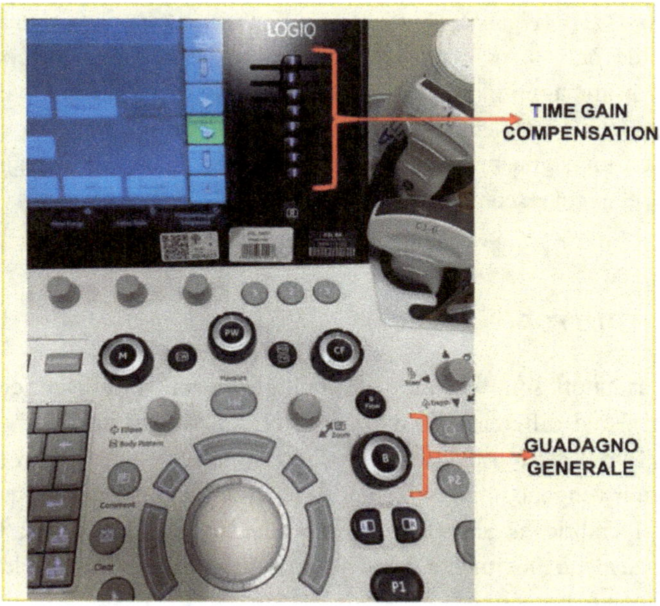

Fig. 43. Manopola del guadagno generale e levette del TGC

LO SCAN CONVERTER

Il segnale elettrico generato dagli US di ritorno alla sonda prende il nome di segnale di radio frequenza (RF); esso viene elaborato dallo scan converter che converte detto segnale in immagine che viene rappresentata su di un monitor TV. In realtà si tratta di un doppio passaggio:

1) memorizzazione del segnale di RF in formato digitale;
2) conversione del segnale digitale in analogico.

Il segnale di RF detiene due grandezze: l'intensità degli echi di ritorno e il tempo impiegato dagli US per compiere il tragitto di andata e ritorno dalla sonda. Queste due grandezze, intensità/tempo, contengono tutte le informazioni per rappresentare, in una scala di grigi, tutti i punti che compongono il piano di scansione in esame. Esse vengono immagazzinate nella matrice digitale e memorizzate come codice binario (bit), che può assumere alternativamente il valore 1 (nero) o zero (bianco). Dette informazioni per essere rappresentate su di un monitor devono però essere trasformate in segnale analogico. Nella riproduzione di immagini in bianco e nero ogni bit codifica per un pixel inteso come il più piccolo elemento in cui è scomposta l'immagine originale La definizione dell'immagine memorizzata sarà tanto maggiore quanto maggiore è il numero di pixel in cui è scomposta.

TIPI DI TRASDUTTORI

Gli attuali trasduttori sono costituiti da multipli cristalli piezoelettrici (sonde multielementi), e si differenziano da quelli del passato costituiti da un unico cristallo che veniva fatto oscillare. Sono chiamate anche sonde elettroniche in quanto i cristalli vengono attivati in maniera sincronizzata in rapida sequenza di piccoli gruppi embricati. Si realizzerà una acquisizione delle varie linee di scansione senza alcun movimento fisico dei cristalli: un accorgimento elettronico che prende il nome di steering.

Distinguiamo diversi tipi di sonde:

- ✓ *Sonda Lineare*
- ✓ *Sonda Convex*
- ✓ *Sonda Settoriale*
- ✓ *Sonda endocavitaria*

La scelta del trasduttore è dettata dalla profondità delle strutture da esaminare, dal campo di vista che si desidera avere dalle caratteristiche delle strutture macroscopiche in esame.

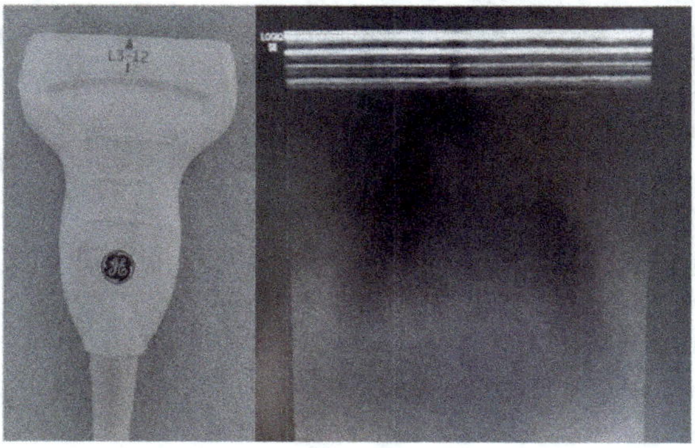

Fig. 44. Sonda lineare

Sonda lineare E' un trasduttore rettangolare, che riproduce un ampio campo di vista rettangolare. Costituita da numerosi piccoli cristalli (100-500), capace di sviluppare un fascio di US con ridotta zona di Fresnel e rapida comparsa della zona di Fraunhofer. Queste sonde avrebbero un basso potere di risoluzione se non fossero corrette con una focalizzazione elettronica che consente una ottima risoluzione spaziale, con una distanza focale breve, il che le rende utili per lo studio delle strutture superficiali (Figura 44). Sono generalmente utilizzate per lo studio dei tessuti e organi superficiali e per il sistema vascolare.

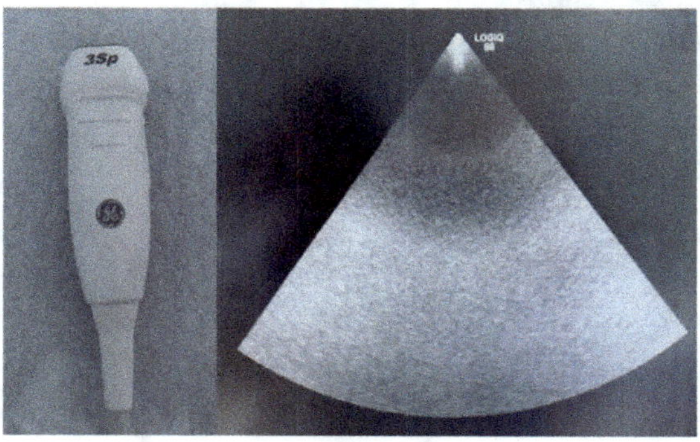

Fig. 45. Sonda settoriale

Sonda settoriale. Trasduttore di piccole dimensioni, costituito da un massimo di 120 cristalli. Ha un campo di vista triangolare con apice a livello della sonda. Emette un fascio di US che può essere inclinato in varie direzioni agendo sullo steering. Generalmente usato in ecocardiografia. (Figura 45).

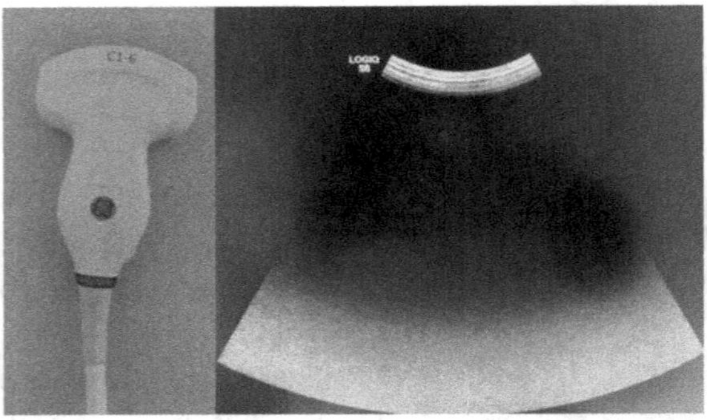

Fig. 46. Sonda convex

Sonda convex. Ha una forma ricurva, emette un fascio di US a geometria radiale con un campo di vista a tronco di cono che garantisce un campo profondo più ampio rispetto a quello delle sonde lineari. Queste sonde sono disponibili in una varietà di misure con frequenze variabili tra 3 e 9 MHz. Consentono la focalizzazione mirata: è possibile, cioè, restringere il fascio migliorando la risoluzione laterale a qualsiasi profondità del campo visivo. Utilizzate soprattutto per lo studio degli organi addominali. (Figura 46).

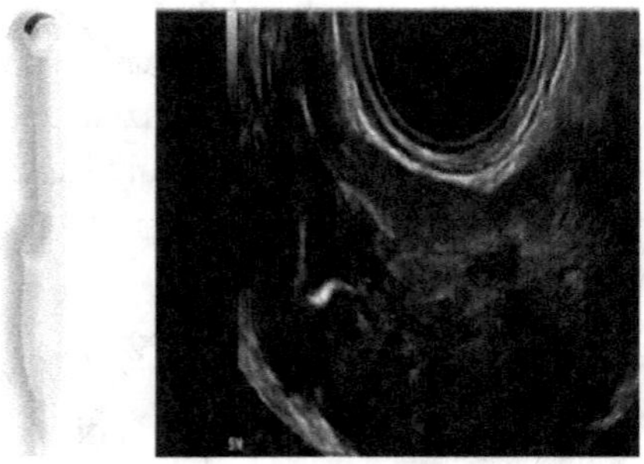

Fig. 47. Sonda endocavitaria

Sonda endocavitaria. Dette anche sonde biplanari in quanto consentono scansioni in più piani; sono costruite con morfologia mista lineare e settoriale, consentono lo studio delle strutture endocavirarie Figura 47.

IL RENE NORMALE

CENNI DI ANATOMIA

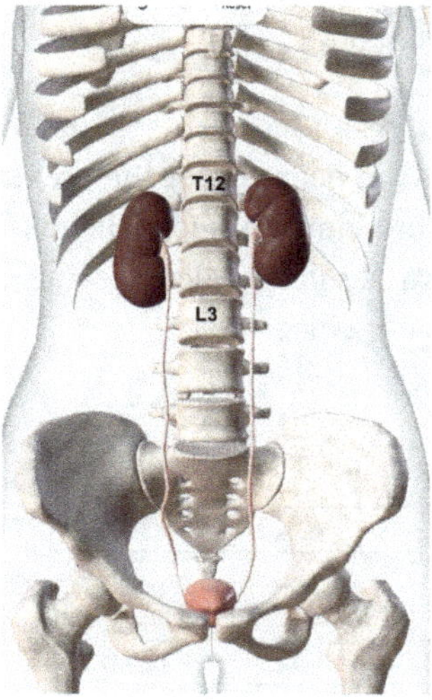

Fig. 48. Topografica dei reni rispetto alla colonna vertebrale

Il rene è un organo pari, retroperitoneale, situato ai lati della colonna vertebrale, ha una forma ovoidale con asse maggiore longitudinale, la superfice anteriore e quella posteriore sono convesse. Distinguiamo due poli, uno superiore ed uno inferiore, ed un ilo. Il polo superiore si proietta all'altezza delle vertebre toraciche T_{11} o T_{12}, quello inferiore all'altezza delle vertebre lombari L_2 o L_3 (figura 48). L'ilo renale, delimitato da un labbro superiore ed uno inferiore, è ripieno di grasso bruno, è attraversato dal peduncolo del rene, comprende arteria, vena, bacinetto, e la porzione iniziale dell'uretere (Figura 49).

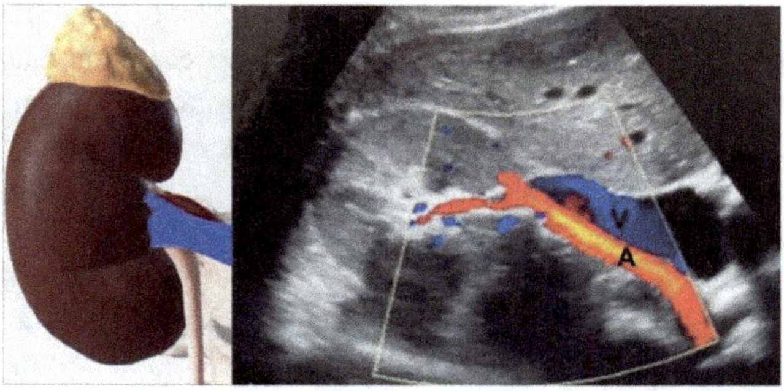

Fig. 49. Ilo renale rene destro; A: arteria renale; V: Vena renale

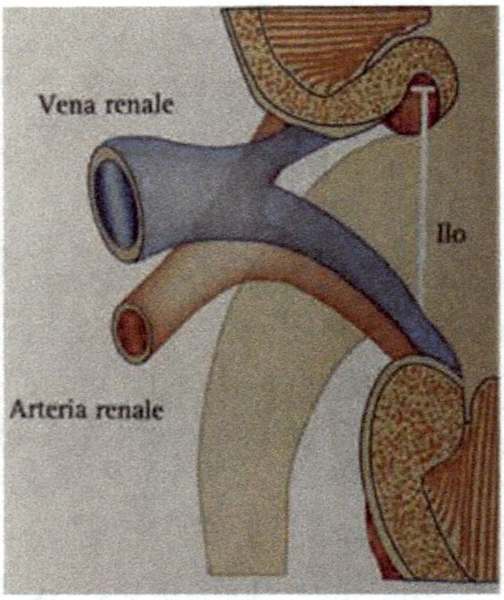

Figura 50. Ilo renale.
Da Meola «Ecografia clinica in nefrologia»

Nell'ilo si descrivono inoltre i vasi linfatici ed i rami del sistema nervoso autonomo. La vena renale è situata più in alto e più posteriormente rispetto all'arteria renale, mentre la pelvi è allocata più in basso rispetto all'arteria (Figura 50).

Le dimensioni renali normali variano con l'età (Tabella 4) in quanto l'organo presenta un graduale accrescimento fino ai 30 anni ed una progressiva, se pur modesta, riduzione volumetrica in età avanzata.

	Anni				
DIAMETRO (mm)	**30 aa**	**40 aa**	**50 aa**	**60 aa**	**70 aa**
Longit. Sx	104-128	103-123	102-125	100-122	94-120
Longit. Dx	101-124	100-123	100-122	95-120	91-118
Trasv. Sx	51-66	50-65	53-65	51-65	49-62
trasv. Dx	50-66	52-66	52-64	50-64	50-63

Tabella 4. dimensioni renali al variare dell'età

Il diametro longitudinale è comunque in relazione con l'antropometria del soggetto e con il sesso: mediamente 10,8 cm a destra e 11.3 cm a sinistra. Differenze al disotto di 1 cm tra i due reni non sono considerate patologiche.

I reni sono avvolti in una capsula adiposa che più esternamente prende il nome di fascia del Gerota, mentre più internamente è adesa al parenchima da cui è facilmente svolgibile e prende il nome di fascia di Zuckerkandl. Le fasce delimitano degli spazi, peri e pararenale, non distinguibili generalmente con l'ecografia. Superiormente il rene contrae rapporti con la ghiandola surrenale, posteriormente con il muscolo quadrato dei lombi, postero-medialmente con lo psoas; medialmente con aorta e vena cava inferiore. A destra il rene è in rapporto anteriormente con il lobo destro del fegato, la colecisti e con il duodeno. Mentre a sinistra contrae rapporti con la parete posteriore dello stomaco con la milza, la coda del pancreas e con la flessura splenica del colon.

L'organo in sezione appare costituito da una porzione più esterna, la corticale, e da una parte più interna, la midollare, e da una porzione centrale, il seno renale (Figura 51).

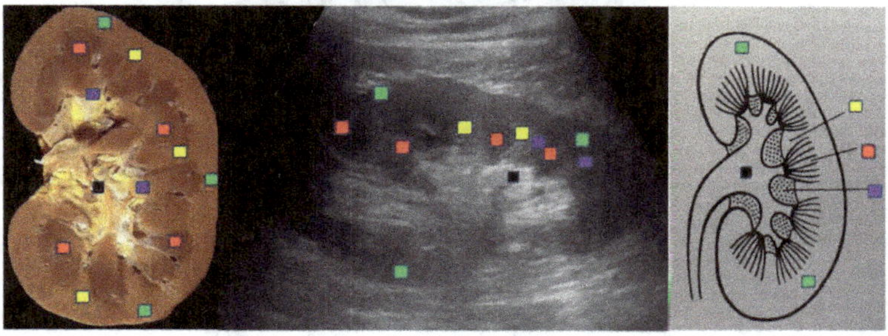

Fig. 51. **Corticale; Midollare Colonna del Bertin Seno renale Papilla**

Il tessuto corticale e allocato sotto la capsula e avvolge la midollare entrando in contatto con la base delle piramidi e insinuandosi tra esse a formare le colonne del Bertin che si spingono fino al seno renale (Figura 52).

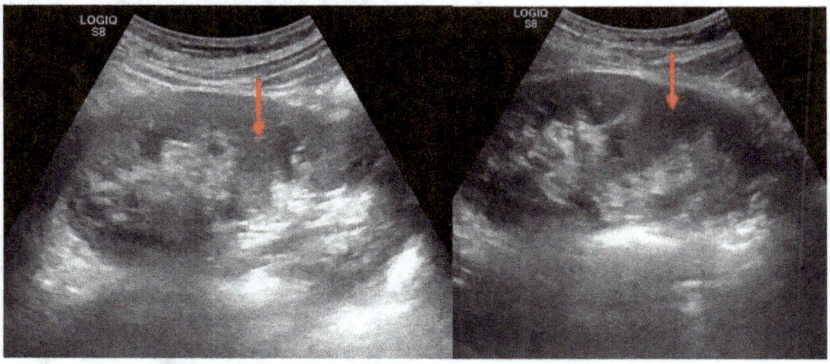

Fig. 52. Ipertrofia di una colonna del Bertin (freccia)

A volte le colonne del Bertin possono apparire particolarmente ipertrofiche e dare un effetto massa (Figura 53).

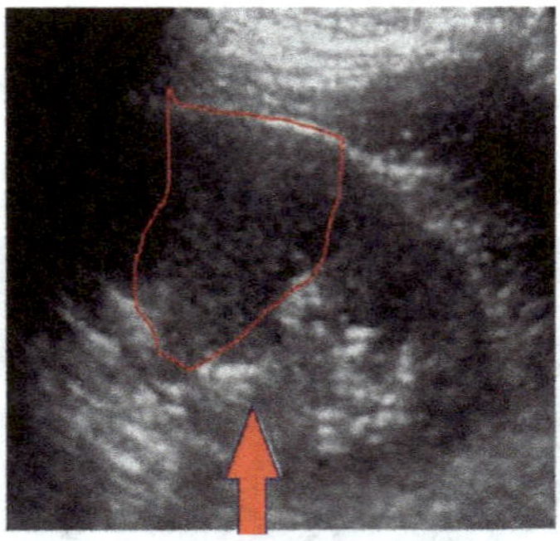

Fig. 53. Effetto massa di una colonna del Bertin

Il confine tra la corticale e la midollare è attraversato dalle arterie arciformi che decorrono alla base delle piramidi e danno origine alle arterie interlobari campionate nell'esame ecocolordoppler per il calcolo degli indici resistenza (Figura 54 A).

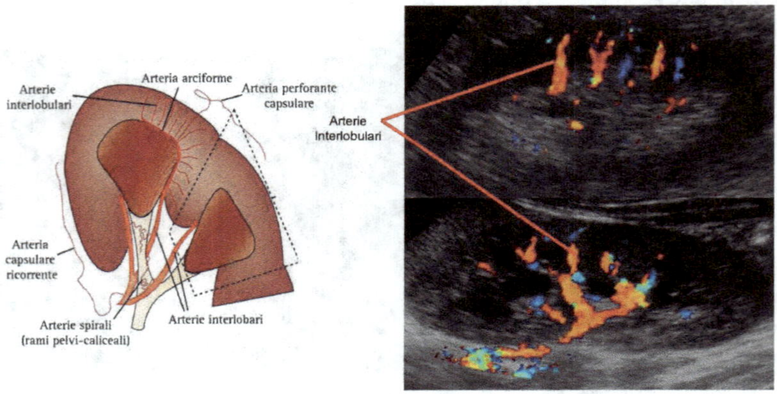

Fig. 54. A) Arterie interlobari

Il tessuto midollare è suddiviso in aree cuneiformi, le piramidi del Malpighi, con base rivolta verso la superfice del rene e apice verso il seno renale (Figura 54 B). Le piramidi sono costituite da un insieme di tubuli rettilinei, i tubuli renali, e di arterie, i vasa recta, che decorrono paralleli ai tubuli. Gli apici delle piramidi, dette papille renali, presentano un'area costituita da 15-30 forellini, area cribrosa, corrispondenti allo sbocco dei dotti collettori. Le papille sporgono nella pelvi, contenuta nel seno renale, invaginandosi in una propaggine, il calice minore, che circonda la base della papilla dando origine ad un recesso virtuale detto fornice

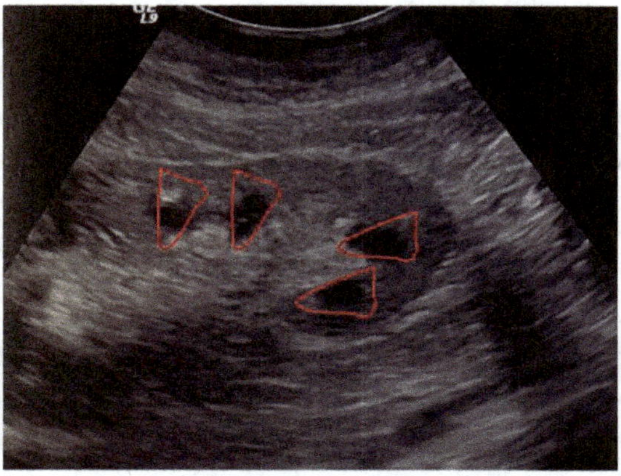

Fig. 54. B) Piramidi midollari

caliceale. I calici minori confluiscono nei maggiori e questi nella pelvi da cui ha origine l'uretere. Il seno renale contiene la pelvi: una struttura cavitaria imbutiforme che si continua nell'uretere. Oltre alle vie escretrici il seno contiene tessuto fibroadiposo, vasi arteriosi, venosi e linfatici, strutture nervose.

ANATOMIA VASCOLARE

Le arterie renali originano dall'aorta addominale due centimetri al disotto dell'arteria mesenterica superiore. All'ilo renale l'arteria si divide in un ramo ventrale ed uno dorsale da cui si dipartono le arterie segmentali e interlobari che danno origine alle arterie arciformi poste alla base delle piramidi alla giunzione cortico-midollare. Dalle arterie arciformi nascono le arterie interlobulari che percorrono le colonne renali portandosi nella corticale. Le arteriole afferenti al glomerulo prendono origine dalle arterie interlobulari che a loro volta si sfioccano nel circolo capillare peritubulare. Nel 15-25% dei casi si dimostrano arterie renali accessorie che nella maggior parte dei casi originano dall'arteria renale principale e molto raramente dall'aorta o dalle arterie iliache.

Le vene renali nascono dalla vena cava e seguono il decorso del circolo arterioso collocandosi più ventralmente alle arterie. La vena renale di destra raggiunge l'ilo renale dopo un breve tragitto (2-2,5 cm); mentre la vena renale di sinistra arriva all'ilo renale di sinistra dopo un tragitto più lungo (6-10 cm) e più complesso, in quanto decorre attraverso la pinza aorto-mesenterica. La vena renale di sinistra riceve la vena gonadica e la vena surrenalica, mentre a destra queste due vene sboccano direttamente in vena cava. All'ilo renale le vene renali danno origine alle vene interlobari da cui nascono le vene arcuate e da qui, seguendo lo schema arterioso, le vene interlobulari e le vene corticali.

TECNICA D'ESAME

La posizione retroperitoneale del rene consente di sfruttare diverse finestre acustiche per lo studio dell'organo; sono generalmente utilizzate sonde convex multifrequenza usando frequenze compre tra 3 e 5 MHz. In alcune situazioni, come nello studio del rene trapiantato o di soggetti magri e di bambini, non è escluso l'utilizzo di sonde lineari o settoriali sfruttando frequenze comprese tra 5 e 7,5 MHz.

Per l'ecografia renale non è necessaria alcuna preparazione, ma per una carretta valutazione andrebbe consigliata una dieta povera di fibre, l'utilizzo di carbone vegetale nei soggetti particolarmente meteorici; è comunque preferibile il digiuno e, ovviamente, per lo studio della vescia questa deve essere repleta.

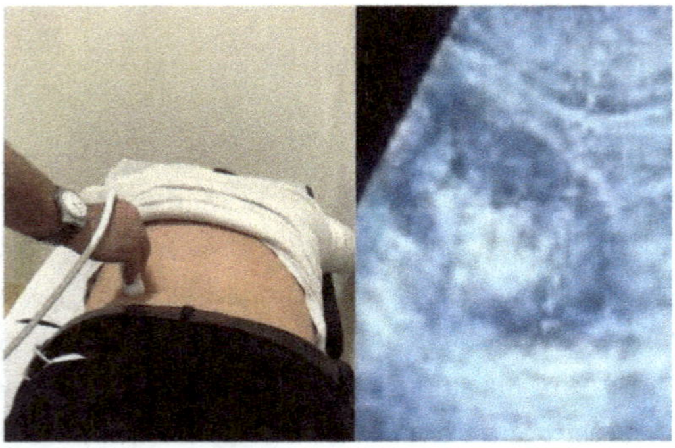

Fig. 55. Approccio posteriore utilizzato per la biopsia renale

L'esame va condotto su lettino con paziente supino o in decubito controlaterale rispetto al rene da esaminare, oppure con paziente prono. Nel caso di sospetta ptosi renale l'esame può essere condotto in ortostatismo per verificare se il polo inferiore del rene supera la cresta iliaca.

L'approccio può essere anteriore; laterale; oppure posteriore. Quest'ultimo utilizzato soprattutto per l'esecuzione della biopsia renale (Figura 55).

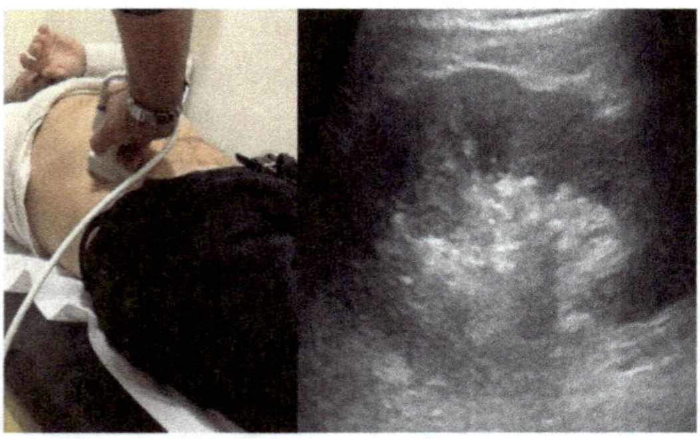

Fig. 56. Approccio anteriore con paziente supino

L'approccio anteriore può essere eseguito con paziente supino (Figura 56) oppure in decubito laterale (Figura 57). L'approccio anteriore è particolarmente utile per lo studio del rene di destra in quanto il fegato crea un'ottima finestra acustica.

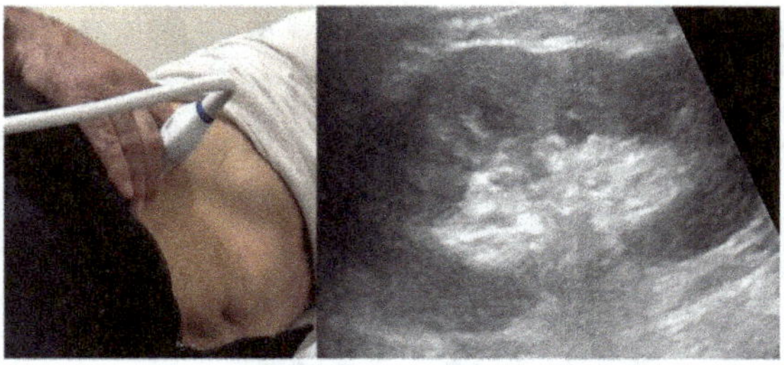

Fig. 57. Approccio anteriore con paziente in decubito laterale

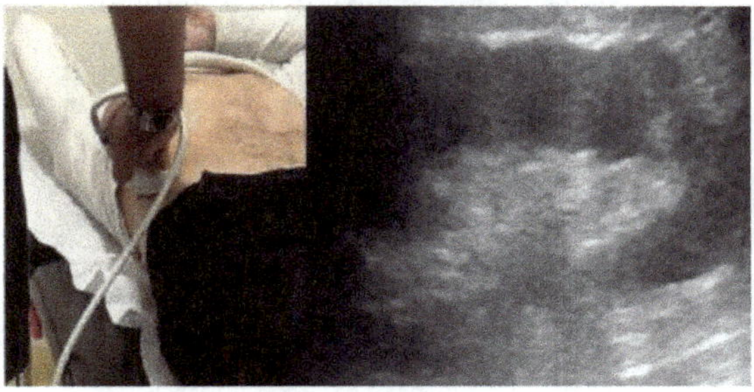

Fig. 58. Approccio laterale con paziente in decubito supino

Con questa scansione risultano ben evidenti i rapporti tra faccia anteriore del rene e faccia posteriore del lobo destro epatico. Queste due strutture sono separate da una banda ecogena derivante dalle interfacce delle strutture interposte tra i due parenchimi (grasso pararenale, fascia renale, peritoneo). In questa regione si trova un recesso, sottoepatico, detto spazio del Morrison, importante spia per il riconoscimento di versamenti di origine flogistica o traumatica.

La scansione anteriore può essere condotta anche con paziente in decubito laterale sinistro, ciò consente di dislocare il colon e le anse del tenue migliorando ulteriormente la definizione delle strutture anatomiche.

Anche l'approccio laterale, che possiamo condurre lungo la linea ascellare media oppure posteriore, può essere eseguito con paziente supino (Figura 58) oppure in decubito laterale (Figura 59, presenza di doppio distretto * meno evidente nelle scansioni precedenti).

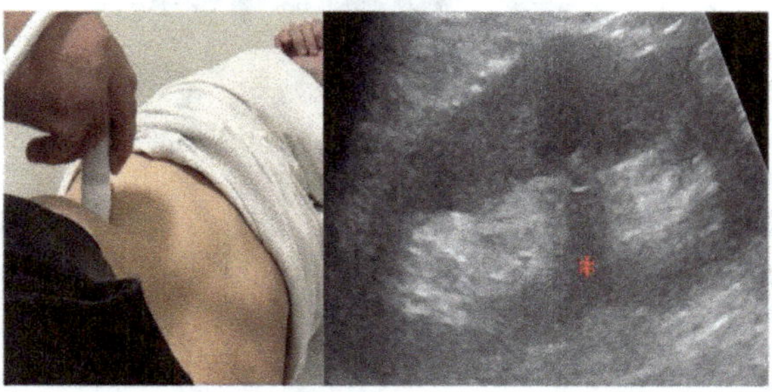

Fig. 59. Approccio laterale con paziente in decubito laterale. * Doppio distretto

Scarsamente utilizzato l'approccio anteriore per il rene di sinistra in quanto la milza, tranne che non sia ipertrofica, non garantisce una buona finestra acustica, e la presenza di gas intestinale sovrastante crea un vero e proprio sbarramento al passaggio degli US. Per il rene di sinistra viene utilizzato soprattutto l'approccio laterale sulla linea ascellare media e posteriore. I diametri bipolari e lo spessore corticomidollare, sia a destra che a sinistra, conviene misurarli con un approccio laterale e paziente in decubito controlaterale con scansioni lungo la linea ascellare.

Particolare attenzione deve essere posta ai piani in cui sezioniamo l'organo: posizionando la sonda lungo l'asse maggiore del rene effettueremo scansioni longitudinali o coronali; mentre se orientiamo la sonda lungo l'asse minore dell'organo effettueremo scansioni trasverse. Nelle scansioni longitudinali il rene assume una forma ellittica (Figura 60).

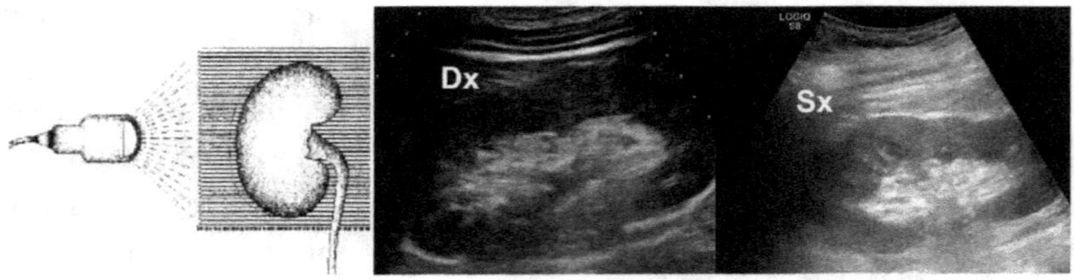

Fig. 60. Scansione longitudinale o coronale: condotta lungo l'asse maggiore del rene

Nelle scansioni trasversali la morfologia varia a seconda del livello anatomico che studiamo: rotondeggiante nel terzo superiore e inferiore (Figura 61);

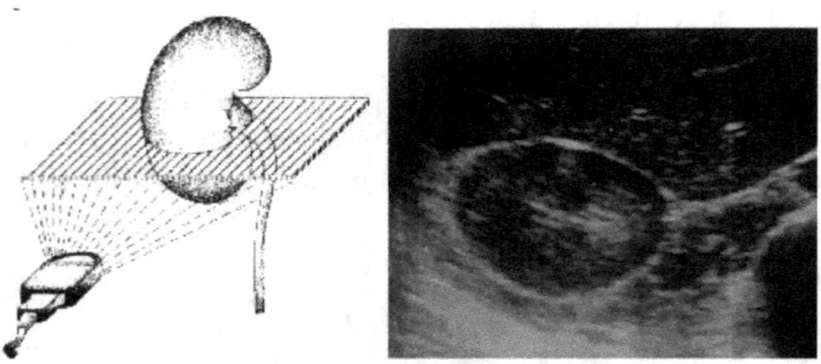

Fig. 61. Scansione trasversale condotta a livello del terzo inferiore

mentre spostandosi verso l'ilo renale l'organo assume una forma a ferro di cavallo (Figura 62), e la sovrapposizione del color mette in evidenza i vasi renali (Figura 63).

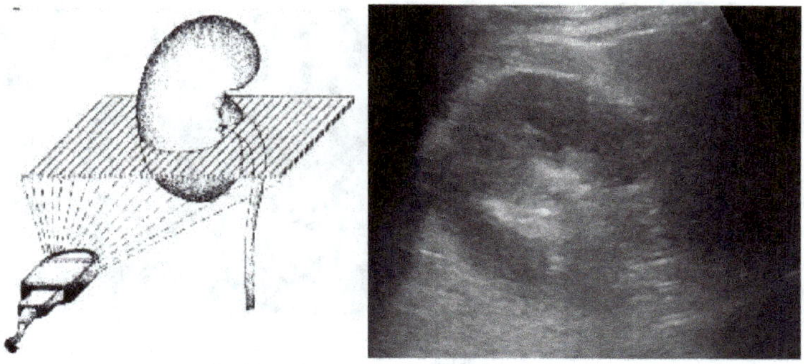

Fig. 62. Scansione trasversale: condotta a livello dell'ilo

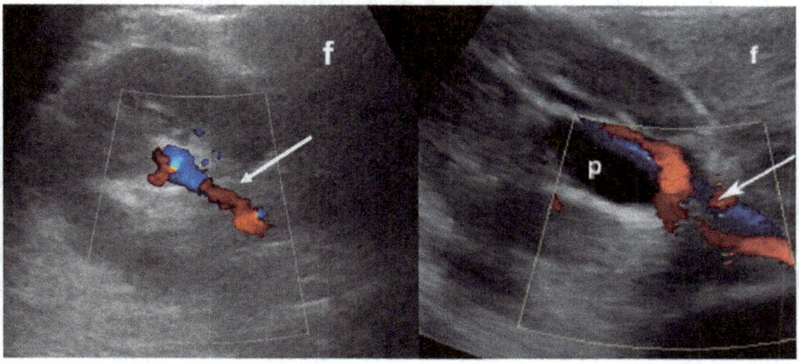

Fig. 63. Scansione trasversale condotta a livello dell'ilo renale. f: fegato; p pelvi renale; freccia: vasi renali

Vale il principio che non esiste il decubito o la scansione ideale che vada bene per tutti i pazienti, l'esame deve essere personalizzato cercando la migliore finestra acustica e questo lo possiamo fare modificando il decubito del paziente e utilizzando uno schema di indagine multiplanare (coronale o trasversale) che ci consenta di studiare l'organo a pieno.

STRUTTURA ECOGRAFICA DEL RENE

Il rene in scansione longitudinale appare come una formazione ovalare (Figura 60), mentre in scansione trasversa assume forma tondeggiante (Figura 61-62). Ha margini ben definiti e contorni lisci. Il profilo esterno è arcuato generalmente regolare, a volte irregolare per la presenza di incisure per la persistenza delle lobature fetali (Figura 64),

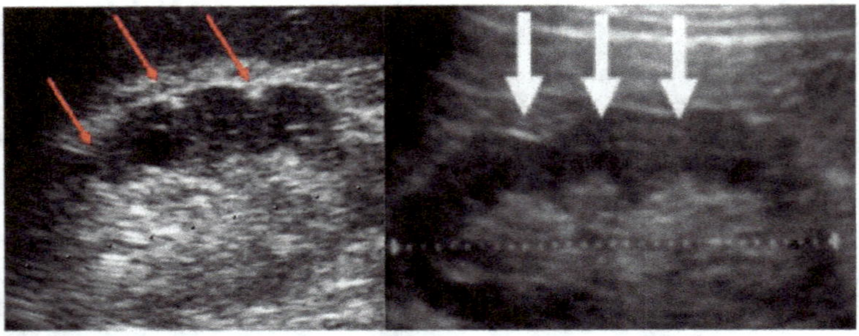

Fig. 64. Persistenza delle lobature fetali

oppure per la presenza di una gobba, gobba di dromedario, soprattutto a carico del rene di sinistra, dovuta all'impronta della milza sul rene (Figura 65).

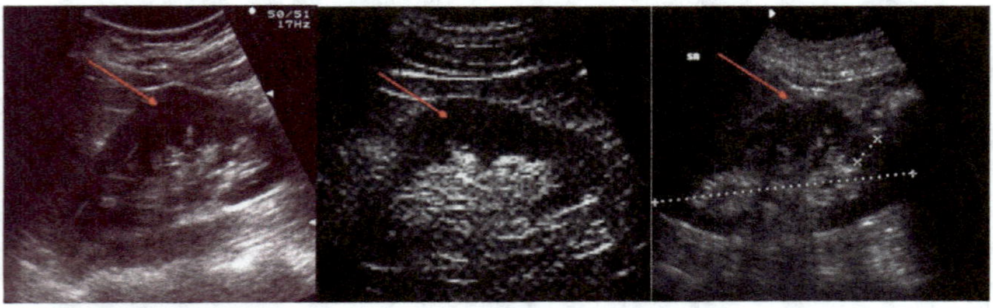

Fig. 65. Rene Sx con gobba di dromedario

La capsula ed il grasso perirenale appaiono come unica formazione iperecogena che circoscrive la superficie esterna dell'organo. Al disotto della capsula è riconoscibile la corticale renale da cui partono dei setti che aggettano verso il seno pielico corrispondenti alle colonne del Bertin (Figura 52). L'ecogenicità della corticale è generalmente inferiore a quella del fegato a destra e della milza a sinistra. Si tratta, comunque, di un parametro soggettivo ed operatore dipendente

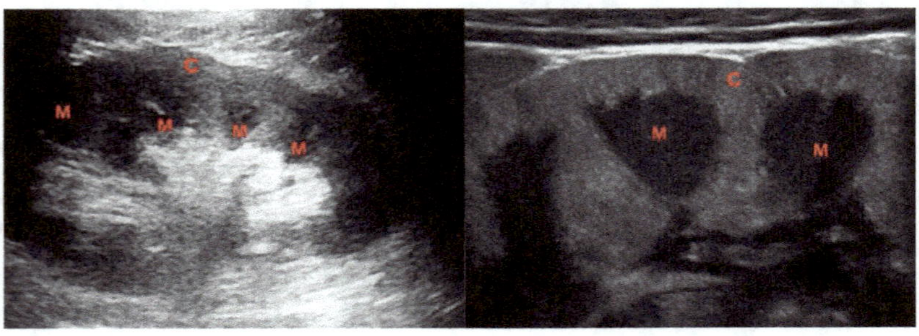

Fig. 66. Differenziazione della corticale (C) dalla midollare (M)

influenzato da una serie di variabili: il guadagno, la scala TGC, la focalizzazione, il range dinamico, l'età del paziente, lo stato di idratazione. L'ecogenicità, pertanto, non è da considerare un parametro che possa caratterizzare una parenchimopatia (54). Al tessuto corticale fa seguito la midollare renale (Figura 66) che appare costituita da aree triangolari ipoecogene con apice rivolto verso il seno: le piramidi del Malpighi.

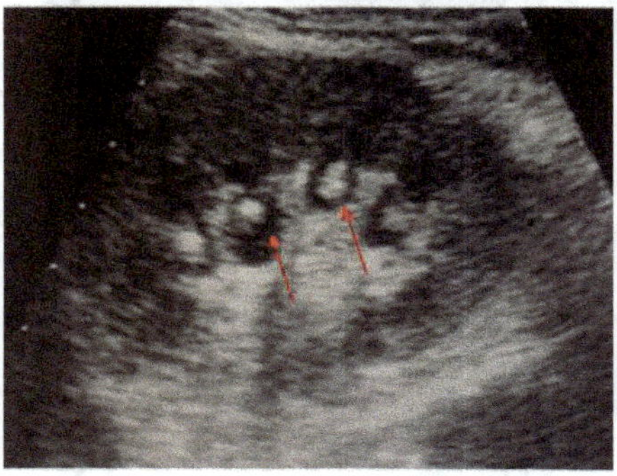

Fig. 67. Papille iperecogene all'apice delle piramidi del Malpighi

Esse sono intercalate tra le colonne del Bertin e sono sormontate dalle arterie arciformi che nei soggetti anziani possono apparire come strie iperecogene per la presenza di calcificazioni (55-57). L'apice della piramide è costituito dalla papilla, anche esse ipoecogene; in presenza di dilatazione delle vie escretrici, le papille aggettanti nei calici appaiono come formazioni iperecogene senza cono d'ombra che possono simulare una calcolosi. (Figura 67).

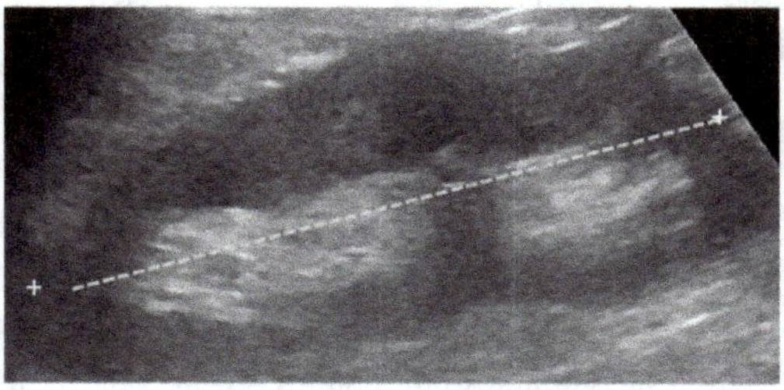

Fig. 68. Diametro longitudinale

Le dimensioni dell'organo vanno valutate mediante la determinazione del diametro o asse lungo (diametro interpolare), ne consegue che i due poli devono essere ben evidenti (Figura 68).

La scansione più appropriata è quella longitudinale lungo la linea ascellare media-posteriore con paziente in decubito laterale (Figura 59). Come già detto le dimensioni variano in rapporto all'età e all'antropometria del soggetto (58-60), il rene sinistro tende ad essere di poco più grande del destro (Tabella 4, Figura 69).

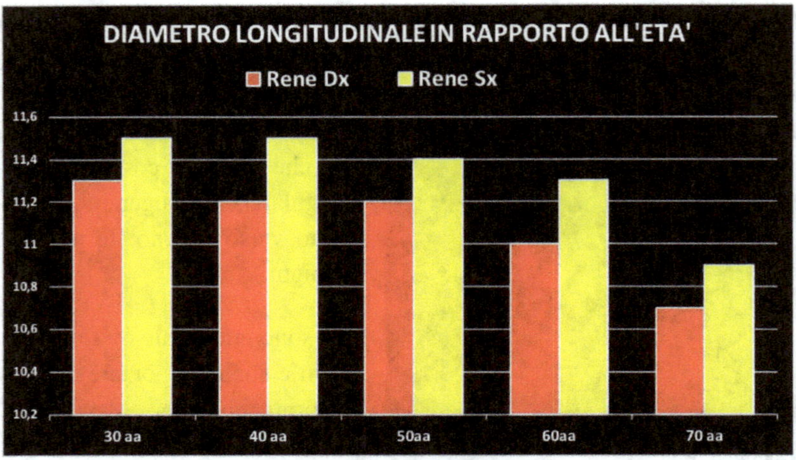

Fig. 69.

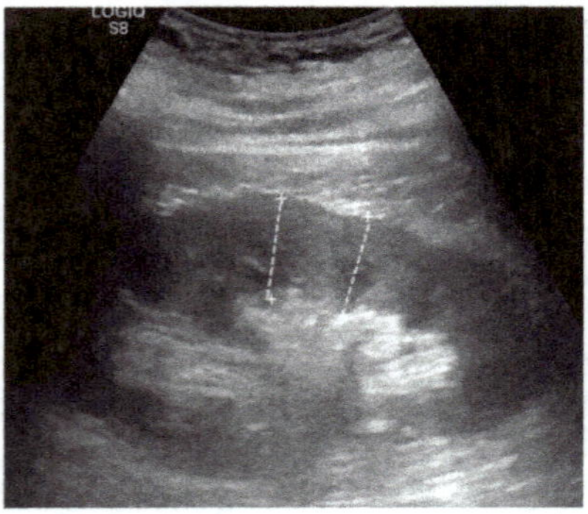

Fig. 70. Spessore corticomidollare

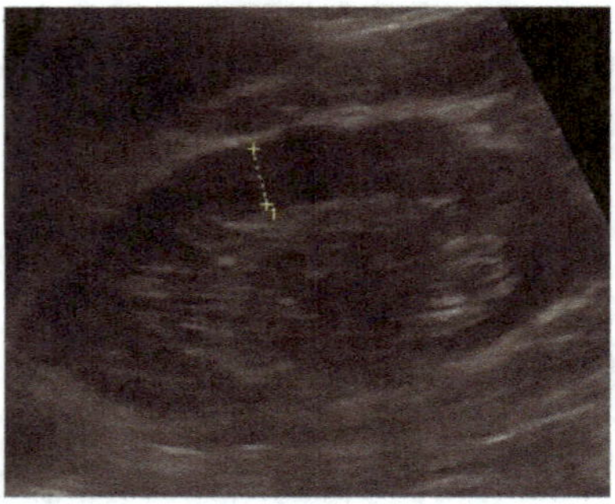

Fig. 71 Sclerolipomatosi del seno renale in paziente obeso di 85 anni

Lo spessore corticomidollare, parametro importante per definire una nefropatia cronica, secondo molti Autori non deve essere al disotto di 1,5 cm, in tal caso parleremo di assottigliamento parenchimale (61-62). Lo spessore parenchimale viene misurato dall'apice di una piramide alla periferia della capsula (Figura 70).

Va comunque tenuto presente che il parenchima renale tende ad assottigliarsi con l'età (63-64) lasciando il posto ad una espansione del seno per aumento del grasso: sclerolipomatosi del seno (Figura 71). Il seno renale, o complesso iperecogeno centrale, appare come una formazione ovalare a contorni irregolari, iperecogeno, posto a centro dell'organo, che, come già detto, tende ad espandersi con l'età e negli obesi (Figura 72). Tuttavia una condizione di anecogenicità

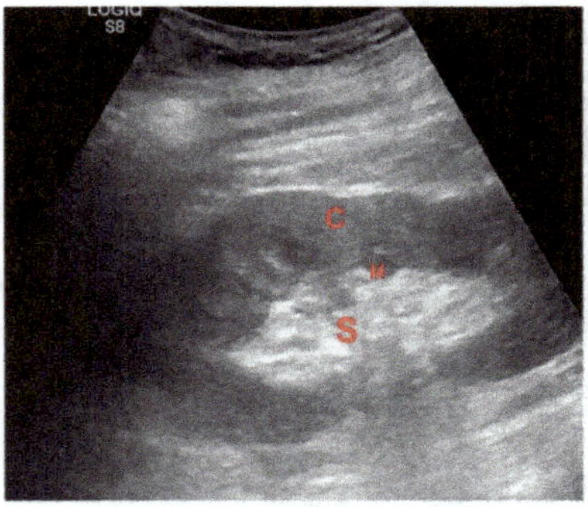

Fig. 72 Seno pielico (S), midollare (M), corticale (C)

del seno è possibile in due condizioni patologiche: l'idronefrosi e le cisti peripieliche e parapieliche. Il complesso centrale appare acquattato ed iperecogeno in condizioni di normalità, ossia quando la pelvi è depleta. Una ostruzione delle vie urinarie causa una dilatazione dell'uretere e della pelvi renale: idroureteronefrosi. La pelvi, riempiendosi di urina, apparirà anecogena nelle scansioni ecografiche (Figura 73).

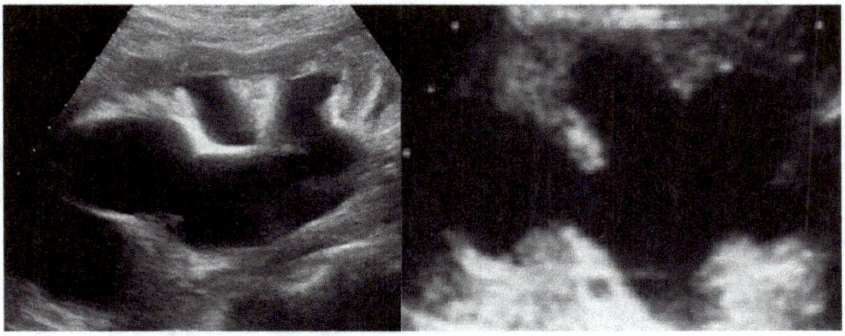

Fig. 73. Dilatazione della pelvi (Idronefrosi)

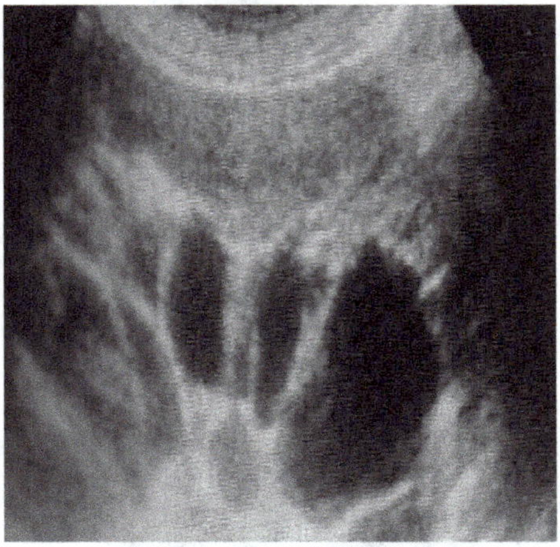

Fig. 74. Cisti peripieliche

Le cisti peripieliche sono cisti linfatiche, uniche o multiple del seno renale, anch'esse possono conferire un aspetto anecogeno al complesso centrale (Figura 74).

Vanno distinte dalle cisti parapieliche che invece sono cisti della midollare che si estendono verso il seno pielico comprimendolo e conferendo ad esso un aspetto anecogeno (Figura 75).

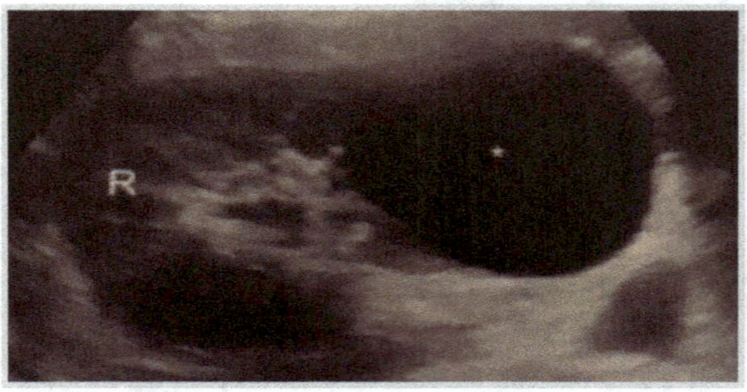

Fig. 75. Cisti parapielica

Possono, inoltre, coesistere entrambe le condizioni di idronefrosi e cisti (Figura 76).

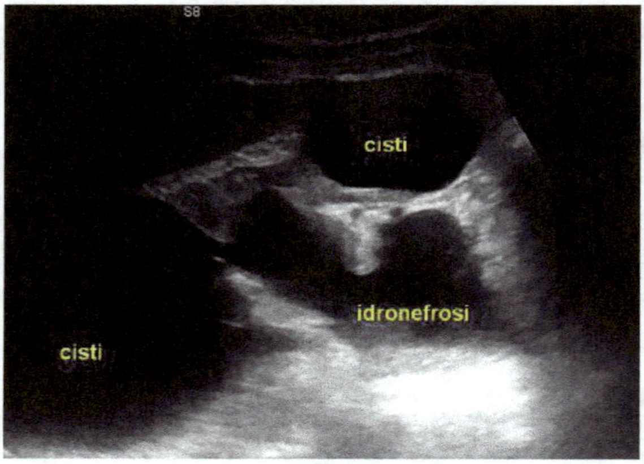

Fig. 76. Formazioni cistiche semplici associate a idronefrosi

L'ilo renale è valutabile soprattutto in scansione trasversa, ha le stessa ecogenicità del seno, sono riconoscibili l'arteria renale, la vena e l'uretere se dilatato (Figura 77).

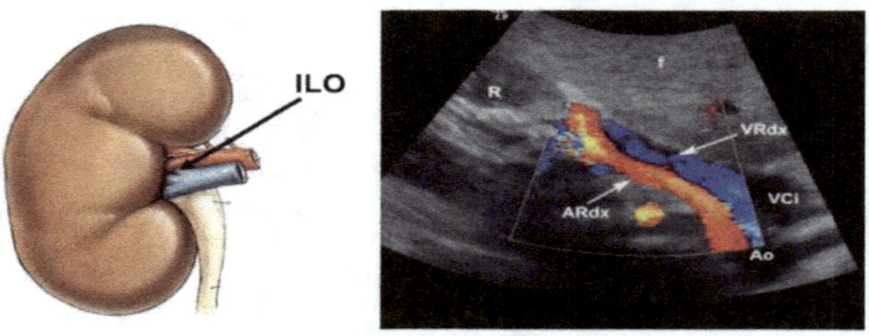

Fig. 77. Ilo renale in scansione trasversa
Per concessione del Prof. Meola

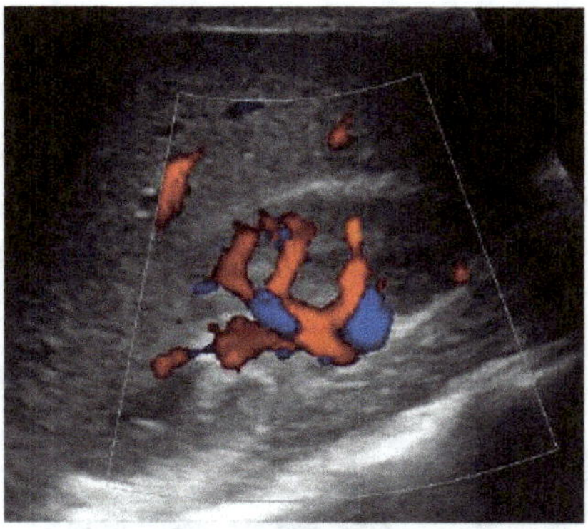

Fig. 78. Disposizione a raggiera dei vasi intrarenali

L'aspetto del parenchima renale varia in relazione all'età. Il rene neonatale presenta una corticale ad ecogenicità uguale o superiore a quella del fegato; gli echi del seno pielico sono scarsamente rappresentati. Nel rene adulto la corticale è invece meno ecogena del fegato mentre la midollare resta sempre ipoecogena. Nel rene dell'anziano c'è una prevalenza degli echi pielici su quelli parenchimali; spesso non è distinguibile la midollare che, in seguito a fenomeni di fibrosi, modifica la sua ecogenicità. La vascolarizzazione renale, come già descritto, è una vascolarizzazione di tipo terminale a raggiera (Figura 78).

Il circolo arterioso è a bassa resistenza, la curva velocità/tempo mostra un picco sistolico rapido seguito da una fase diastolica lenta e progressiva (Figura 79); la curva spettrale conserva questa morfologia in tutti i rami dell'arteria renale (64). Si differenzia dalla curva spettrale delle vene renali che invece è di tipo monofasico molto simile a quello della vena cava inferiore (Figura 80).

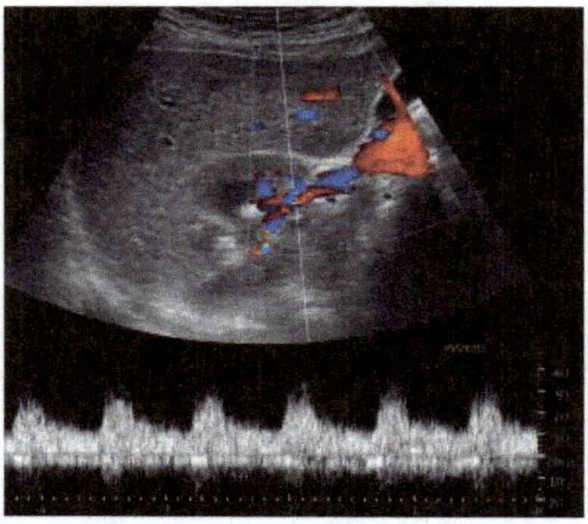

Fig. 79. Arteria renale campionata all'ilo: velocitogramma a bassa resistenza

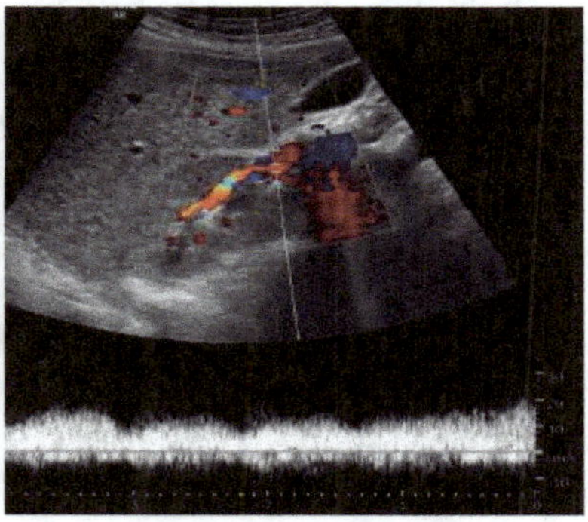

Fig. 80. Vena renale, velocitogramma monofasico

VARIANTI ANATOMICHE

Trattasi di condizioni, spesso di scarso significato patologico, che possono insinuare dubbi diagnostici (65-66) e indurre a immotivate indagini radiologiche di secondo livello. Tali "anomalie anatomiche" possono anche essere causa di complicanze, è necessario pertanto riconoscerle per non incorrere in errori di valutazione. Esistono anomalie di sede, di numero e di forma. Tra le anomalie di sede abbastanza frequente la ptosi renale (Figura 81); tra le anomalie di numero più raro il rene sovrannumerario rispetto al monorene congenito con ipertrofia compensatoria del rene controlaterale (Figura 82).

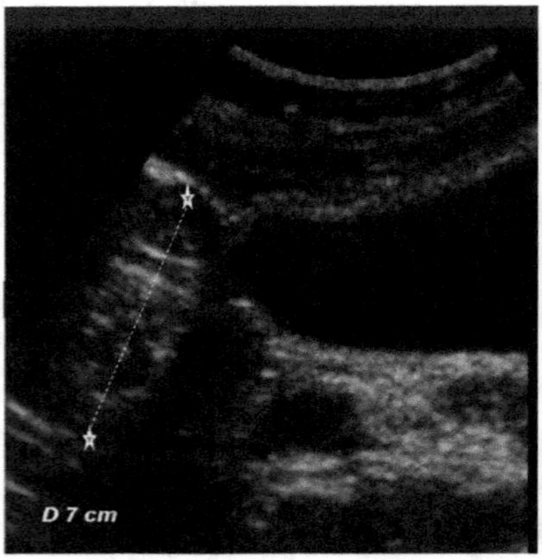

Fig. 81. Rene destro paravescicale, ptosico, ipoplasico

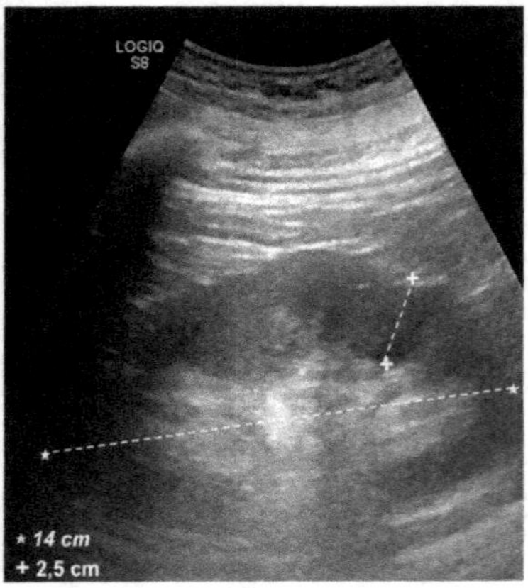

Fig. 82. Rene sinistro ipertrofico per agenesia del rene destro

Le anomalie di forma sono abbastanza frequenti, tra esse:

1. *Ipertrofia delle colonne del Bertin*
2. *Doppio distretto*
3. *Persistenza delle lobature fetali*
4. *Triangolo iperecogeno*
5. *Rene fuso*
6. *Rene a ferro di cavallo*
7. *Rene a dromedario*
8. *Stenosi del giunto*
9. *Megauretere*
10. *Ureterocele*

IPERTROFIA DELLA COLONNA DEL BERTIN

Come già accennato le colonne del Bertin o colonne mesorenali, sono setti del tessuto corticale che si insinuano tra le piramidi midollari (Figura 83), a volte particolarmente ipertrofiche da simulare un effetto massa (Figura 53 e Figura 84).

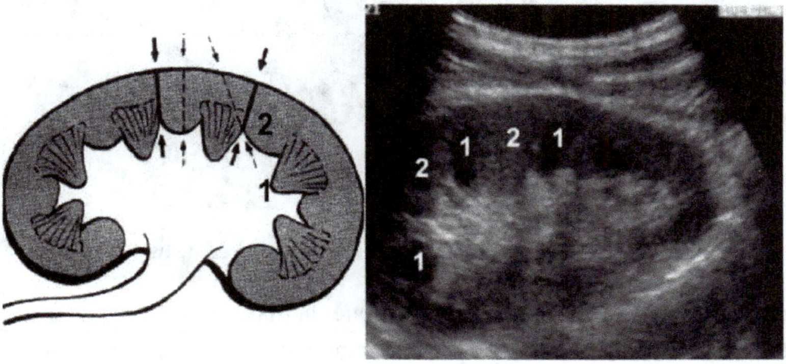

Fig. 83. Colonne del Bertin (2) tra le piramidi midollari (1)

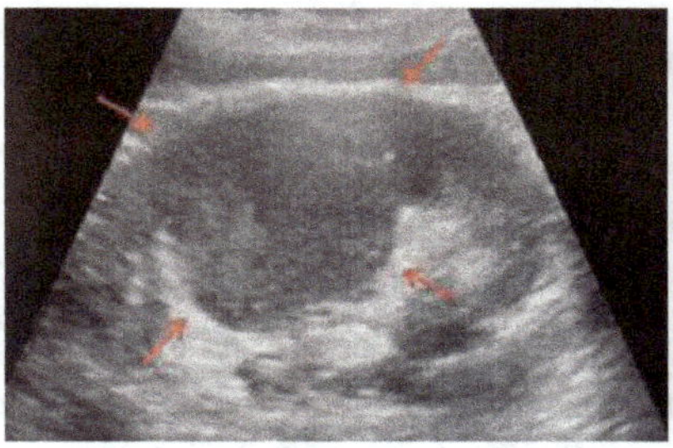

Fig. 84. Effetto massa di una colonna del Bertin (da Meola: Ecografia Clinica in Nefrologia)

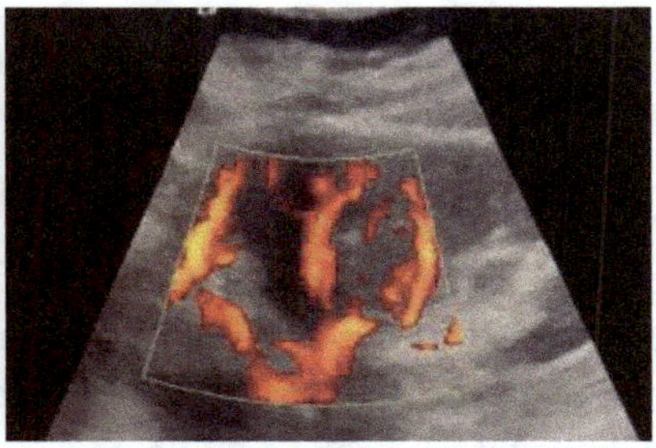

Fig. 85. Vascolarizzazione di una colonna del Bertin (da Meola: Ecografia Clinica in Nefrologia)

L'ecogenicità identica al tessuto corticale da cui originano, la normale vascolarizzazione raggiata all'ecocolor Doppler (Figura 85), e la mancata alterazione del profilo della capsula, sono sicuramente d'aiuto nel riconoscere questi setti e differenziarli da processi espansivi. Setti particolarmente ipertrofici possono dare compressione degli echi pielici alterando il normale profilo dei calici maggiori provocando una modesta pielectasia difficilmente evidenziabile in eco riconoscibile invece con la TAC con pose urografiche (67)

DOPPIO DISTRETTO

Quando la colonna mesorenale affonda completamente nel seno renale suddividendo il complesso centrale iperecogeno in due parti distinte parleremo di pelvi bifida o doppio distretto (Figura 86).

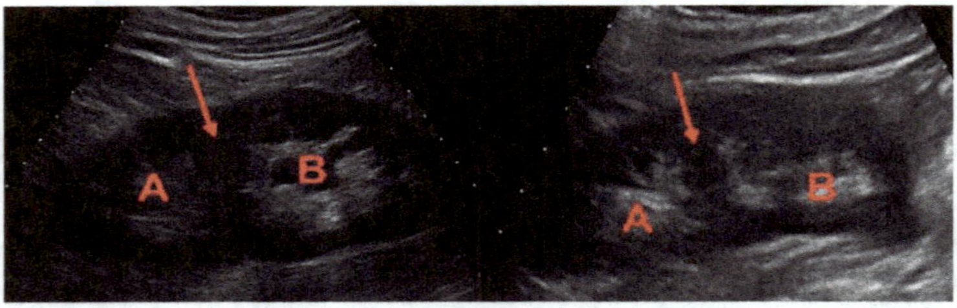

Fig. 86. La colonna mesorenale (freccia) suddivide la pelvi renale in due porzioni (A e B)

La diagnosi ecografica è solo di presunzione, la diagnosi di certezza è data solo dalla TAC (68-69). Gli ureteri possono giungere in vescica separatamente (doppio distretto vero) o riunirsi in un unico distretto (uretere bifido).

PERSISTENZA DELLE LOBATURE FETALI

Possono ingenerare dubbi diagnostici in quanto il profilo esterno dell'organo appare a contorni irregolari generando false immagini nodulari. In realtà si tratta della persistenza di lobuli embrionali non perfettamente saldati. Il rene infatti embriologicamente è costituito da 14 lobuli che tendono a saldarsi nel corso della vita intrauterina, quando questo non accade l'immagine ecografica che ne deriva è quella di un profilo irregolare, lobulato per la presenza di incisure (figura 87).

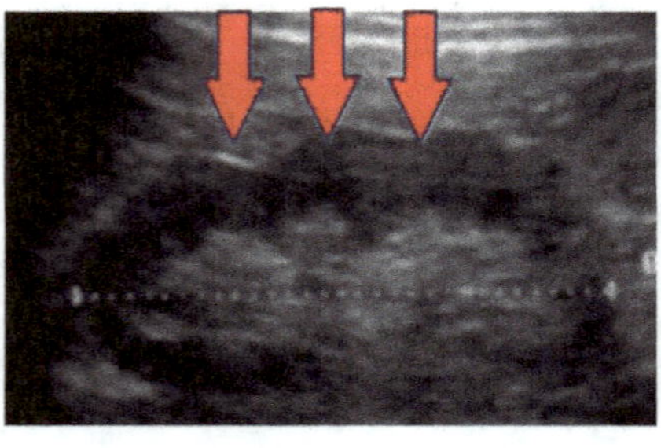

Fig. 87. Persistenza delle lobature fetali

Questo aspetto può richiedere una diagnosi differenziale con formazioni espansive. L'isoecogenicità dei lobuli con le strutture circostanzi, la normale vascolarizzazione a raggiera e la presenza di incisure a livello degli spazi interpiramidali, piuttosto che sulle piramidi, aiuta a far diagnosi di persistenza delle lobature fetali. Le incisure, infine, vanno differenziate dagli scars tipici delle pielonefriti segmentarie: il segno che consente la diagnosi differenziale è rappresentato dalla presenza di parenchima omogeneo al di sotto dell'incisura capsulare e dall'assenza di calici distorti e dilatati.

TRIANGOLO IPERECOGENO

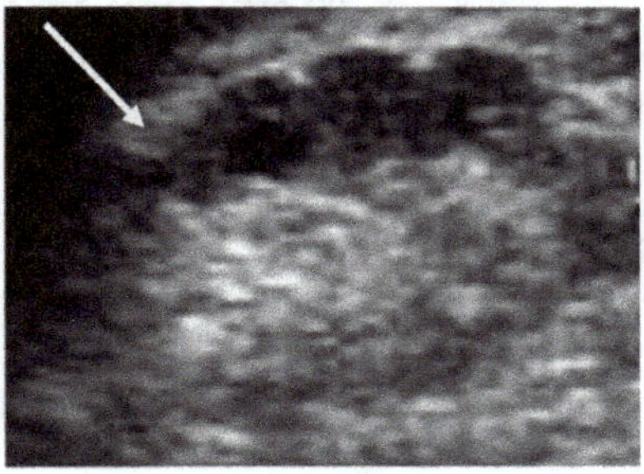

Fig. 88. Triangolo iperecogeno

Il triangolo iperecogeno (Figura 88) è legato ad una estensione nel parenchima del grasso ilare, lo stesso dicasi per la linea iperecogena che può dividere in due il parenchima renale. E' legato alla persistenza dell'infiltrazione di grasso nel solco che divide due lobuli parenchimali embrionali.

RENE FUSO

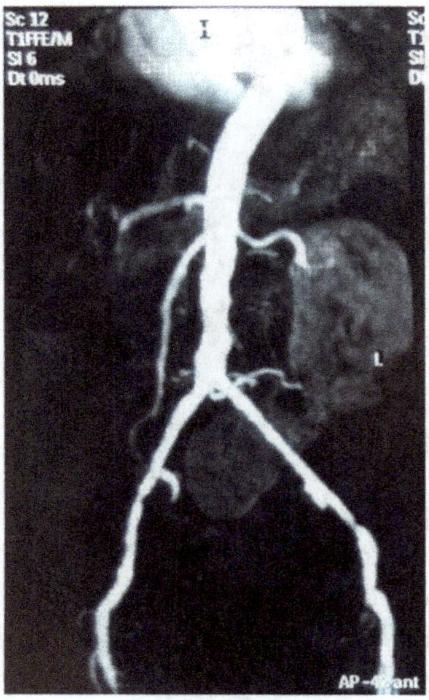

Fig. 89. RM dell'addome. Rene fuso sigmoide

Definita anche ectopia renale crociata con fusione, o rene fuso unilaterale (70). Una anomalia congenita legata alla incompleta ascesa di un rene e alla sua migrazione sul lato opposto: i due organi si trovano pertanto nello stesso lato. A questo si associa la fusione del polo superiore del rene migrato con il polo inferiore dell'altro rene. Se il rene ectopico ha una posizione verticale, il rene fuso prende una forma sinusoidale per cui viene detto "rene ad S, o "sigmoideo", se invece il rene ectopico giace in posizione orizzontale, il rene fuso viene detto "rene ad L" poichè ha la forma di una "L". La diagnosi ecografica è solo di presunzione legata alla mancata visualizzazione del rene nella comune sede di repere, e alla presenza dello stesso in sede ectopica e controlaterale. La diagnosi di certezza richiede una indagine radiologica si secondo livello (Figura 89).

RENE A FERRO DI CAVALLO

Il rene a ferro di cavallo è un difetto anatomico congenito del rene che ricorre nello 0.25% della popolazione ed è caratterizzato generalmente dalla fusione, a livello di L2-L4, dei poli inferiori dei due reni attraverso un istmo posto davanti all'aorta addominale ed alla vena cava inferiore, al disotto dell'arteria mesenterica inferiore, a cui possono associare anomalie urogenitali e dei vasi renali (71-72). Asintomatico in 1/3 dei casi; è scoperto il più delle volte casualmente nel corso di un esame radiologico. Favorisce la calcolosi renale, l'ostruzione del giunto pieloureterale, l'idronefrosi, il reflusso vescico-ureterale e la pielonefrite (figura 90).

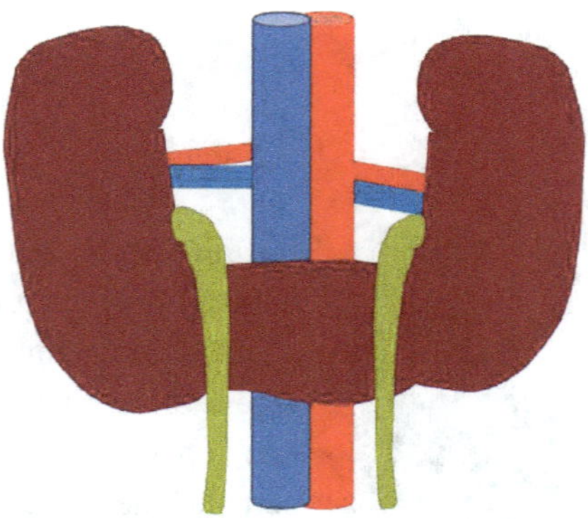

Fig. 90. Rappresentazione schematica del rene a ferro di cavallo

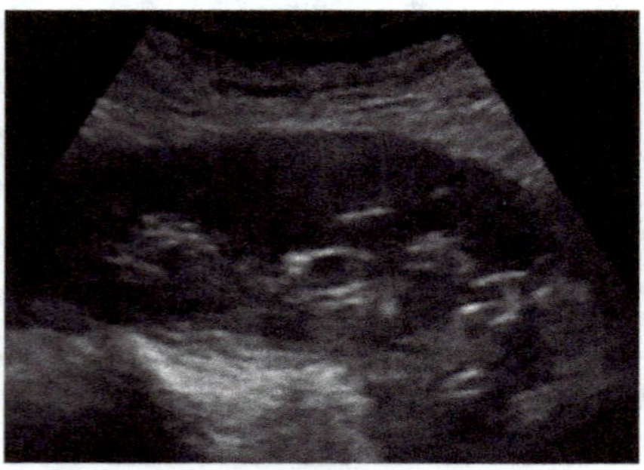

Fig. 91. Polo inferiore di destra mal definibile in un rene a ferro di cavallo

Il rene a ferro di cavallo può decorrere in maniera assolutamente silente per anni o manifestarsi in seguito a complicanze. La diagnosi ecografica non è sempre facile: li dove la mancata evidenziazione dei poli inferiori (Figura 91), la presenza di reni ridotti di volume, l'anteriorizzazione della pelvi, e la presenza di assi maggiori che divergono cranialmente, possono far propendere per una diagnosi di rene a ferro di cavallo, la evidenziazione dell'istmo fa fare diagnosi di certezza (Figure 92-93).

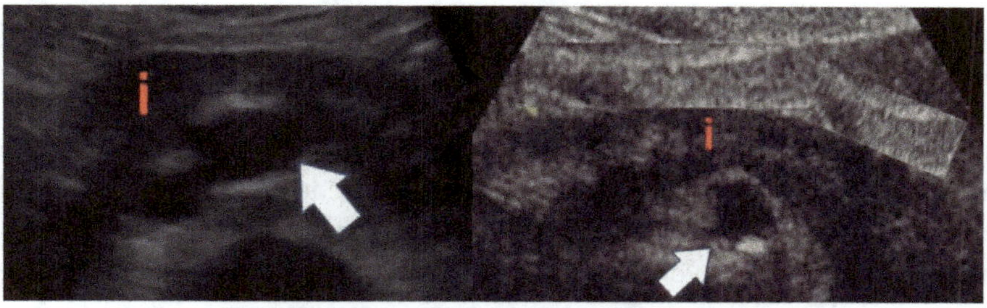

Fig. 92-93. Istmo (i) al davanti dell'aorta (freccia)

L'istmo può essere confuso con un aneurisma dell'aorta, una fibrosi retroperitoneale o una massa pancreatica (73). L'anteriorizzazione della pelvi può essere responsabile di stenosi del giunto pieloureterale, litiasi renale, pielonefriti.

RENE A DROMEDARIO

Il nome è legato alla forma globosa che assume il contorno del rene di sinistra nella sua porzione mediale. E' dovuta ad una introflessione corticale del margine laterale del rene sinistro per la pressione esercitata dalla milza sul rene fetale durante lo sviluppo. L'ecografia documenta l'alterazione della morfologia, una vera e propria gobba al terzo medio del contorno supero-anteriore del rene (Figure 94-95). Ponendo il paziente in decubito prono, con scansioni longitudinali posteriori, si osserva una scomparsa della bozzatura renale.

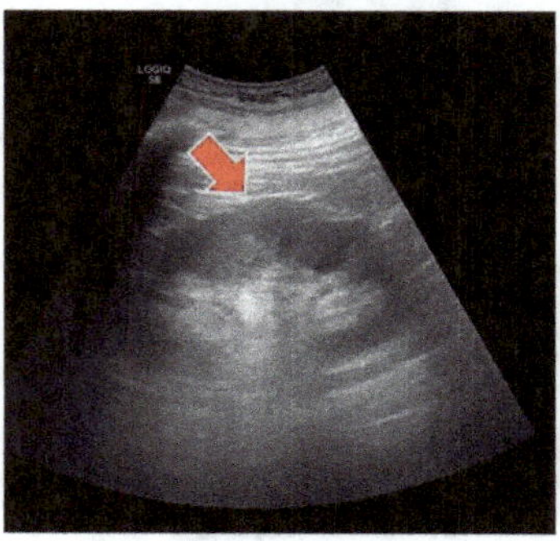

Fig. 94. Rene a dromedario

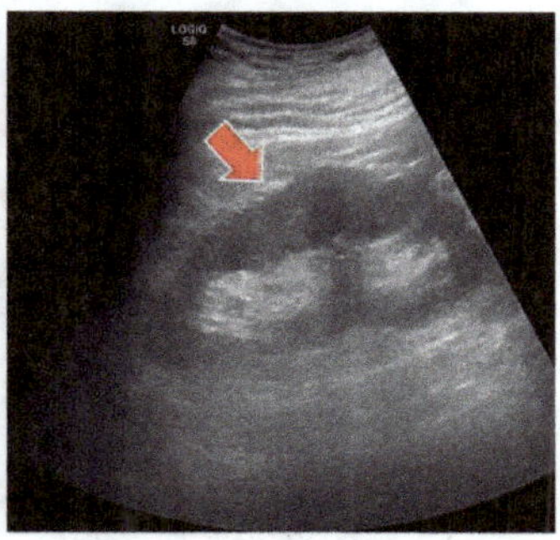

Fig. 95. Rene a dromedario con doppio distretto

STENOSI DEL GIUNTO

La riduzione del calibro dell'uretere a livello della giunzione pieloureterale può riconoscere cause funzionali o meccaniche. Nel primo caso l'anomalia è dovuta ad una irregolare disposizione delle fibre muscolari lisce e all'abbondanza di tessuto fibroso a livello della giunzione tra uretere e pelvi renale. Nel secondo caso l'ostruzione è meccanica e può essere legata ad un kinking dell'uretere, alla presenza di valvole ureterali o ad una vera e propria compressione ab estrinseco della giunzione pieloureterale da parte di vasi sovrannumerari. La stenosi è causa di un ostacolato deflusso di urine con conseguente idronefrosi di grado variabile a seconda dell'entità della stenosi. Nelle forme più severe avremo una dilatazione ampollare della pelvi con corticalizzazione dei calici e compressione del parenchima renale (figura 96).

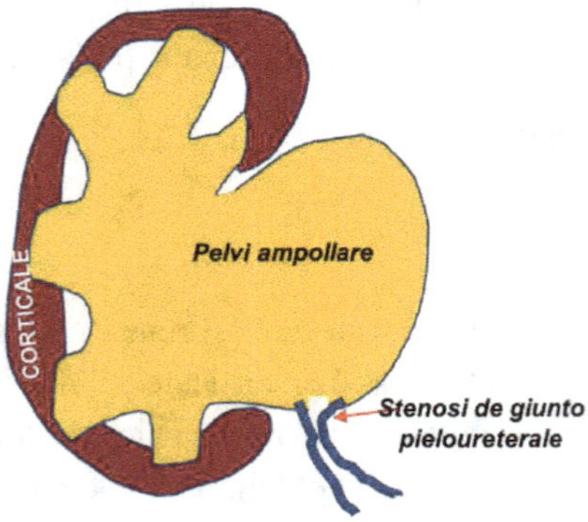

Fig. 96. Schematizzazione di una stenosi del giunto: pelvi ampollare, corticalizzazione del calici

Ecograficamente sarà visualizzata un'unica sacca idronefrosica che avrà sostituito pelvi e parenchima renale (figura 97). Per forme più moderate sarà invece ancora riconoscibile il parenchima renale, la pelvi ampollare e la corticalizzazione dei calici (Figura 98). Nelle forme lievi avremo una modesta pielocalicectasia con parenchima renale conservato (Figura 99).

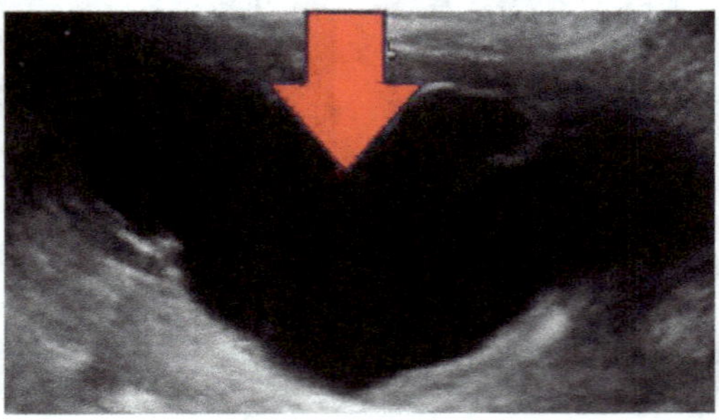

Fig. 97. Pelvi ampollare

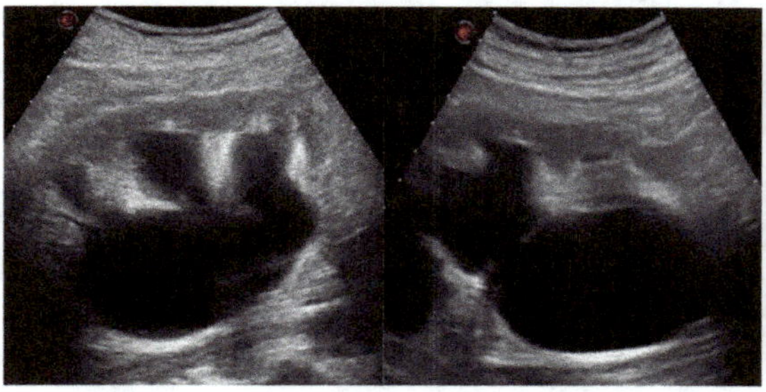

Fig. 98. Pelvi ampollare, corticalizzazione dei calici, compressione del parenchima renale

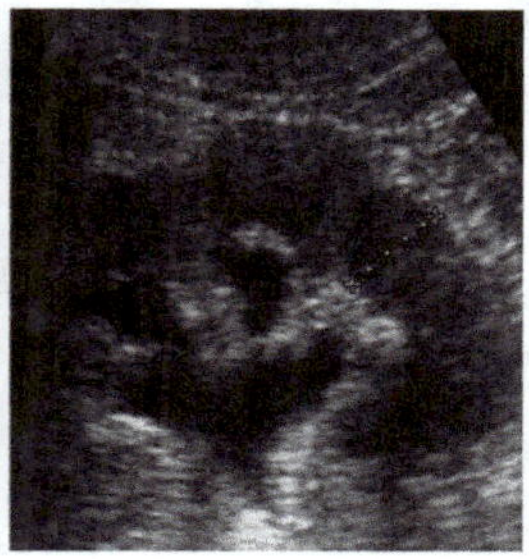

Fig. 99. Pielectasia

MEGAURETERE

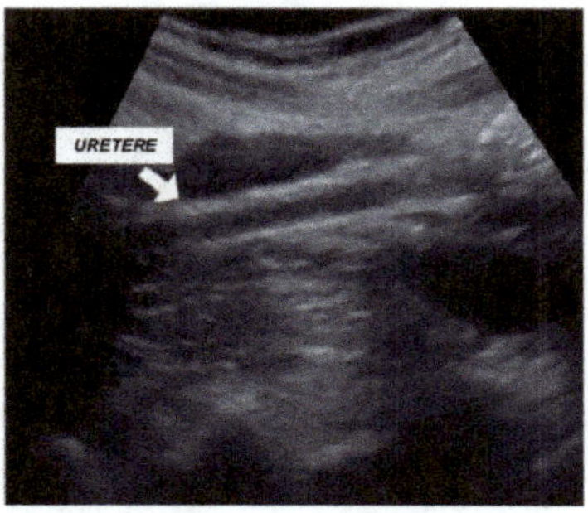

Fig. 100. Megauretere

Normalmente l'uretere non è visibile ecograficamente a meno che non ci sia una ostruzione meccanica o funzionale. Il megauretere si realizza per una stenosi funzionale legata ad un insufficiente sviluppo di fibre muscolari lisce con conseguente riduzione della peristalsi e sfiancamento dell'organo (Figura 100).

URETEROCELE

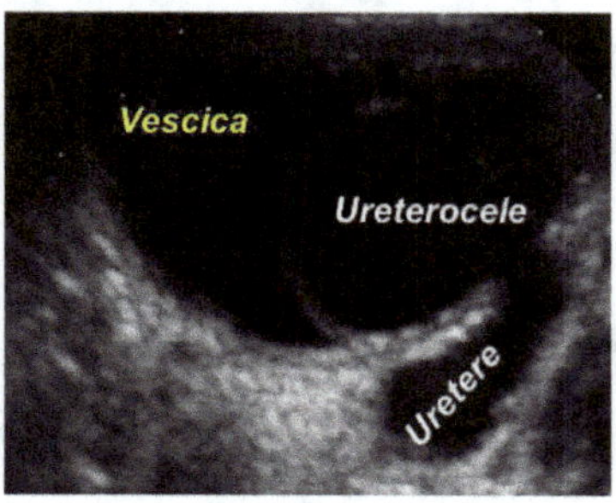

Fig. 101. Ureterocele con dilatazione dell'uretere a monte

Trattasi di una dilatazione cistica intravescicale dell'uretere terminale per una stenosi congenita dell'orefizio distale dell'uretere (Figura 101). Può associarsi a dilatazione dell'uretere a monte; il ristagno di urine che ne consegue può essere causa di infezione delle vie urinarie, uroteliomi, calcolosi vescicale.

IL RENE NELLA INSUFFICIENZA RENALE ACUTA

L'ultrasonografia va considerata la tecnica di imaging di prima scelta nelle forme di insufficienza renale acuta. La non invasività, il basso costo e l'assenza di effetti collaterali rendono l'indagine idonea in pazienti che, per la grave compromissione funzionale renale e per la severità delle condizioni cliniche, non possono essere sottoposti ad altre metodiche (74-78).

Nel sospetto di insufficienza renale acuta i parametri da considerare sono:

- ✓ *Il diametro longitudinale;*
- ✓ *Lo spessore del tessuto cortico-midollare;*
- ✓ *L'ecogenicità cortico-midollare;*
- ✓ *L'ilo renale*
- ✓ *Lo stato delle vie escretrici*
- ✓ *Lo stato di perfusione parenchimale con lo studio delle resistenze vascolari*

Il diametro longitudinale, misurato con paziente in decubito laterale e con scansione coronale sulla linea ascellare, è strettamente correlato alla funzione renale e rappresenta la misura più utile da un punto di vista pratico. Reni ridotti di dimensioni, destrutturati, propendono sicuramente per una malattia renale di lunga durata, quindi per una insufficienza renale cronica (79). Reni di dimensioni normali o aumentati di volume con un quadro bioumorale di insufficienza renale, devono far pensare ad una forma acuta. Nella IRA l'organo appare di forma globosa, con corticale iperecogena e piramidi arrrotondate, anecogene, che contrastano nettamente con l'iperecogenicità corticale (Figura 102).

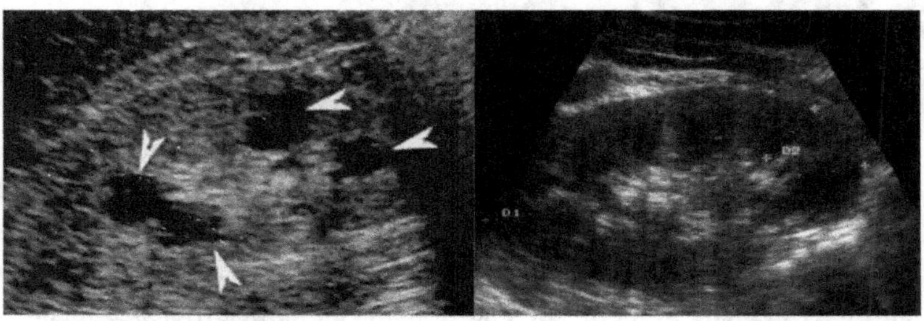

Fig. 102. Reni aumentati di volume, di forma globosa, con incremento dell'ecogenicita' corticale. Piramidi globose ed anecogene

Ma l'aumento del diametro longitudinale, nell'ambito di una IRA, é un parametro assolutamente aspecifico, non patognomonico, in quanto è rinvenibile in molte condizioni di acuzie: pielonefriti acute, necrosi tubulare acuta, glomerulonefrite proliferativa, nefrite tubulointerstiziale. Inoltre, l'aumento di volume dell'organo deve sempre far ipotizzare forme infiltrative come il mieloma, l'amiloidosi (Figura 103), il linfoma. Una trombosi della vena renale, anche se non frequentemente, può causare un aumento del diametro longitudinale . Infine, un incremento del diametro interpolare, si associa spesso al rigetto acuto di rene trapiantato (80-81).

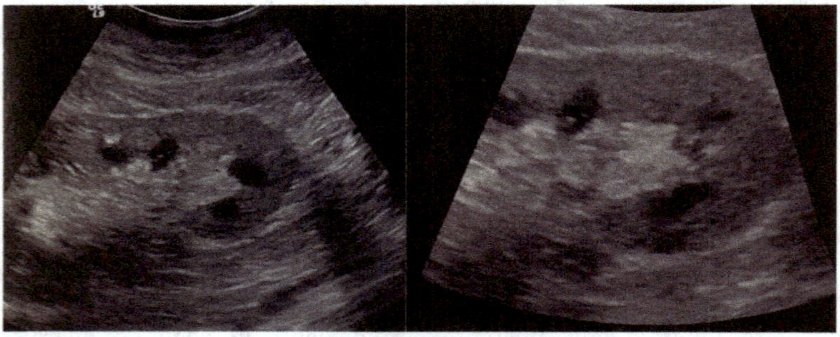

Fig.103. Amiloidosi renale

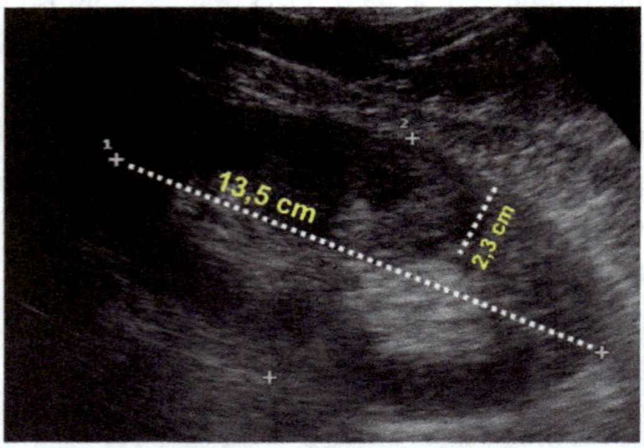

Fig. 104. Rene aumentato di volume con incrementato spessore cortico-midollare

Lo spessore cortico-midollare, assieme alla misurazione del diametro longitudinale ci aiuta a discriminare le forme acute di insufficienza renale, da quelle croniche. Uno spessore ridotto è sicuramente espressione di un depauperamento delle unità nefroniche quindi una forma cronica. Mentre uno spessore cortico-midollare aumentato, che si associa a piramidi globose ed anecogene e ad un incremento del diametro longitudinale fa ipotizzare una forma acuta di insufficienza renale con infiltrazione edematosa della corteccia renale (Figura 104). La misurazione del solo spessore corticale è di scarso valore diagnostico e prognostico, è molto soggettivo, è misurabile solo se le piramidi midollari si disegnano con esattezza distaccandosi dal tessuto corticale. Deve essere infine considerato che non avendo degli standard di riferimento per lo spessore cortico-midollare, il suo valore diagnostico acquista maggiore significato se si ha la possibilità di confrontarlo con un dato precedente.

Anche l'ecogenicità del tessuto corticale è un parametro molto soggettivo e aspecifico. Per quanto i termini di paragone sono rappresentati del fegato per il rene di destra e dalla milza per il rene di sinistra, la valutazione resta sempre operatore dipendente. Un netto incremento della ecogenicità corticale, soprattutto se associato ad una scarsa o assente differenziazione tra corticale e midollare, è generalmente tipica delle forme croniche. Ma l'iperecogenicità corticale caratterizza anche le forme di IRA nell'ambito di patologie infiltrative, di glomerulonefriti proliferative e nella necrosi tubulare acuta. Per contro una ipoecogenicità corticale è espressione di infiltrazione edematosa tipica di condizioni acute come la sindrome nefrosica o le pielonefriti. In corso di pielonefrite acuta, infatti, potremo osservare una ipoecogenicità corticale diffusa associata a scarsa differenziazione cortico-midollare, oppure multiple formazioni ipoecogene espressione di formazioni ascessuali.

L'ilo renale contiene i vasi arteriosi e venosi, i vasi linfatici, l'uretere, la pelvi renale e il grasso pielico, quest'ultimo conferisce alla pelvi la caratteristica iperecogencità. Un incremento della ecogenicità dell'ilo caratterizza generalmente le forme croniche, l'utilizzo di steroidi, o una condizione patologica che va sotto il nome di sclerolipomatosi del seno (81-82). La mancata visualizzazione del seno renale, parziale o totale, può essere legata alla compressione degli echi pielici da lesioni espansive (Figura 105-106A-B), dall'edema o da processi flogistici.

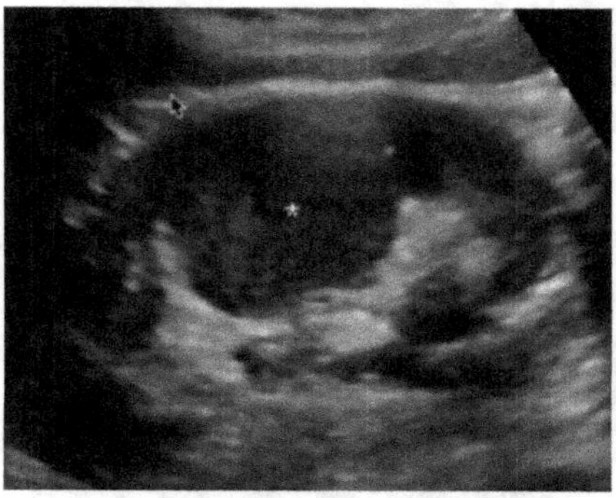

Fig. 105. Oncocitoma che comprime parzialmente gli echi pielici

Lo studio dell'ilo renale e del seno pielico può mettere in evidenza quadri di idronefrosi nell'ambito di patologie ostruttive mono o bilaterali, queste ultime responsabili di IRA (Figura 107).

La visualizzazione degli ureteri è possibile solo se questi sono dilatati come accade in corso di patologie ostruttive (Figure da 108 a 110).

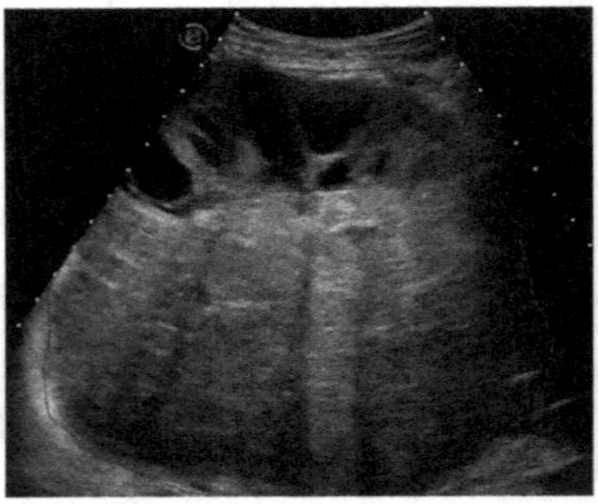

Fig. 106. A) Grossa formazione eteroplastica ad estrinsecazione in par esofitica che nasconde gli echi pielici

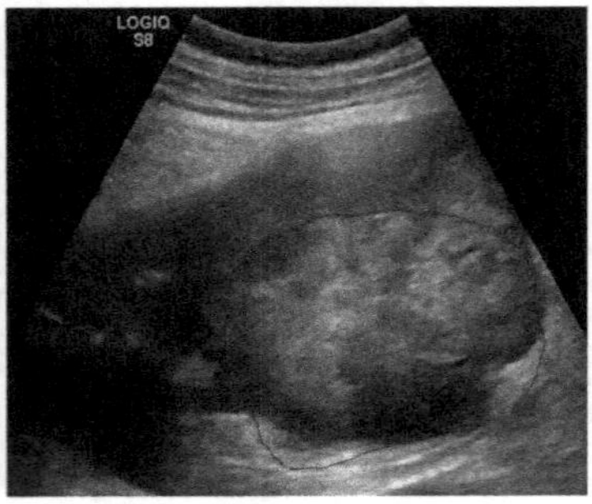

Fig. 106. B) Grossa formazione eteroplastica che comprime gli echi pielici determinando idronefrosi

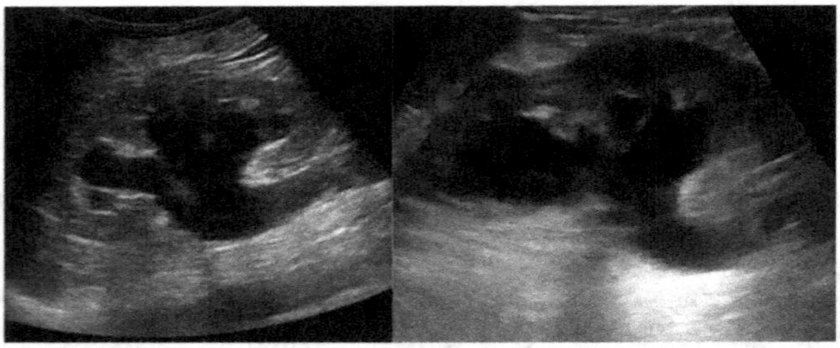

Fig. 107. Sostituzione del seno pielico da idroureteronefrosi bilaterale di II° grado in paziente con ipertrofia prostatica

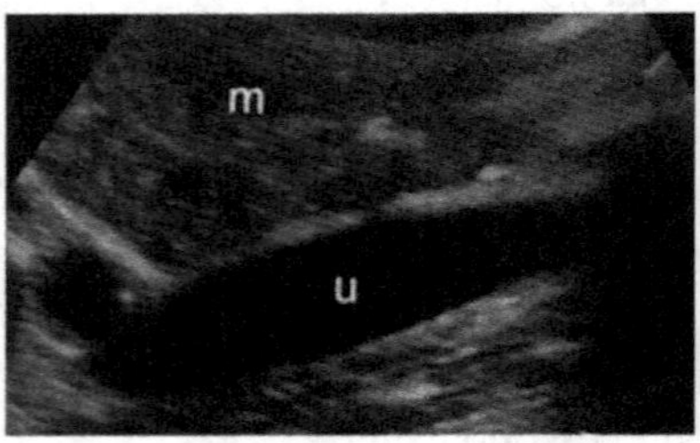

Fig. 108. Dilatazione uroteliale a monte di formazione calcolotica

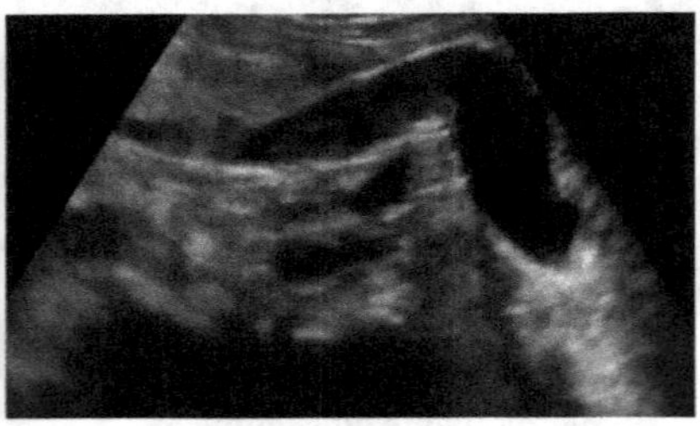

Fig. 109. Urotelioma responsabile di ureteronefrosi

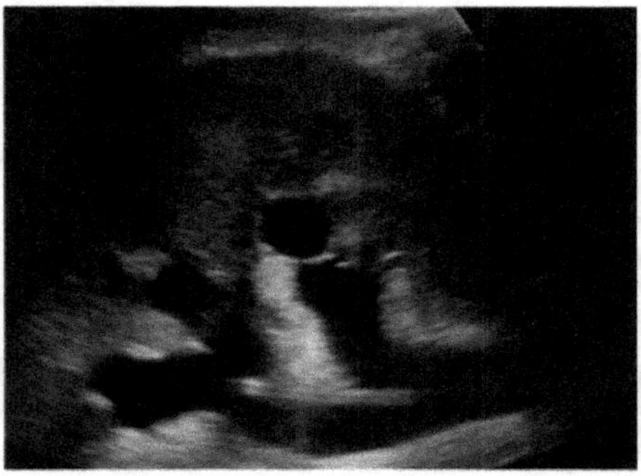

Fig. 110. Idroureteronefrosi in donna al II°trimestre di gravidanza

La calcolosi ureterale, i coaguli, gli uroteliomi, la compressione ab estrinseco e l'ipertrofia prostatica ne sono alcuni esempi. Tutte condizioni che possono essere causa di IRA se l'interessamento è bilaterale, ma una insufficienza renale acuta può realizzarsi anche per un interessamento monolaterale in soggetti monorene funzionale (83). L'utilizzo dell'ecocolor Doppler permette lo studio della vascolarizzazione intrarenale, oltre che dell'arteria e della vena renale. In particolar modo consente la stima degli indici di resistenza (IR), valutati campionando le arterie arciformi e interlobari. In letteratura l'utilità degli IR nell'ambito dell'IRA è alquanto controverso: alcuni studi, infatti, definiscono la metodica poco utile perchè incapace di discriminare le forme di IRA glomerulare da quelle non glomerulari in quanto i glomeruli rappresentano solo l'8% del parenchima renale. Inoltre, essendo gli IR correlabili all'età del paziente, all'ipertensione e ai farmaci assunti, il valore diagnostico e prognostico di questo parametro perde di significato (84-85). Per contro altri studi attribuiscono un valore diagnostico importante agli IR nell'ambito della IRA associata a pielonefriti, alla necrosi tubulare acuta e nella insufficienza renale post intervento cardiochirurgico. Un altro studio (86) evidenzia un netto incremento degli IR nella IRA da cause tubulointerstiziali rispetto alla malattia glomerulare acuta. Infine è dimostrato che un IR > 0,74 nei pazienti in unità intensiva è predittivo di sviluppo di IRA (87-89).

Deve essere infine considerato anche il tempo intercorso tra l'insorgenza della IRA e l'esecuzione dell'esame: nelle prime fasi dell'IRA, infatti, avremo un incremento degli IR, farà seguito una ridistribuzione del flusso intrarenale con riduzione degli IR (Figura 111).

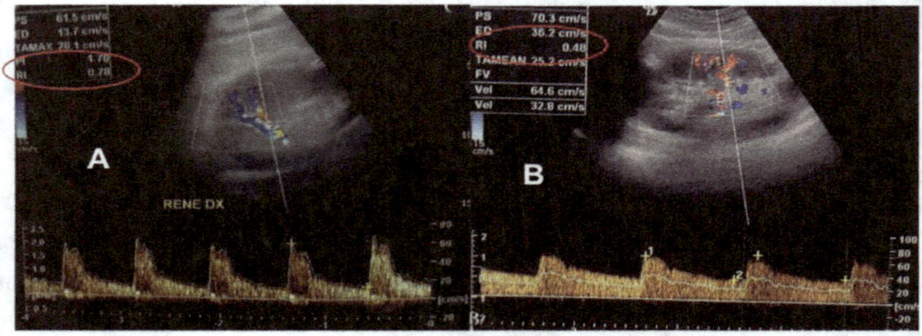

Fig. 111. Incremento degli IR nella fase iniziale di IRA (A); riduzione degli IR nei giorni successivi (B)

Per quanto gli US non siano sempre dirimenti nell'individuare la noxa patogena responsabile del quadro insufficienza renale acuta, essi forniscono utili indizi, che associati alla clinica, aiutano a ricostruire il puzzle della patologia che ha colpito il paziente.

INSUFFICIENZA RENALE ACUTA PRERENALE

Nella IRA prerenale gli US possono fornire importanti indicazioni a favore di una sindrome cardiorenale. La ritenzione idrosalina che caratterizza la sindrome "accumula" liquidi in settori esplorabili dalla ecografia: addome, polmoni, pericardio. Il rinvenimento di versamento in dette regioni, se associato al quadro clinico, può indirizzare verso una diagnosi di scompenso cardiaco destro. Li dove le caratteristiche ultrasonografiche renali non hanno caratteri di specificità, fatta eccezione per una diffusa ipoecogenicità della corticale. L'evidenza di un fegato

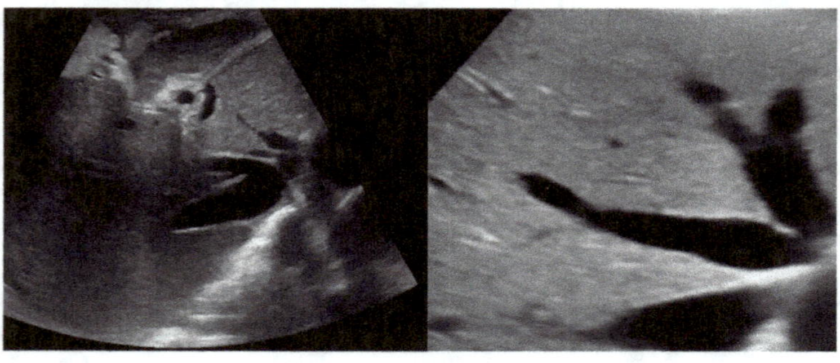

Fig. 112. Fegato da stasi: evidente dilatazione delle vene sovraepatiche

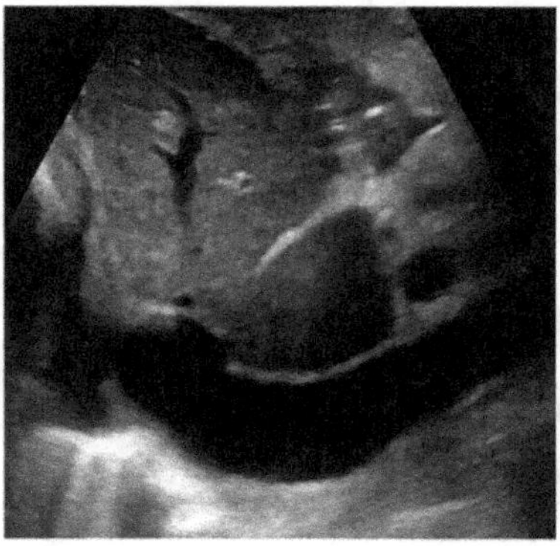

Fig. 113. Vena cava dilatata non collassabile con gli atti respiratori

da stasi (Figura 112), una dilatazione della vena cava con ridotta collassabilità della stessa (Figura 113), associata a versamento pleurico (Figura 114), versamento periepatico o a versamento perisplenico (Figura 115), rendono evidente una diagnosi di IRA in un contesto di scompenso cardiaco destro. L'ecografia polmonare aggiunge, infine, un altro tassello al puzzle della diagnosi di sindrome cardiorenale: l'imbibizione edematosa dei setti interlobulari subpleurici è causa di una artefattualità (riverberazione) che prende il nome di comete polmonari (Figura 116).

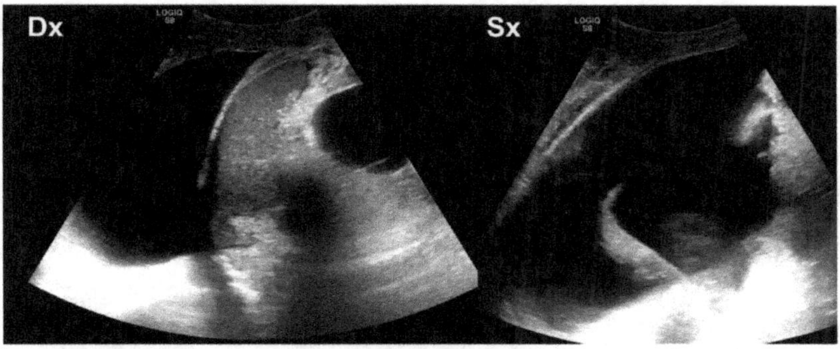

Fig. 114. Versamento pleurico bilaterale in un quadro di anasarca in paziente con sindrome cardiorenale

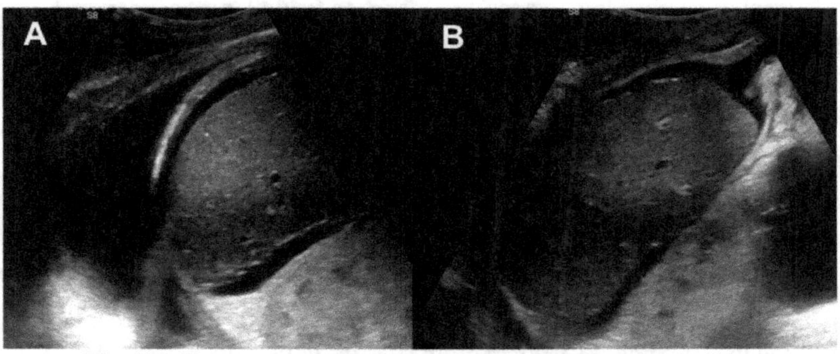

Fig. 115. Versamento periepatico e versamento pleurico dx (A); versamento perisplenico (B)

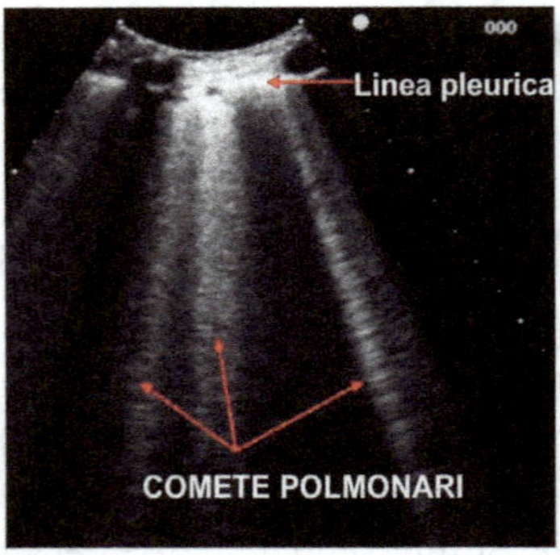

Fig. 116. Comete polmonari

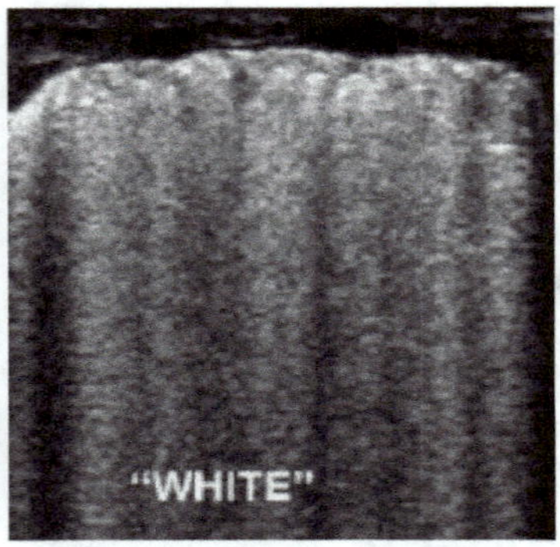

Fig. 117. White lung: edema polmonare franco

Il numero di comente aumenta con il grado di imbibizione polmonare fino alla condizione di white lung che caratterizza l'edema polmonare franco (figura 117). Per quanto attiene agli IR, nell'80% dei pazienti con IRA prerenale il flusso parenchimale è normale con valori di poco inferiori a 0,7.

INSUFFICIENZA RENALE ACUTA RENALE

Nella insufficienza renale acuta da patologie che hanno interessato direttamente il parenchima renale, come sostenuto da O'Neil nel 2000, "il nefrologo ecografista può solo interpretare alcuni parametri ecografici per esprimere ipotesi diagnostiche". Le caratteristiche ecografiche del rene in corso di IRA renale, infatti, sono aspecifiche e comuni: reni aumentati di volume, a contorni regolari, iperecogenicità corticale, spessore cortico-midollare conservato, ottima differenziazione cortico-midollare, presenza di piramidi globose ed anecogene. Ma nonostante questa limitazione in alcune condizioni gli US possono indirizzare verso una precisa diagnosi. Nel 1994 Page (90) dimostrava una diretta e significativa correlazione tra caratteristiche bioptiche e alcuni parametri ecografici: le aumentate dimensioni del parenchima correlavano con l' ipercellularità riscontrata con la biopsia; mentre l'incremento della ecogenicità era soprattutto presente nella le forme con glomerulosclerosi, crescent, flogosi interstiziale e atrofia tubulare. Quadri di IRA secondari ad abuso di sostanze nefrotossiche possono essere caratterizzati dalla presenza di formazioni iperecogene tondeggianti che risaltano all'interno delle piramidi midollari anecogene (Figura 118).

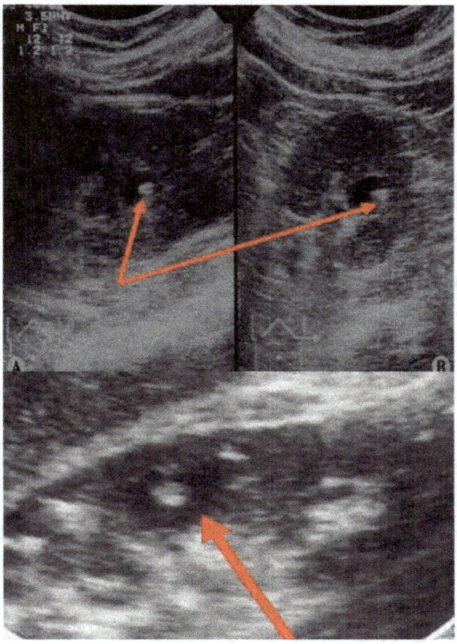

Fig. 118. Formazione iperecogena tondeggiante all'interno di una piramide anecogena suggestiva per necrosi della papilla

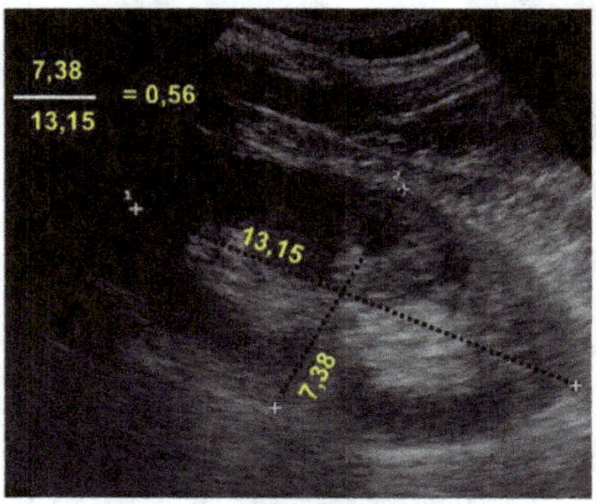

Fig. 119. L'incremento del rapporto antero-posteriore/longitudinale conferisce all'organo forma globosa

Se sostenuta da una clinica appropriata: anamnesi di abuso di FANS o di sostanze nefrotossiche, macroematuria, sintomatologia colica, questa condizione può far ipotizzare al distacco della papilla midollare.

Nella necrosi tubulare acuta (NTA) le caratteristiche ultrasonografiche del rene sono aspecifiche, anche se spesso l'aumento di volume dell'organo è sostenuto in prevalenza dall'aumento del diametro antero-posteriore più che da quello longitudinale: il rapporto antero-posteriore/longitudinale, pertanto, risulta incrementato (>0,5) e conferisce all'organo una forma globosa (Figura 119). L'ecogenictà è generalmente normale o ridotta per l'imbibizione idrica e per l'edema interstiziale; fanno eccezione le forme di NTA sostenute da agenti nefrotossici nelle quali si osserva un incremento della ecogenicità. A differenza delle altre forme di IRA renale, nella NTA gli IR nel 90 % dei casi risultano incrementati con valori > 0,75 (91-92), infatti è dimostrata una diretta correlazione tra incremento degli IR e necessità di terapia sostitutiva in corso di NTA, e in fase di guarigione il follow-up degli IR è un importante marcatore di ripresa funzionale.

INSUFFICIENZA RENALE ACUTA POSTRENALE

A differenza di quanto finora detto, nella IRA post renale l'ecografia ha una elevata sensibilità e rappresenta l'esame di primo livello in grado fare una diagnosi, spesso anche eziologica, della causa di IRA (93). Nella nefropatia ostruttiva le diverse condizioni responsabili di ostruzione delle vie urinarie possono essere causa di IRA se l'ostruzione è bilaterale, se interessa le basse vie urinarie, oppure se il paziente è monorene congenito, chirurgico o funzionale. Infine una IRA, per uropatia ostruttiva, si può sovrapporre ad una già nota insufficienza renale; anche in questo caso gli US possono essere dirimenti nella ricerca della causa del peggioramento funzionale.

Il segno caratteristico dell'ostruzione delle vie urinarie è l'idronefrosi, ossia la dilatazione lieve, moderata o grave della pelvi e dei calici renali, a cui si può associare la dilatazione dell'uretere, parleremo in questo caso di idroureteronefrosi (Figura 120).

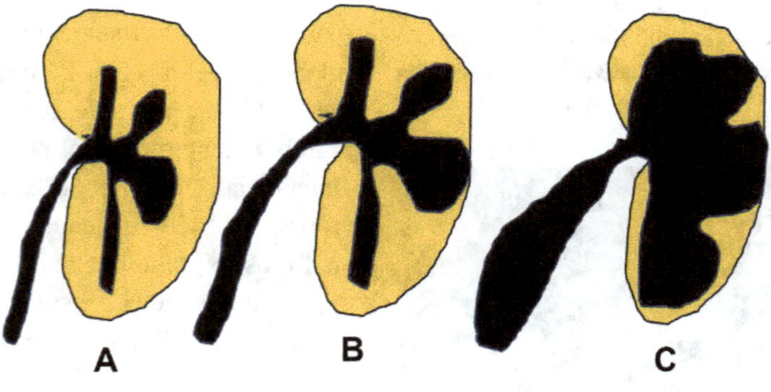

Fig. 120. Idronefrosi lieve (A), moderata (B) e grave (C)

Una dilatazione lieve, o di I° grado, è caratterizzata da una modesta dilatazione del seno pielico e dei calici renali che fanno perdere la caratteristica iperecogenicità al seno che appare invece in parte anecogeno (Figura 121).

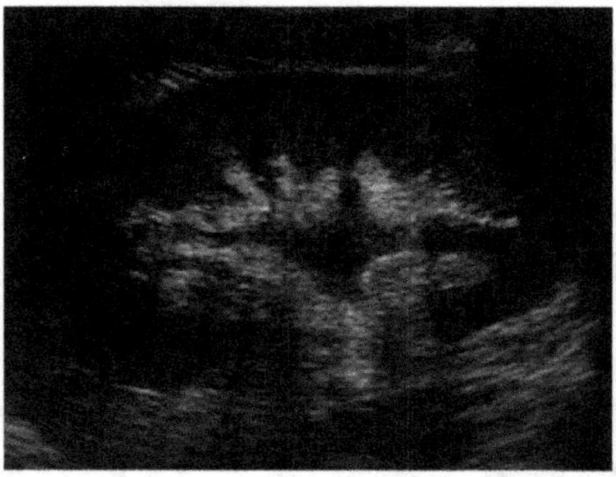

Fig. 121. Idronefrosi di I° grado

Nella idronefrosi di II° grado sarà dimostrabile una chiara cominicazione tra la pelvi e i calici renali che si spingono verso la regione cortico-midollare (Figura 122). Infine nella idronefrosi di III° grado (Figura 123), saranno descrivibili grandi aree anecogene che sostituiscono il seno pielico con evidente corticalizzazione dei calici.

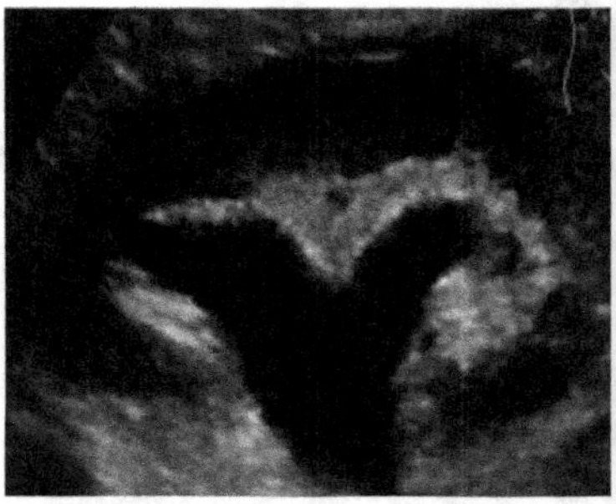

Fig. 122. Idronefrosi di II° grado

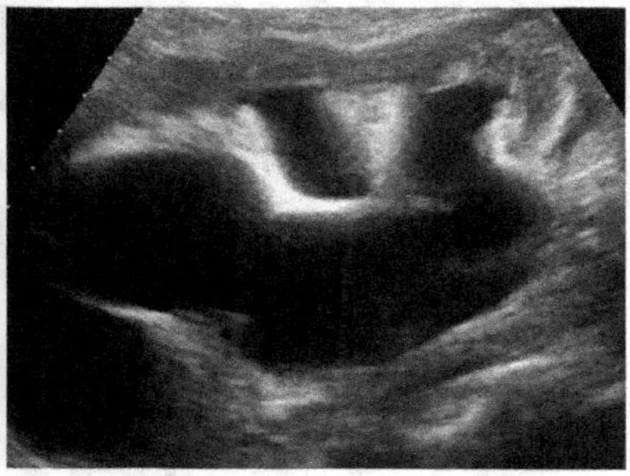

Fig. 123. Idronefrosi di III° grado

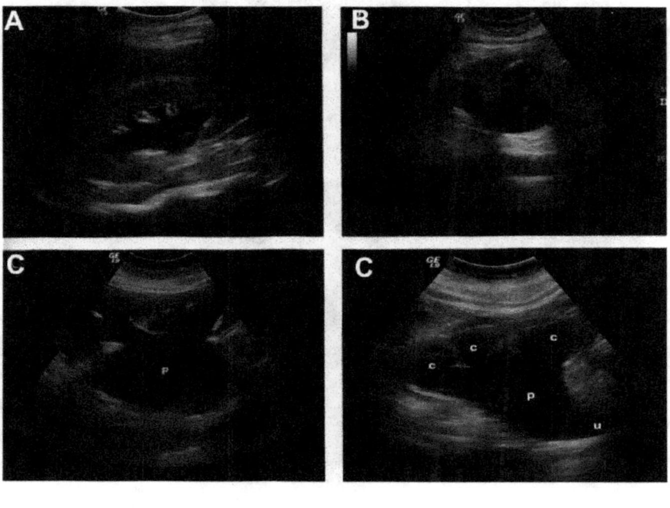

Fig. 124. Idronefrosi di I° grado (A), II° grado (B) e di III° grado (C), in paziente con neoplasia prostatica

Nella figura 124 è mostrata la progressione dell'idronefrosi, dal primo al terzo grado, in un paziente affetto da neoplasia prostatica che ha rifiutato la TURP.

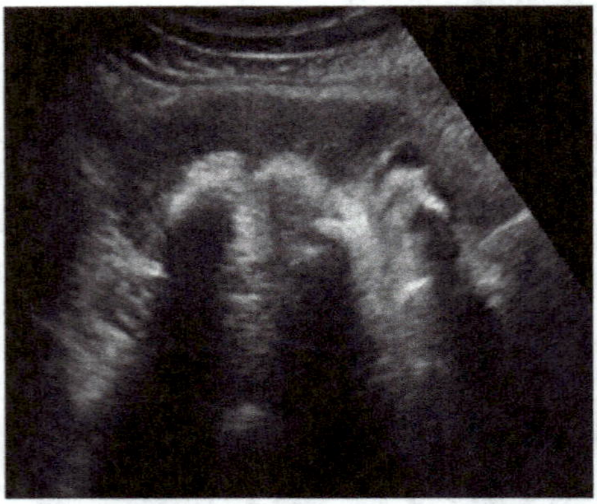

Fig. 125. Calcolosi a stampo dei calici renali

La calcolosi delle vie urinarie è tra le cause più frequenti di idronefrosi; formazioni litiasiche possono essere presenti a vari livelli dell'albero urinario: dai calici renali alla vescica. Possono determinare una ostruzione con contestuale dilatazione delle vie urinarie in maniera variabile a seconda della sede e delle dimensioni del calcolo (Figure 125-129).

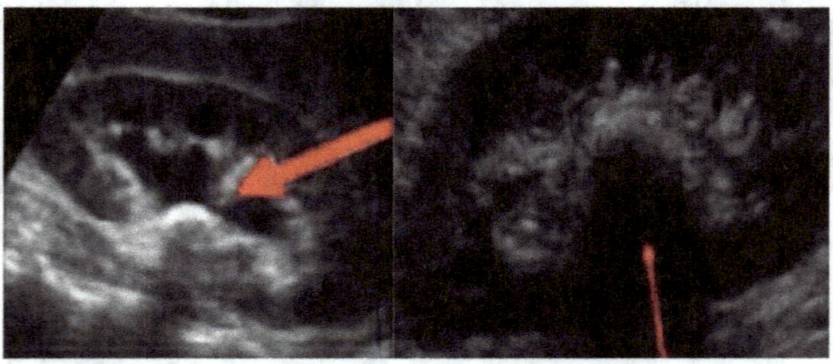

Fig. 126. Calcolosi pielica

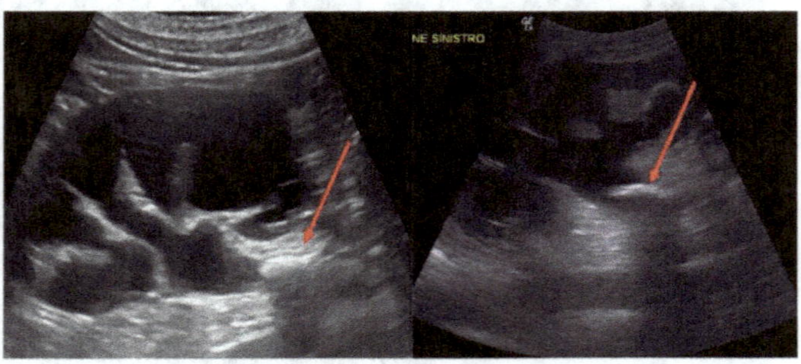

Fig. 127. Calcolosi del giunto pieloureterale

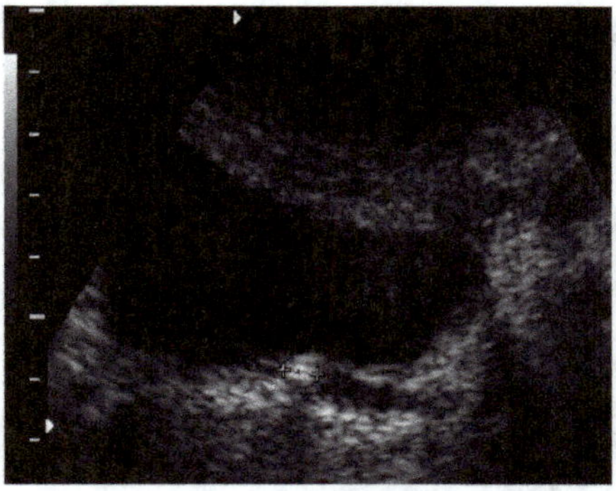

Fig. 128. Calcolosi della porzione intramurale dell'uretere vescicale

Altra condizione frequente di uropatia ostruttiva è quella determinata dall'aumento di volume della prostata, capace di ostacolare il deflusso urinario della vescica. Gli US consentono una diagnosi eziologica in quanto evidenziano l'aumento volumetrico dell'organo (Figura 130), che determina un ispessimento delle pareti vescicali, con le caratteristiche di una vescica da sforzo (Figura 131).

L'idronefrosi in questo caso sarà bilaterale (Figura 132), e potrebbe associarsi ad un segno clinico evidente: il globo vescicale (Figura 133). Ma possono essere causa di ostruzione delle vie urinarie anche neoplasie uroteliali (Figura 134): gli ureteri, normalmente non sono visualizzabili con gli US, è possibile studiarli solo in caso dilatazione degli stessi.

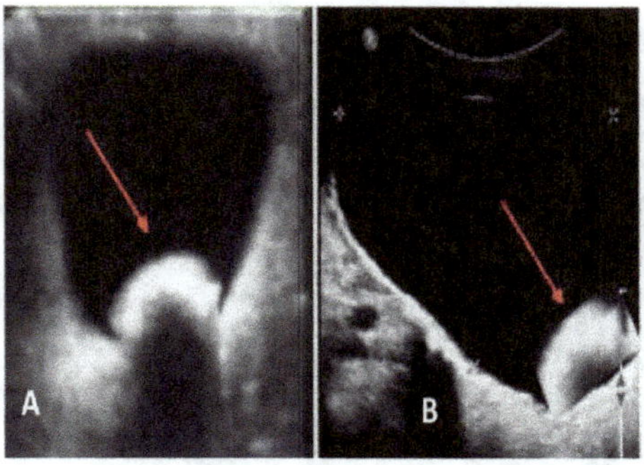

Fig. 129. Calcolosi vescicale in sezione trasversa (A) e longitudinale (B)

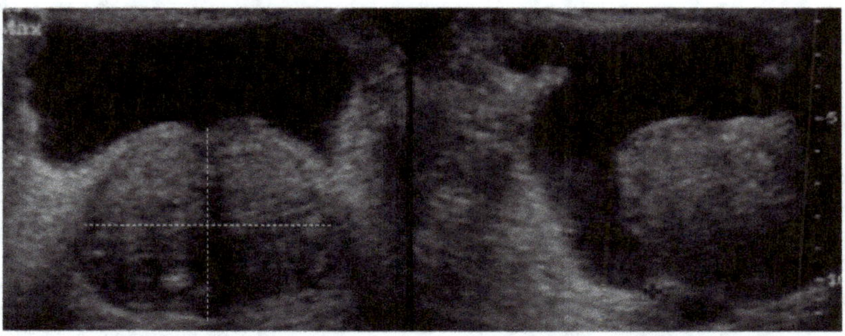

Fig. 130. Aumento volumetrico della prostata

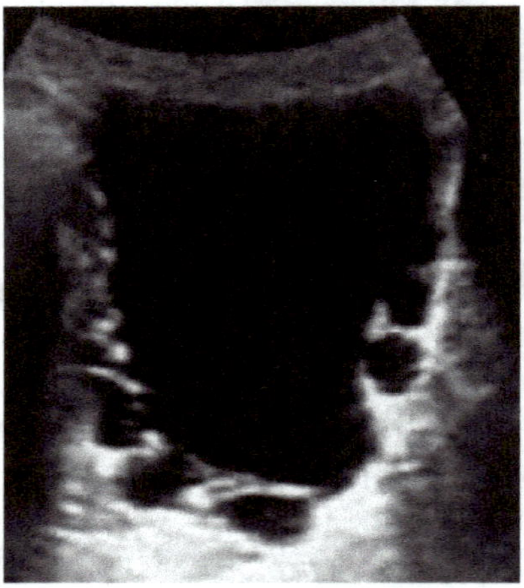

Fig. 131. Vescica da sforzo

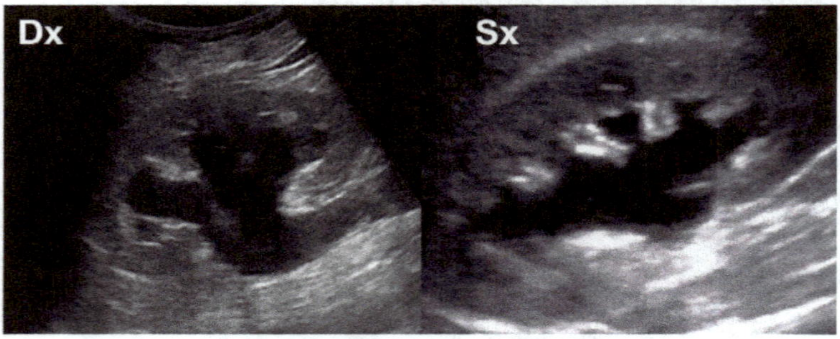

Fig. 132. Idronefrosi bilaterale

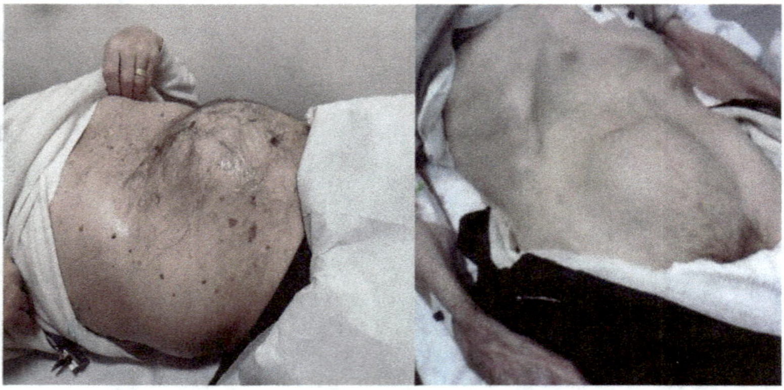

Fig. 133. Globo vescicale

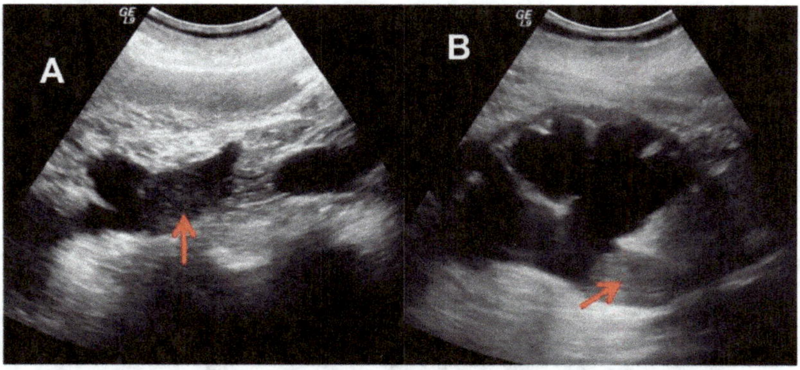

Fig. 134. Urotelioma. Formazione ad ecogenicità disomogenea all'interno dell'uretere dilatato (A), esteso fino alla pelvi renale (B)

L'urotelioma appare come formazione disomogenea, "a nubecola o a fumo di Londra" all'interno dell'uretere dilatato. Neoplasie renali o uroteliali possono essere causa di macroematuria con formazione di coaguli intravescicali (Figura 135) responsabili di idronefrosi; così come una neoplasia vescicale (Figura 136) può determinare idroureteronefrosi mono o bilaterale.

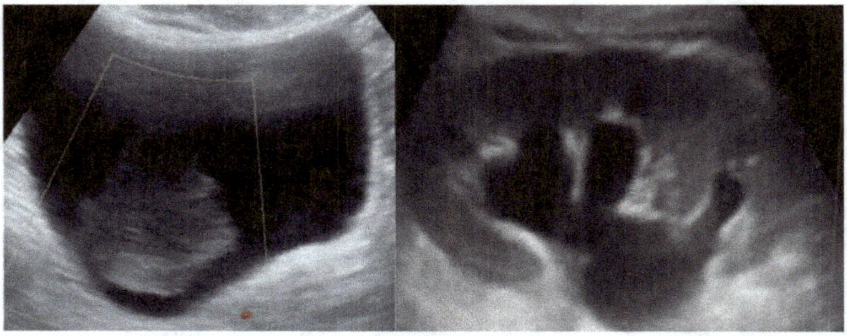

Fig. 135. Coagulo vescicale e idronefrosi consensuale

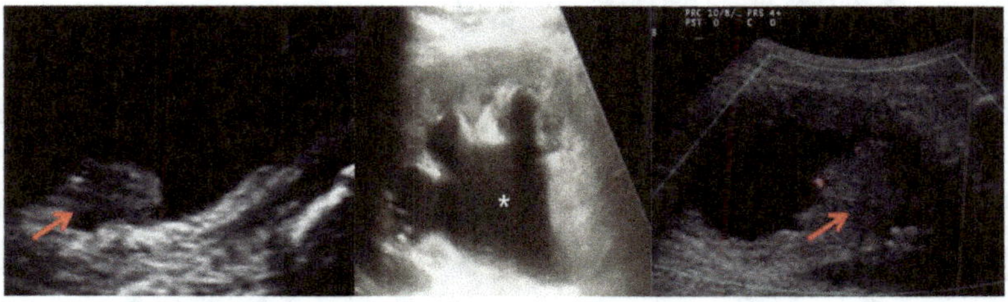

Fig. 136. Neoplasia vescicale (freccia) e idronefrosi consensuale (*)

Non vanno dimenticate le patologie malformative; quella che più frequentemente può dare idronefrosi è la stenosi del giunto pieloureterale. Una stenosi serrata (figura 137) si rivela già nella prima infanzia; mentre una stenosi medio/grave può manifestarsi occasionalmente in corso di un esame ecografico (figura 138).

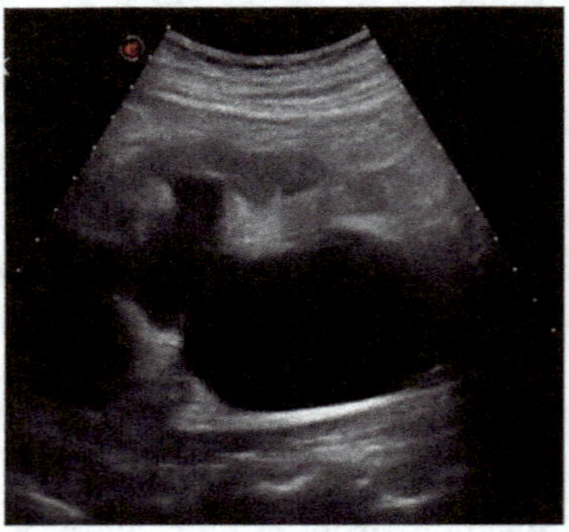

Fig. 137. Idronefrosi di III° grado in una stenosi serrata del giunto pieloureterale

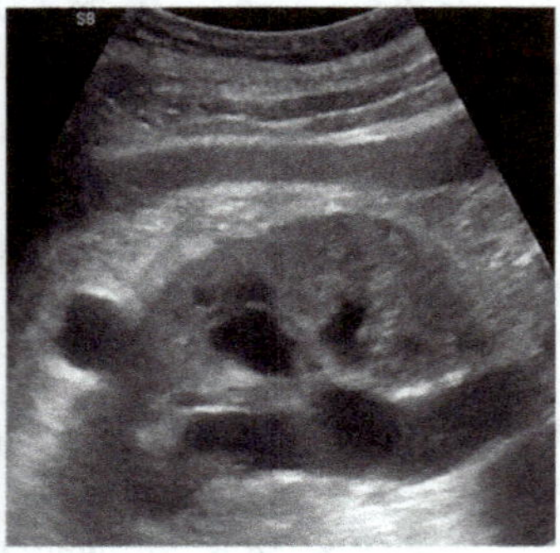

Fig. 138 Idronefrosi da stenosi del giunto di medio/grave entità

La localizzazione retroperitoneale degli ureteri rende questi organi suscettibili alle patologie proprie di questo recesso. Il retroperitoneo è uno spazio anatomico virtuale occupato da tessuto cellulo-adiposo areolare delimitato in alto dal diaframma, in basso dal pavimento pelvico; contiene organi parenchimatosi, visceri cavi, vasi, linfonodi e nervi (Figura 139).

Può essere interessato da processi flogistici, fibrosi, neoplasie, urinomi, versamenti emorragici. Tutte condizioni che, attraverso una compressione ab estrinseco, mono o bilaterale degli ureteri, possono essere causa di idronefrosi e di IRA ostruttiva.

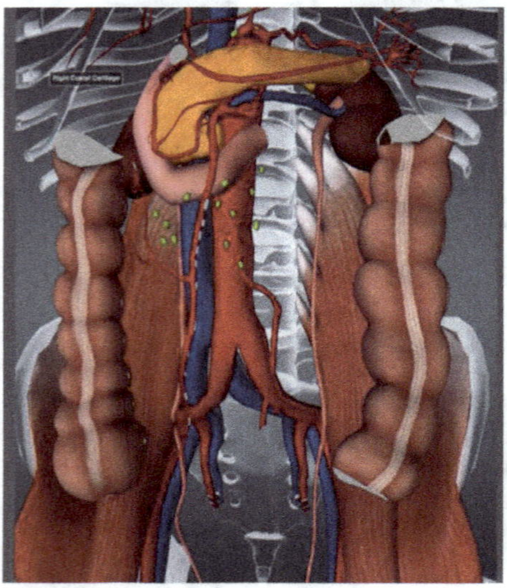

Fig. 139. Spazio retroperitoneale

Nelle figure 140-143 è descritta una condizione di idronefrosi bilaterale, parzialmente risolta dal posizionamento di stents bilaterali, sostenuta da una fibrosi retroperitoneale (come dimostra il manicotto periaortico), in giovane donna con neoplasia del colon metastatizzata al fegato, con compressione ab estrinseco degli ureteri bilaterlmente.

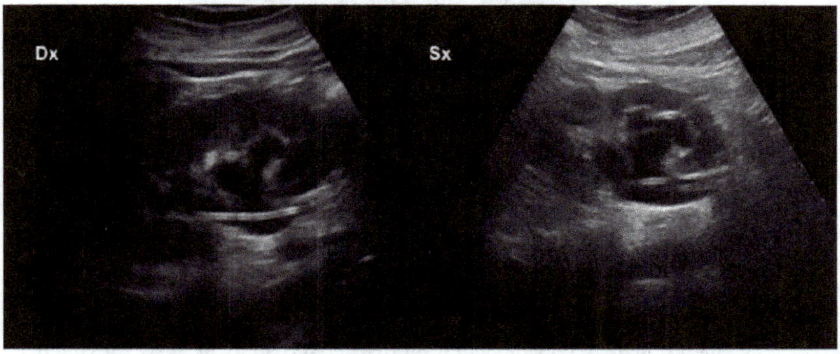

Fig. 140. Idronefrosi bilaterale in fibrosi retroperitoneale presenza di stent

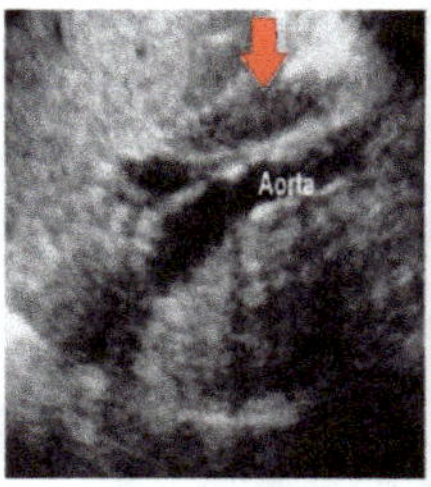

Fig. 141. Manicotto ipoecogeno che avvolge l'aorta (segno ecografico di fibrosi retroperitoneale

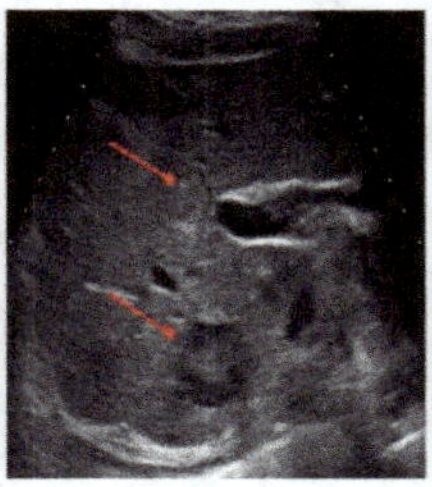

Fig. 142. Lesioni ripetitive epatiche

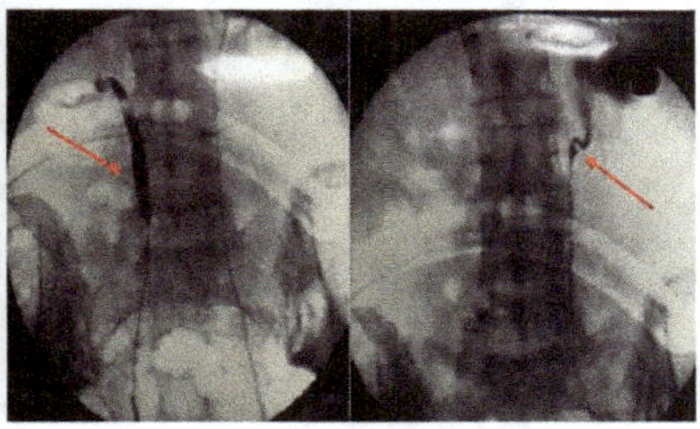

Fig. 143. Pielografia ascendente. Ostruzione uroteliale bilaterale più evidente a destra

Nella IRA ostruttiva gli US, a fronte di una elevata sensibilità (>95%), hanno una bassa specificita (<70%), in quanto la presenza di una idronefrosi non necessariamente è sinonimo di ostruzione; per contro l'assenza di evidente dilatazione delle vie urinarie non esclude una patologia ostruttiva (94). Una lieve ipotonia del sistema escretore con pielocalicectasia può essere evidente in condizioni parafisiologiche come la gravidanza, l'iperidratazione, l'abuso di diuretici. Mentre falsi negativi possono essere legati ad una condizione di disidratazione, ad una recente ostruzione delle vie urinarie che non ha avuto il tempo di provocare la dilatazione dell'albero urologico. Infine il cono d'ombra posteriore di una calcolosi pielica può nascondere una incipiente dilatazione della pelvi renale (Figura 144).

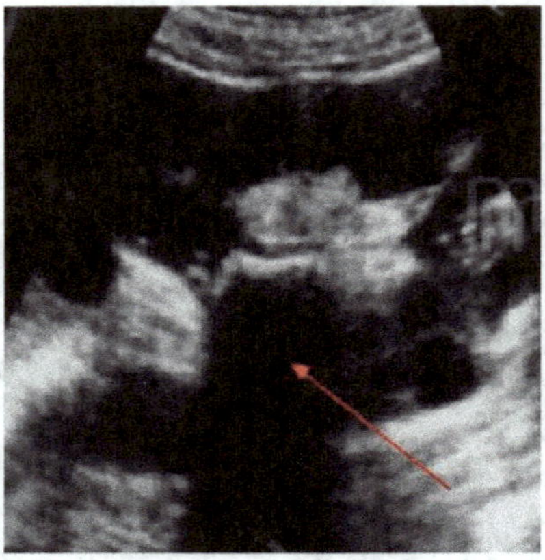

Fig. 144. Calcolosi della pelvi con cono d'ombra che nasconde in parte l'idronefrosi

PATOLOGIA CISTICA DEL RENE

Nell'ambito delle patologie renali la patologia cistica riveste un ruolo di grande interesse; gli US, avendo una elevata sensibilità e specificità per le cisti, si prestano allo studio di queste neoformazioni parenchimali a contenuto liquido sia per la diagnosi, che per la prognosi e il follow-up (95-96).

A. MALATTIA CISTICA NON GENETICA

1) Cisti semplici
2) Cisti complex
3) Cisti neoplastiche
4) Displasia multicistica
5) Rene a spugna midollare

B. MALATTIA CISTICA GENETICA

1. Rene policistico autosomico dominante
2. Rene policistico autosomico recessivo
3. Nefronoftiasi giovanile
4. Sindrome multiorgano con reni policistici
    - ✓ Sclerosi tuberosa

Tabella 5. Classificazione della malattia cistica renale

CISTI SEMPLICI

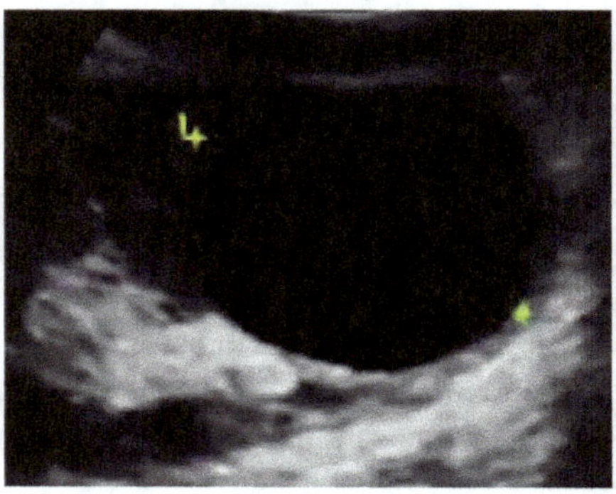

Fig. 145. Cisti renale semplice

Le cisti renali semplici sono le forme più comuni della malattia cistica renale (Tabella 5). Esse sono rinvenibili a cominciare dalla terza quarta decade, ma il loro riscontro è più frequente nel paziente anziano, trattasi quindi di cisti acquisite, non congenite (97). Sono formazioni tondeggianti, uniche o multiple, mono o bilaterali, di dimensioni variabili, localizzate soprattutto nella corticale ma anche nella midollare.

Costituite da una parete sottile e regolare, un contenuto anecogeno a margini netti (Figura 145). Possono restare confinate al parenchima renale o avere una estrinsecazione esofitica raggiungendo dimensioni che possono superare i 15-20 cm. Forma, contenuto e caratteristiche di parete le rende facilmente riconoscibili alla ecografia renale; a detti segni patognomonci si aggiungono due artefatti, il rinforzo di parete posteriore e le ombre acustiche laterali, che ulteriormente contribuiscono a far diagnosi di cisti.

Il rinforzo di parete posteriore è una caratteristica iperecogenicita della parete posteriore che si estende nei tessuti circostanti (Figura 146).

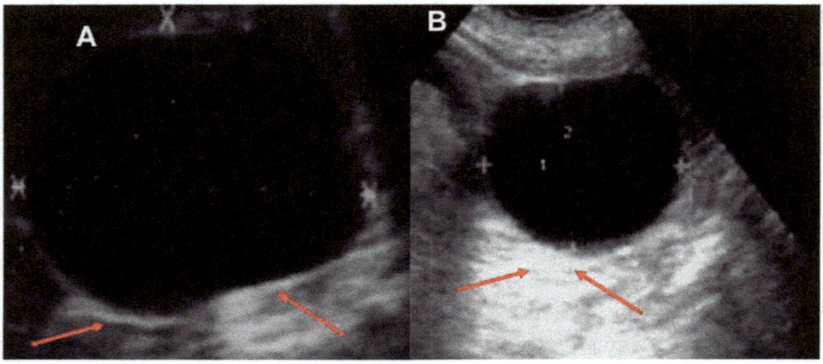

Fig. 146. Iperecogenicatà della parete posteriore (A), che si estende nei tessuti circostanti (B)

Le ombre acustiche laterali sono due banderelle acustiche ipo-anecogene che partono dalle pareti laterali ricurve e divergendo si approfondano nei tessuti circostanti (Figura 147).

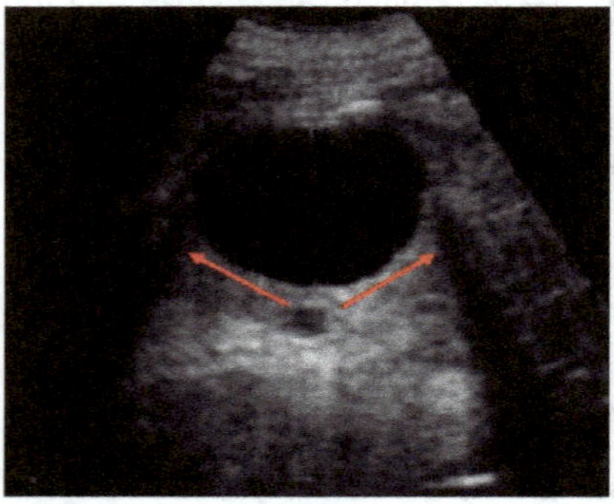

Fig. 147. Ombre acustiche laterali

Le cisti che prendono rapporti con il seno pielico vanno distinte in cisti parapieliche e peripieliche. Le prime sono cisti della midollare che si estendono verso il seno pielico sovrapponendosi agli echi pielici; raramente le dimensioni sono tali da dare compressione e dilatazione della pelvi renale (Figura 148).

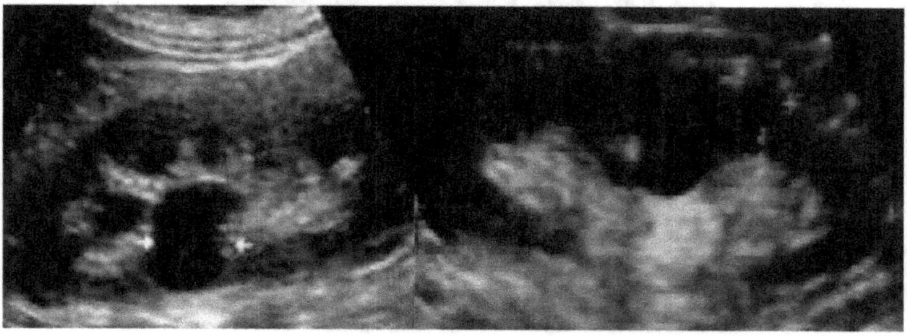

Fig. 148. Cisti parapielica

Le cisti peripieliche, invece, sono cisti linfatiche del seno renale: uniche, ma più spesso multiple, con aspetto digitiforme o a grappolo, a contorni irregolari, mono o bilaterali (figura 149 A- B). Possono dare compressione della pelvi e dei calici (Figura 150). Spesso pongono problemi di diagnosi differenziale con l'idronefrosi dalla quale vanno distinte in quanto le cisti non comunicano tra di loro, a differenza di quanto accade nell'idronefrosi dove calici, pelvi ed uretere, mostrano una continuità.

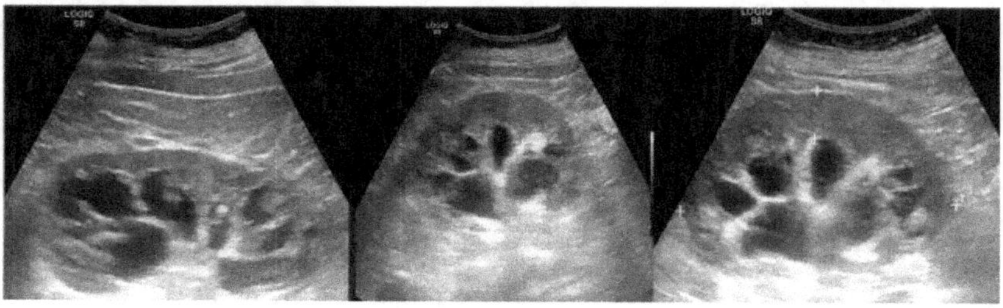

Fig. 149. A) Cisti peripieliche

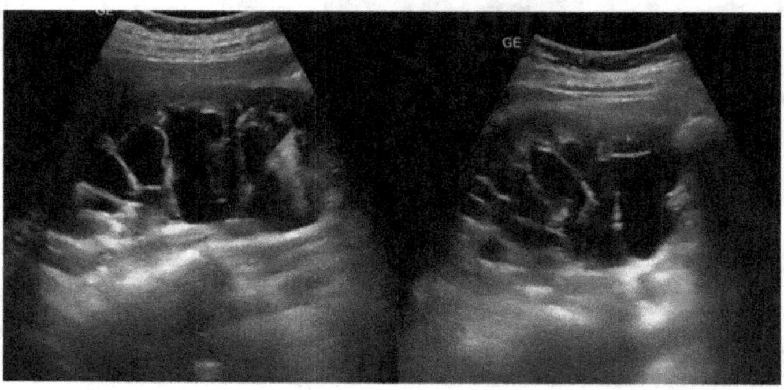

Fig. 149. B) Aspetto digitiforme di cisti peripieliche

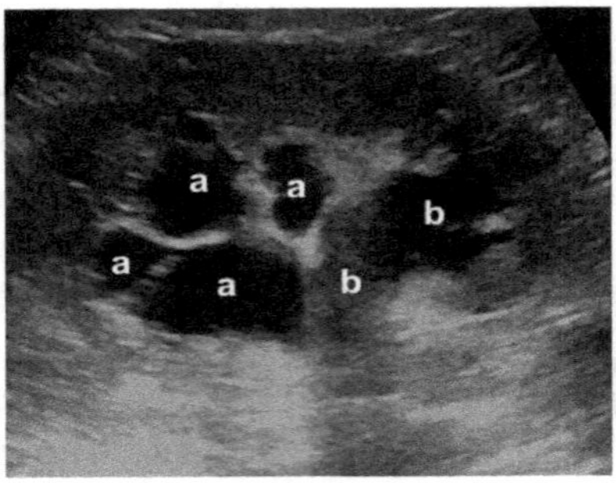

Fig. 150 Cisti peripieliche (a) con dilatazione della pelvi e dei alcuni calici (b)

Vanno inoltre menzionate alcune condizioni che possono essere confuse con cisti semplici (Tabella 6): la dilatazione di un doppio distretto, l'idrocalice posteriore, le fistole arteriovenose, le cisti complesse e le piramidi midollari.

Cisti complesse	Contorni irregolari, sepimenti/iperecogenicità intracisitca
Calicectasie / Idronefrosi	Le pareti della pelvi e dei calici sono più spesse; le sacche idronefrosiche confluiscono tra loro
Piramidi midollari	Non sono rotondeggianti, hanno una disposizione a raggiera
Neoplasie cistiche	Irregolari, a contenuto disomogeneo, fine vascolarizzazione al B-Flow
Fistole arterovenose	Pulsanti; dd con il color Doppler

Tabella 6. Cisti semplici : diagnosi differenziale

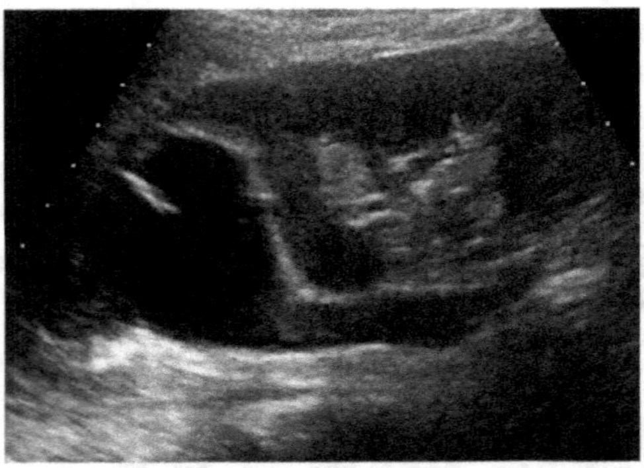

Fig. 151. Doppio distretto con dilatazione di una delle due pelvi

La dilatazione di una delle due pelvi di un doppio distretto può simulare una cisti renale (Figura 151), la continuità con il sistema escretore aiuta nella diagnosi differenziale.

L'idrocalice posteriore è una condizione legata alla dilatazione di un calice renale a monte di una formazione calcolotica (Figura 152),

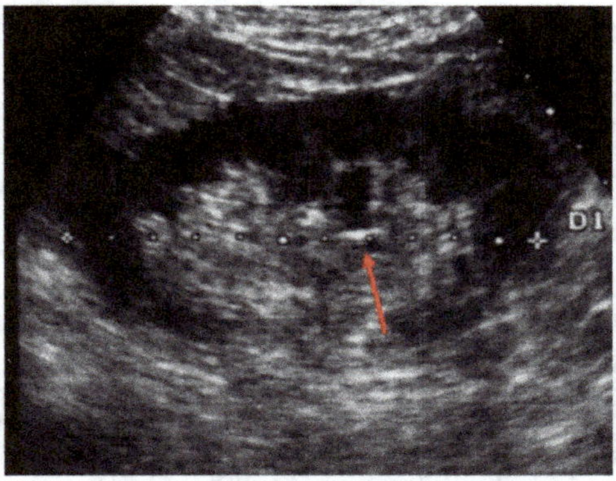

Fig. 152. Idrocalice posteriore a monte di una formazione calcolotica

la dimostrazione della presenza del calcolo fa la differenza con una cisti semplice. Per quanto attiene alle fistole arteriovenose deve sempre valere la regola che una formazione anecogena intrarenale va studiata con il color Doppler. Le fistole arterovenose, malformative o iatrogene, possono infatti simulare una cisti (98); il campionamento con il color può facilmente dirimere il dubbio (Figura 153).

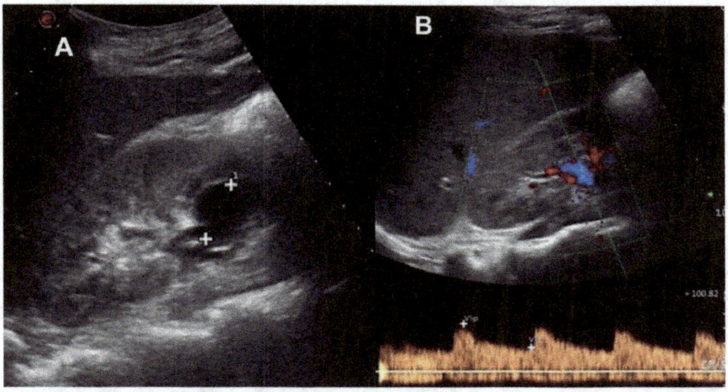

Fig. 153. Fistola aneurismatica intrarenale tra un ramo della vena renale ed un ramo dell'arteria renale. Formazione anecogena sospetta per cisti renale in B-Mode (A) che risulta vascolarizzata al color Doppler (B)

Infine piramidi globose ed anecogene particolarmente prominenti possono far pensare a formazioni cistiche, ma la loro disposizione a raggiera aiuta a differenziarle.

CISTI COMPLESSE

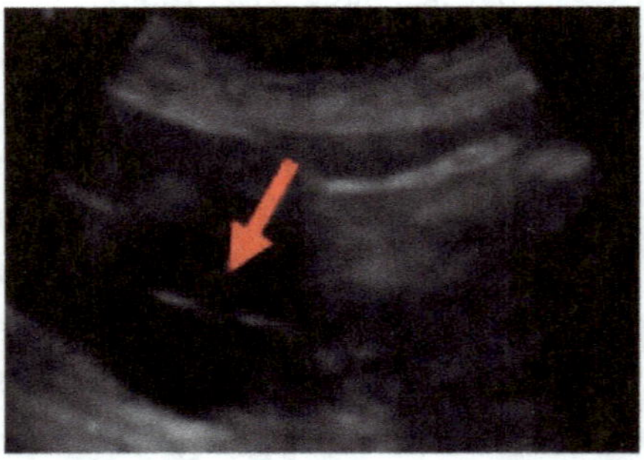

Fig. 154. Esile sepimento nel lume di una cisti semplice

Le cisti semplici, per definizione, sono formazioni a contenuto liquido, quindi completamente anecogene circondate da una esile parete; è possibile comunque riscontrare esili sepimenti nel lume, o piccole calcificazioni di parete, che non fanno di queste cisti delle cisti complesse (Figura 154). Per differenziare una cisti semplice da una complessa viene in aiuto la classificazione di Bosniak (99-100). Mediata dalla classificazione utilizzata per gli esami tomografici, è di grande aiuto anche in ultrasonografia per una corretta definizione delle formazioni cistiche. La classificazione è stata proposta da Bosniak nel 1986, e rivista nel 2003; si basa su criteri morfologici evidenziabili alla TC ma riconoscibili anche con gli US.

Prevede 5 classi (Figure 155A-B-C-D-E-F-G):

BOSNIAK I: Cisti semplice (Figura 155 A), benigna, con pareti sottili, che non contiene setti, calcificazioni o componenti solide. Sono le cisti più comuni e, in assenza di sintomi, non richiedono trattamento. Enhancement assente alla CEUS.

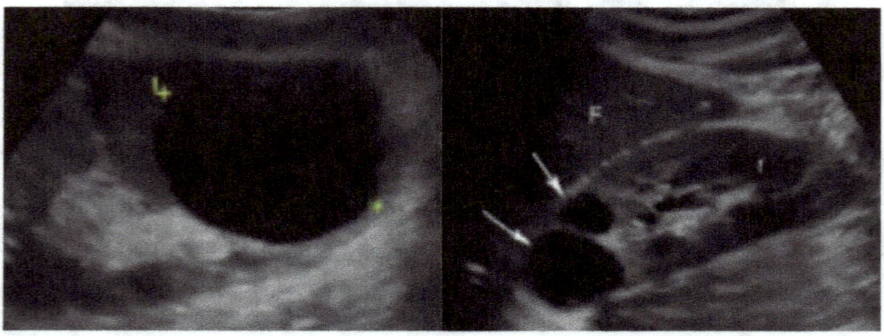

Fig. 155. (A) Cisti semplice, Bosniak I: Tondeggiante, a contenuto anecogeno a pareti sottili assenza di sepimenti e/o aggetti intracistici

BOSNIAK II: Cisti benigna che può contenere alcuni sottili setti (< 3 mm) e fini calcificazioni sia nei setti che sulle pareti (Figura 155 B).

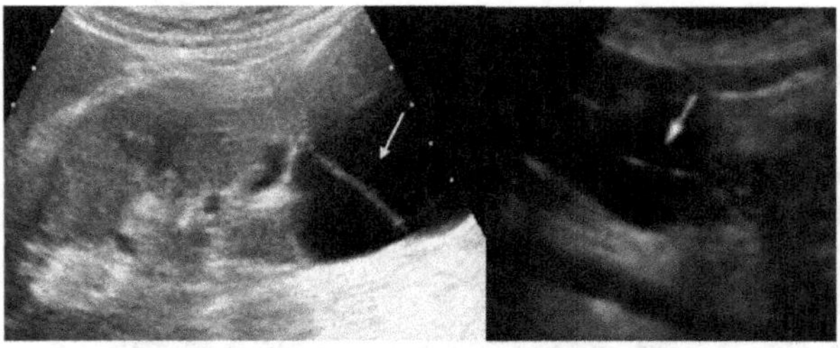

Ha pareti sottili, non aggetti o ispessimenti parietali. Non richiede trattamento né controlli nel tempo. Enhancement assente alla CEUS.

Fig. 155. (B) Cisti semplice, Bosniak II: presenza di sottile setto (< 3mm)

BOSNIAK IIF: Questa categoria comprende le cisti >3 cm, totalmente intrarenali (Figura 155 C). Le cisti hanno caratteristiche sovrapponibili alla categoria II, con un maggior numero di setti con spessore < 4 mm, presenza di piccoli ispessimenti di parete e calcificazioni nodulari. Enhancement assente alla CEUS. Sono raramente di natura maligna (5-10%) e necessitano di controlli seriati nel tempo.

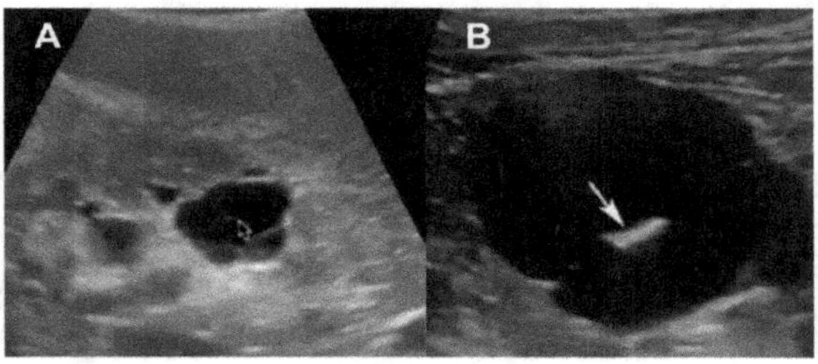

Fig. 155 (C) Cisti complessa Bosniak II F. Presenza di più setti (A), con spessore > 4 mm (B)

BOSNIAK III: Caratterizzate da pareti irregolari e ispessite, setti di spessore > 4 mm con calcificazioni (Figura 155 D). Enhancement possibile della parete e dei setti. Richiedono l'osservazione chirurgica in quanto nel 50% dei casi sono maligne.

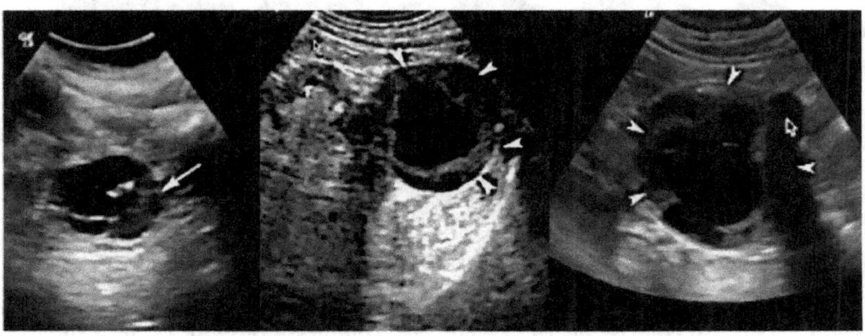

Fig. 155. (D) Cisti complessa Bosniak III. Presenza di setti e pareti ispessite, calcifiche

BOSNIAK IV: Presenza di aree solide che si alternano al contenuto liquido e conferiscono una grande disomogeneità alla formazione (Figura 155 E).

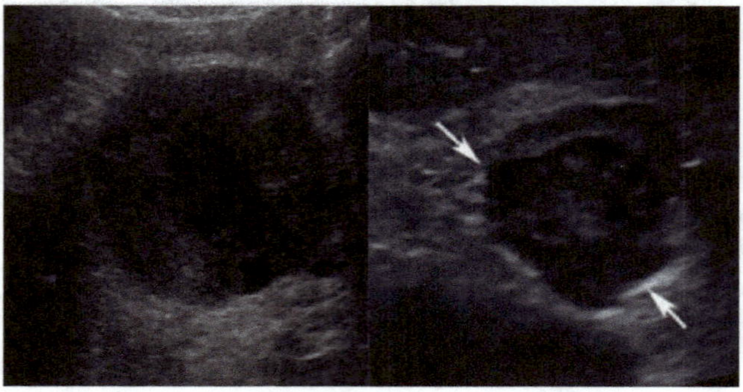

Fig. 155. (E) Cisti complessa Bosniak IV. Gettoni solidi iperecogeni intracistici che si alternano ad aree liquide ipoecogene

Nell'ambito delle cisti complesse vanno annoverate anche le cisti emorragiche; esse si formano in seguito a fenomeni di sanguinamento della parete della cisti. Possono restare misconosciute a meno della rottura della cisti con riversamento del materiale ematico nelle vie urinarie. Più spesso sono degli incidentalomi, sono condizioni benigne con un aspetto ecografico in B-Mode che fa pensare a cisti complesse del tipo Bosniak IV, ma l'introduzione del mezzo di contrasto ecografico non mostra enhancement della parete e del contenuto intracistico (Figura 155 F).

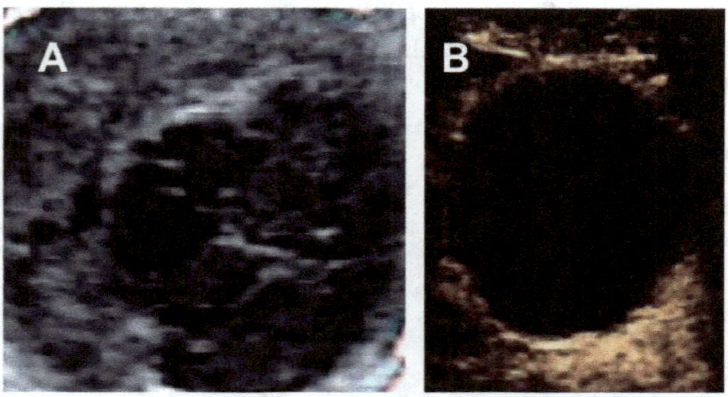

Fig. 155 (F) Cisti emorragica con aspetto cisti complessa Bosniak IV in B-Mode (A), assenza di enhancement dopo somministrazione di m.d.c (B)

MALATTIA POLICISTICA EREDITARIA

Nell'ambito di questa affezione distinguiamo la malattia autosomica dominante dell'adulto (ADPKD) e la malattia autosomica recessiva del bambino (ARPKD). Quest'ultima è una patologia ereditaria molto rara caratterizzata da cisti renali a carico dei dotti collettori e da fibrosi congenita del fegato. La forma dell'adulto (ADPKD), è la più frequente tra le malattie cistiche ereditarie ed è responsabile, nel 5 % dei casi, di evoluzione della malattia renale cronica fino all'uremia. Condizione, quest'ultima, legata al progressivo aumento di numero e del volume delle formazioni cistiche fino alla completa sostituzione del parenchima renale.

Nella tabella 7 sono indicate le principali differenze tra le cisti acquisite e l'ADPKD: riuscire a differenziare le due forme è di grande importanza clinica avendo esse una prognosi differente.

	Malattia cistica acquisita	**Rene policistico**
Dimensioni dei reni	*Ridotte*	*Aumentate*
Cisti extrarenali	*Assenti*	*Presenti*
Parenchima renale	*Riconoscibile*	*Irriconoscibile*
Numero di cisti	*Contenuto*	*Elevato (non si contano)*
Storia familiare	*Assente*	*Presente*

Tabella 7. Diagnosi differenziale tra cisti acquisite e rene policistico

L'ecografia è l'indagine di prima scelta: capace di individuare cisti con diametro superiore a 5 mm; nella fase iniziale, e in soggetti con anamnesi famigliare di ADPKD, questa condizione pone il sospetto di malattia policistica. Inizialmente le cisti sono di piccole dimensioni, a volte anche unilaterali, successivamente le formazioni cistiche tendono ad aumentare di numero e di volume e coinvolgono entrambi i parenchimi renali. L'organo appare aumentato di volume, può raggiungere un diametro longitudinale di 25-30 cm e un peso di 7-8 Kg. La condizione di policistosi può coinvolgere il fegato, il pancreas, le ovaie, la tiroide, le vescicole seminali e la milza. Può associarsi ad aneurismi del poligono del Wiillis, aneurisni dell'aorta addominale e a valvulopatia mitralica. Le formazioni cistiche possono essere di dimensioni varie; inizialmente è ancora riconoscibile il parenchima renale (Figura 156), nell'ambito del quale possono essere evidenziabili degli spot iperecogeni legati alle microcisti in fase di accrescimento.

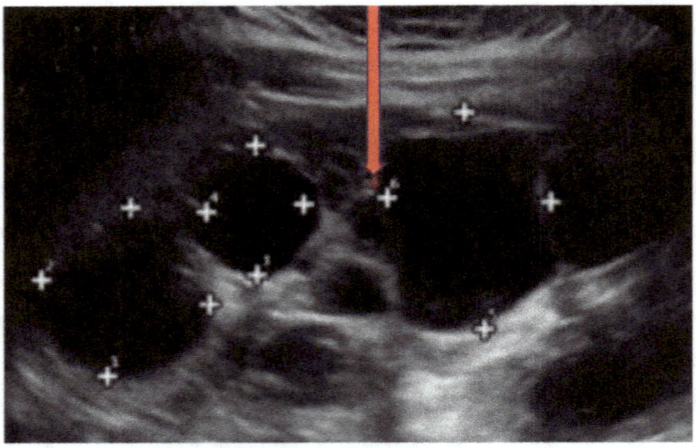

Fig. 156. Rene policistico nell'ambito del quale è ancora riconoscibile il parenchima renale (freccia)

Nelle fasi avanzate osserveremo invece il completo sovvertimento dell'architettura parenchimale tale da riconoscere solo le formazioni cistiche (Figura 157).

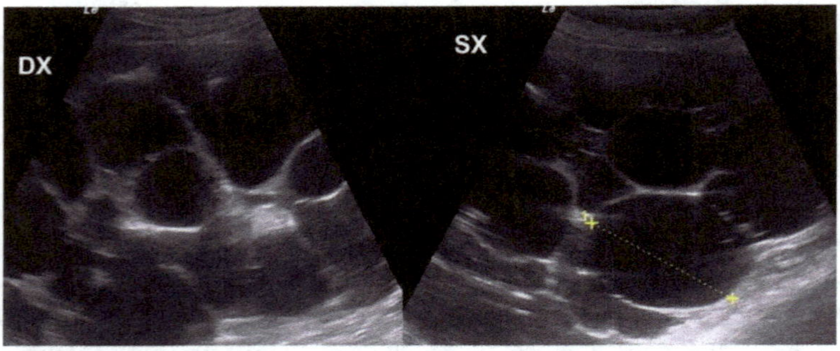

Fig. 157. Rene policistico : completo sovvertimento dell'architettura parenchimale

La compressione esercitata dalle cisti sui vasi intraparenchimali dovrebbe dare un incremento degli indici di resistenza, in realtà questa condizione caratterizza più le fasi terminali della malattia in quanto inizialmente, una ridistribuzione del flusso parenchimale, porta ad una normalizzazione degli indici di resistenza.

L'ADPKD va distinta dalle cisti acquisite multiple, questa condizione, soprattutto quando è presente su entrambi i reni, può simulare una malattia policistica ereditaria. L'assenza di familiarità, il mancato interessamento del fegato, delle valvole cardiache, e l'assenza di aneurismi cerebrali, possono essere d'aiuto nella diagnosi differenziale. Ma solo i test genetici che escludono una mutazione a carico dei geni PKD1 e PKD2 responsabili dell'ADPKD, possono fare diagnosi di certezza. La presenza di cisti renali multiple è spesso erroneamente etichettata come rene multicistico, definizione che invece va riservata ad una malattia malformativa congenita, il rene displasico multicistico, spesso unilaterale, incompatibile con la vita se bilaterale.

RENE A SPUGNA MIDOLLARE

Il rene a spugna midollare, o malattia di Cacchi e Ricci, è una malformazione congenita caratterizzata da una dilatazione cistica dei tubuli collettori. Questa condizione, generalmente bilaterale, è rara e spesso diagnosticata incidentalmente poiché molti pazienti possono essere asintomatici per tutta la vita. L'aspetto ecografico può essere quello di un rene normale, ma più spesso sono evidenti microcalcoli (corpi di Randall), iperecogeni che costellano la corticale (Figura 158); microcisti corticali (Figura 159) o vere e proprie formazioni calcolotiche, fino all'aspetto più caratteristico della nefrocalcinosi con vere e proprie "zolle" iperecogene della midollare e sovvertimento dell'architettura parenchimale caratterizzato da una corticale ipoecogena e dalla midollare iperecogena (Figura 160).

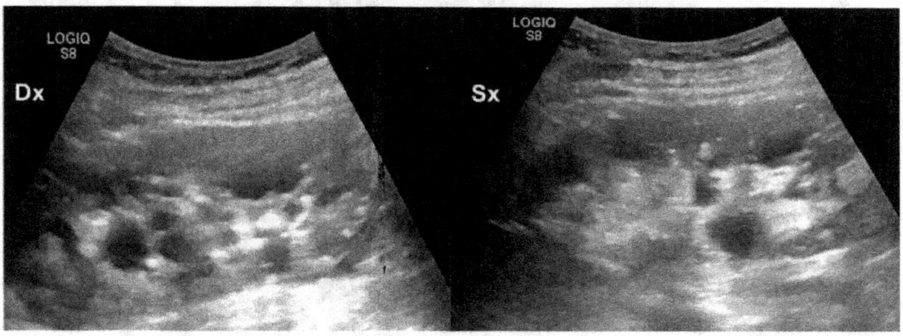

Fig. 158. Microcalcificazioni (corpi di Randall) nell'ambito del tessuto corticale

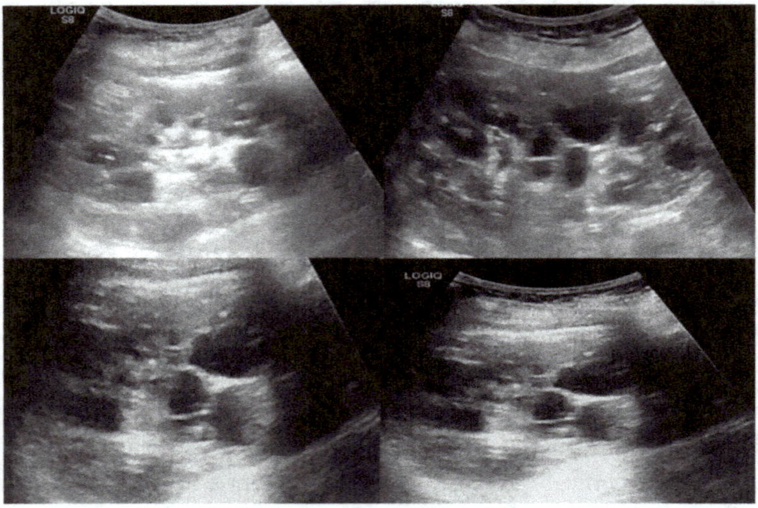

Fig.159. Malattia di Cacchi e Ricci: multiple microciti corticali

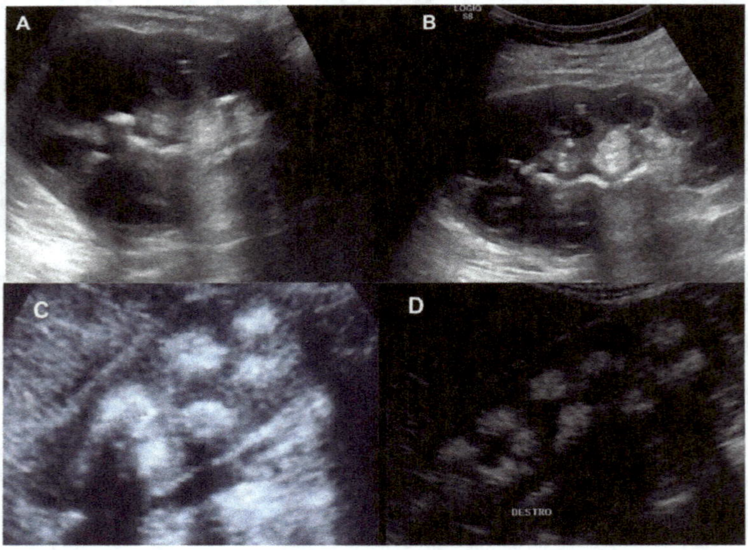

Fig. 160. Malattia di Cacchi e Ricci: formazioni calcolotiche con cono d'ombra posteriore (A-B); nefrocalcinosi (C-D)

MALATTIA CISTICA ACQUISITA

La malattia cistica acquisita è una condizione patologica caratterizzata dalla formazione di cisti multiple nei reni di soggetti privi di una storia familiare di malattia policistica ereditaria. Si tratta di una condizione acquisita, distinta dalle forme genetiche. Si associa a insufficienza renale cronica, in particolare negli stadi avanzati della malattia, ed è frequentemente osservata nei pazienti in trattamento dialitico. Possiamo considerarlo come il risultato del rimaneggiamento strutturale del rene terminale caratterizzato da cisti multiple e bilaterali. Inizialmente poche e di piccole dimensioni, tendono a crescere in numero e grandezza correlando con l'età predialitica e dialitica. Gli US possono documentare la presenza di formazioni cistiche < 3 cm già nelle fasi iniziali della malattia renale cronica con filtrato < 40 ml/m. Con il progredire della malattia il numero delle cisti aumenta, la quantità di tessuto corticale, inizialmente ancora visibile tra le formazioni cistiche, tende ad assottigliarsi fino al completo sovvertimento dell'architettura parenchimale. Si delineerà il quadro ecografico di un rene grinzo, iperecogeno, destrutturato, a margini irregolari, con numerose cisti bilaterali. Le complicanze sono legate alle emorragie intracistiche e alla degenerazione neoplastica che in un paziente con malattia cistica acquisita risulta essere 40 volte più probabile rispetto ad un soggetto normale (Figura 161).

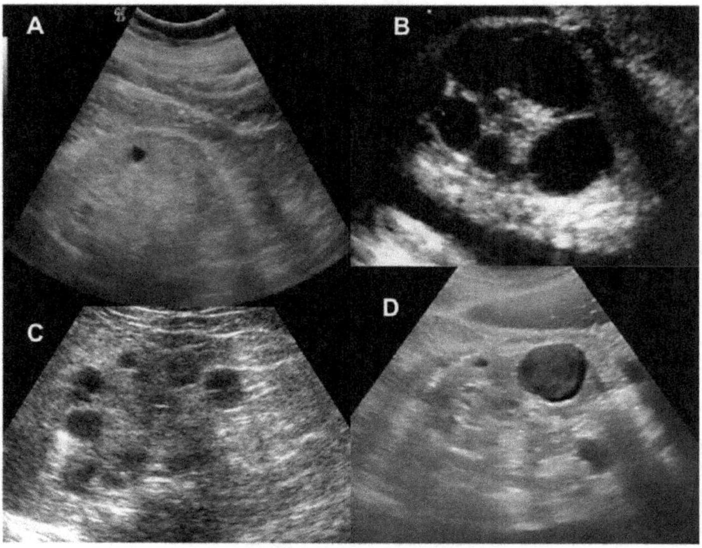

Fig. 161. Malattia cistica acquisita: (A) fase inziale, (B) fase avanzata, (C) rene grinzo, (D) cisti complex

INSUFFICIENZA RENALE CRONICA

Le alterazioni ecografiche della malattia renale cronica (CKD) sono alquanto caratteristiche e per molti aspetti comuni a tutte le patologie nefrologiche; anche se nell'ambito di ciascuna patologia sono comunque identificabili peculiarità patognomoniche. Gli indici di funzione renale, in particolar modo il GFR, forniscono indicazioni sulla presenza di una insufficienza renale e sulla sua entità, ma non sono in grado darci indicazioni sulla natura, acuta o cronica, della malattia che ha colpito il rene. L'ecografia renale spesso è dirimente in tal senso: l'imaging ecografico di una CKD, a prescindere dalla sua eziologia, è molto caratteristica e può orientare verso una patologia conclamata e di lunga durata piuttosto che verso un evento acuto. Tenuto conto, inoltre, che in una malattia renale cronica le indagini radiologiche con contrasto e la biopsia renale sono controindicate, l'ecografia diventa l'indagine di prima scelta per caratterizzare aspetti morfologici e perfusionali dell'organo. Da qui l'importanza della tecnologia messa a disposizione di questa tecnica: B-mode, Doppler e CEUS, spesso in grado di fare diagnosi di natura della malattia.

L'utilizzo degli US, oltre a dirimere la diagnosi tra forme acute e croniche, consente, nell'ambito della patologia cronica, di capire se esistono i margini strutturali per un parziale recupero funzionale o trattasi di un rene terminale quindi nella fase predialitica. La valutazione ecografica consente, inoltre, di identificare le forme acute che si sovrappongono ad una preesistente patologia renale, distinguendo tra cause prerenali, postrenali e renali, e nell'ambito di queste ultime gli US possono spesso dare indicazioni sulla patologia intrinseca che ha interessato il rene.

Gli aspetti ecografici che vanno considerati sono:

1. *le dimensioni dell'organo*
2. *lo spessore corticomidollare*
3. *la differenziazione corticomidollare*
4. *l'ecogenicità della corticale*
5. *le caratteristiche vascolari al Doppler*

Con il progredire della malattia renale le dimensioni dell'organo tendono a ridursi, lo spessore corticomidollare ad assottigliarsi rendendo sempre più difficile una differenziazione tra midollare e corticale, l'ecogenicità di quest'ultima incrementa fino a diventare più ecogena del fegato e della milza. Nella Figura 162 sono mostrate le alterazioni strutturali che ha subito, nel corso degli anni, il rene di un paziente con glomerulonefrite a depositi mesangiali di IgA.

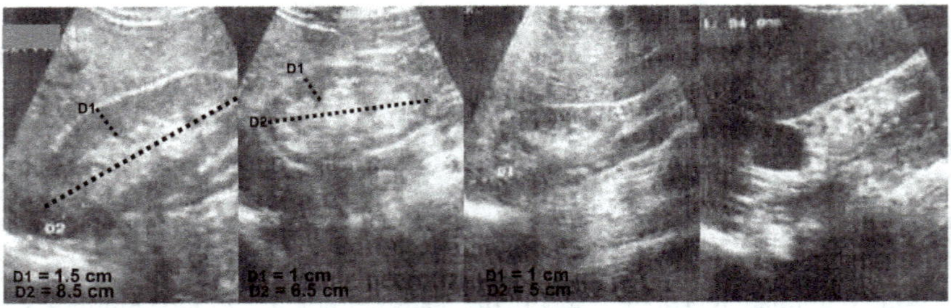

Fig. 162. Evoluzione, nel tempo, delle caratteristiche ecografiche in un paziente con GN di Berger

Come è facilmente osservabile il diametro longitudinale si è progressivamente ridotto fino a valori inferiori ai 5 cm; il tessuto corticale sin dalla prima valutazione ecografica (CKD stadio G3A) non era differenziabile dalla midollare; lo spessore corticomidollare nel corso degli anni si è progressivamente assottigliato; nella fase predialitica è comparsa una cisti acquisita. Nella insufficienza renale cronica (IRC), troveremo quindi aspetti ecografici peculiari (Figura 163): dimensioni ridotte, iperecogenicità della corticale, non più differenziabile dalla midollare; contorni irregolari, seno pielico apparentemente ipertrofico, presenza di cisti acquisite (Figura 164). A volte l'omogenizzazzione dei tessuti è tale da rendere difficile il riconoscimento dell'organo nell'ambito della cavità addominale ed è proprio la presenza delle cisti a consentirne l'identificazione (Figura 165).

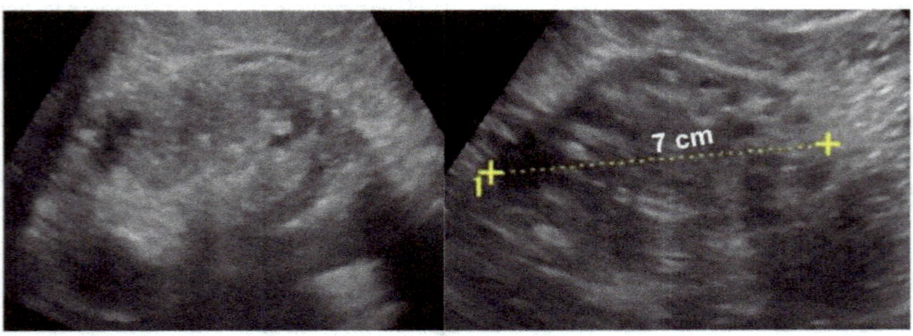

Fig. 163. Malattia renale cronica V stadio: rene ridotto di volume, corticale assottigliata non differenziabile dalla midollare

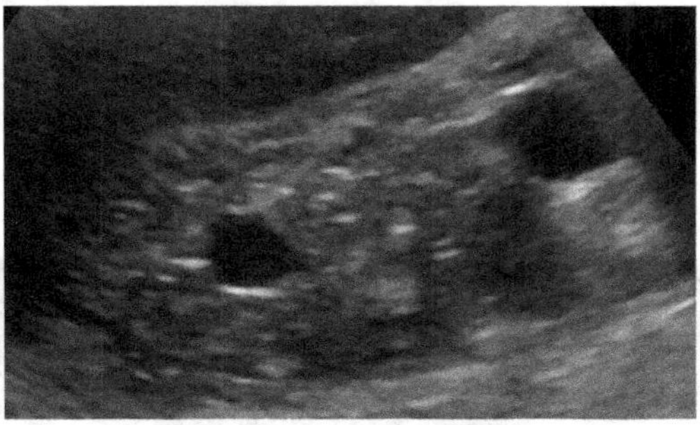

Fig. 164. Cisti acquisite nell'ambito di un rene terminale

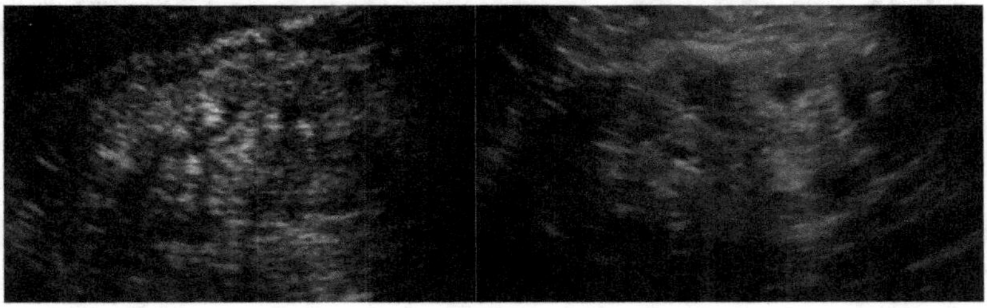

Fig. 165. Rene terminale mal differenziabile dai tessuti circostanti

Va fatta infine una considerazione a proposito del rene piccolo congenito i cui aspetti dismorfici sono sovrapponibili a quelli di un rene terminale (101); ma nella ipoplasia congenita, a differenza del rene terminale, il rene controlaterale presenterà una ipertrofia compensatoria e caratteristiche ecografiche di normalità. Il color-Doppler integra l'esame morfologico fornendo una serie di misure semiquantitative utili ad identificare le forme croniche: il grado di perfusione parenchimale, la presenza o l'assenza di flusso intraparenchimale, la pervietà dei vasi, la velocità di picco sistolico (VPS), la velocità di picco diastolico (VPD) e gli indici di resistenza, sono i parametri da prendere in considerazione nello studio del rimaneggiamento vascolare del rene affetto da IRC. Particolare attenzione va riservata agli IR: molti studi li considerano tra i fattori di progressione della malattia renale alla stessa stregua delle alterazioni morfologiche proprie del rene con malattia cronica. E' dimostrato infatti che che IR > 0,8 correlano con la progressione della CKD anche dopo la correzzione dell'ipertensione e della proteinuria (101-104).

Per la valutazione degli IR intraparenchimali vanno campionate le arterie interlobari (Figura 166), il dato viene calcolato direttamente dalla macchina dal rapporto:

(VPS-VPD) / VPD

VPS : Velocità di picco sistolico

VPD : Velocità di picco diastolico

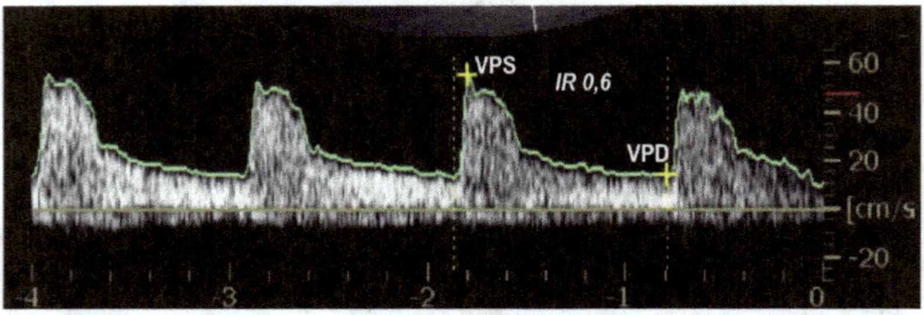

Fig. 166. Indici di resistenza

Il valore di 0.7 è considerato il cut-off tra normale e patologico con le dovute eccezioni: esiste infatti una correlazione diretta tra età ed IR, gli anziani hanno IR elevati anche con funzionalità renale normale; questo è dovuto ad una fisiologica diminuzione della vascolarizzazione renale con l'avanzare dell'età. Mentre i neonati hanno IR > 0.7 per una immaturità del circolo intrarenale. Al difuori di queste eccezioni valori superiori a 0,7 vanno considerati patologici e sono legati alle alterazioni del microcircolo determinate dalla riduzione del lume delle arteriole per un incremento dello spessore della tonaca media con conseguente incremento della rigidità della parete, riduzione dell'area di sezione e incremento della pressione transmurale (105-106).

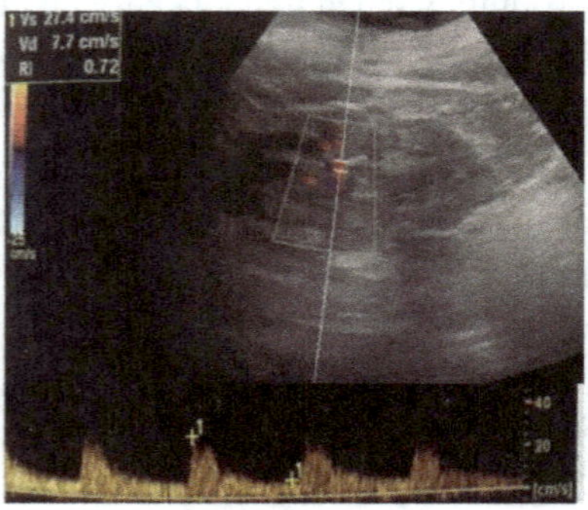

Fig. 167. Curva spettrale in rene terminale (GN di Berger)

Nella CKD la perdita progressiva di massa nefronica comporta una caduta del flusso ematico renale, per cui la curva spettrale diventa meno ampia (Figura 167).

La sclero-atrofia progressiva dei glomeruli, la fibrosi dell'interstizio e dei vasi, rappresentano un aspetto istologico comune a tutte le malattie renali croniche, questo rimaneggiamento strutturale è alla base del progressivo incremento degli IR con valori superiori a 0.70 e sempre più prossimi all'unità con il progredire della malattia.

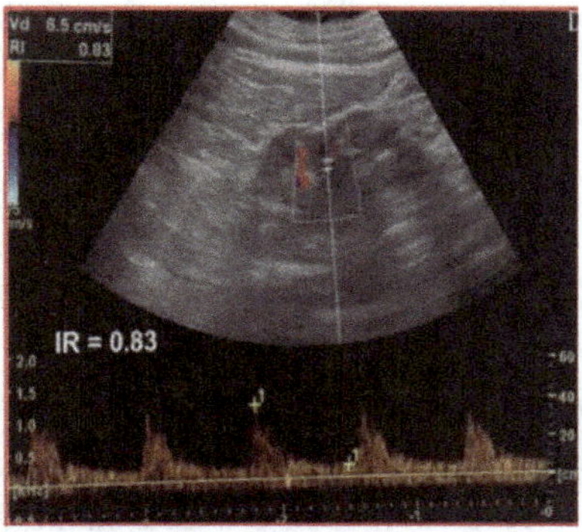

Fig. 168. Malattia ateroembolica. Rene terminale con IR > 0,7

Quando il danno prevale a carico dei piccoli vasi come nelle vasculiti, nell'aterosclerosi o nella malattia ateroembolica, (Figura 168), nel microcircolo si riduce la compliance vascolare con aumento dell'impedenza totale e caduta della perfusione diastolica (outflow). Da un punto di vista emodinamico, l'aumento degli IR procede parallelamente con l'aumento della stiffness e con il rimodellamento e la rarefazione del microcircolo e correla con il danno aterosclerotico.

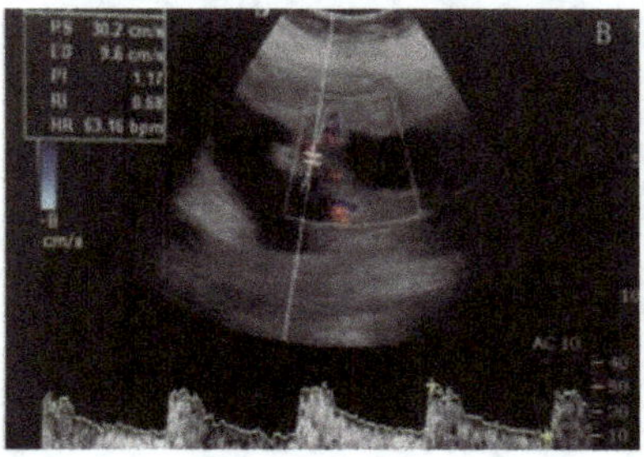

Fig. 169. Pielonefrite cronica IR 0,68

Nelle patologie renali che interessano soprattutto l'interstizio, a carico dei piccoli vasi si realizza una marcata riduzione della capacitanza per aumento della pressione transmurale, in queste situazioni l'incremento degli IR intrarenali sarà meno significativo e i valori raramente superano 0,75 (Figura 169). Anche nelle patologie glomerulari avremo IR che raramente superano 0,7 in quanto l'eventuale ipertensione a carico dell'arteriola afferente si scarica sulla massa glomerulare e sull'arteriola efferente non provocando un significativo incremento dell'impedenza vascolare a carico delle arterie interlobari (figura 170).

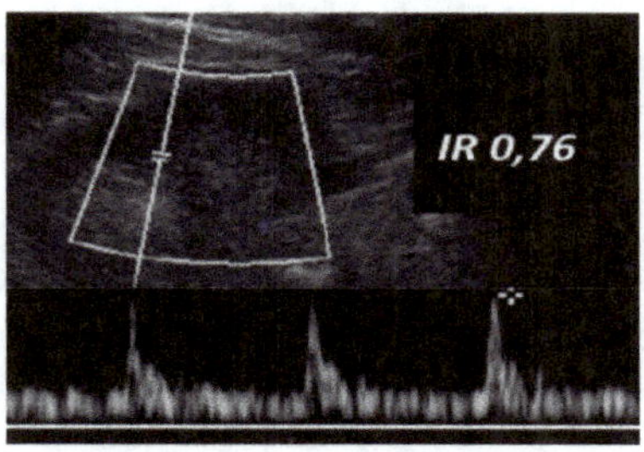

Fig. 170. Rene terminale in una glomerulosclerosi focale segmentaria

Nella CKD l'ecografia ci consente di riconoscere, oltre agli aspetti comuni della malattia renale cronica, anche caratteristiche proprie della noxa patogena che ha determinato il rimodellamento strutturale ed emodinamico dell'organo.

NEFROPATIA DIABETICA

Nei primi stadi della nefropatia diabetica il rene apparirà aumentato di volume, di forma globosa, con corticale ispessita; negli stadi avanzati non osserveremo la riduzione di volume che ci si aspetterebbe da un organo al terzo o quarto stadio di malattia renale, ma l'organo, anche al IV° stadio, apparirà di dimensioni normali, a volte con un modico assottigliamento del tessuto corticale e con una scarsa differenziazione corticomidollare. Gli aspetti invece del rene diabetico nel paziente in trattamento sostitutivo saranno quelli propri del rene terminale (Figura 171).

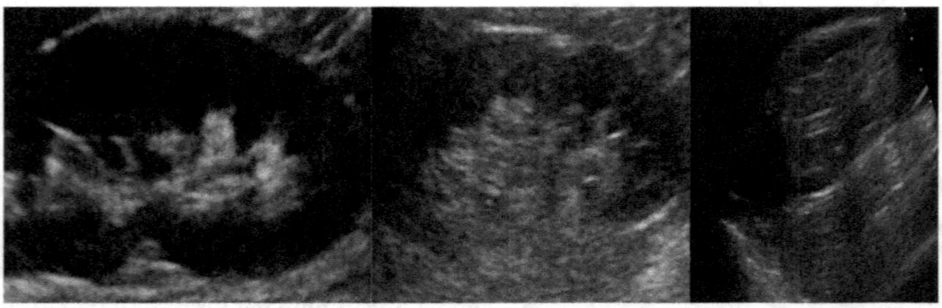

Rene diabetico IRC II° Stadio | Rene diabetico IRC IV° Stadio | Rene diabetico in HD

Fig. 171. Stadi evolutivi della nefropatia diabetica

AMILOIDOSI

Caratteristiche simili, ma con una clinica completamente diversa, possiamo riscontrarli nell'amiloidosi renale (Figura 172).

Come già detto un'altra caratteristica della malattia renale cronica è la perdita della differenziazione corticomidollare: fanno eccezione quelle condizioni nelle quali, per imbibizione edematosa, le piramidi sono ancora visibili e differenziabili dalla corticale.

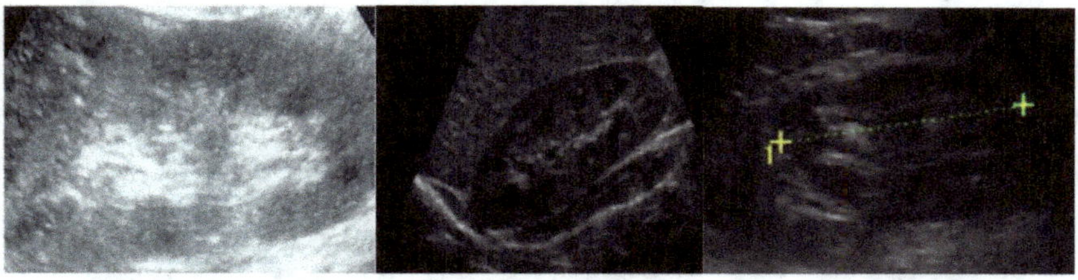

Amiloidosi IRC II° Stadio | Amiloidosi IRC IV° Stadio | Amiloidosi in HD

Fig. 172. Stadi evolutivi nell'amiloidosi

LINFOMA

In corso di linfoma, a causa dell'edema interstiziale, le piramidi appaiono ipoecogene pertanto distinguibili dalla corticale. Negli stadi terminali, inoltre, per la ipercellularità propria della malattia, il rene non subisce l'attesa riduzione di volume (Figura 173).

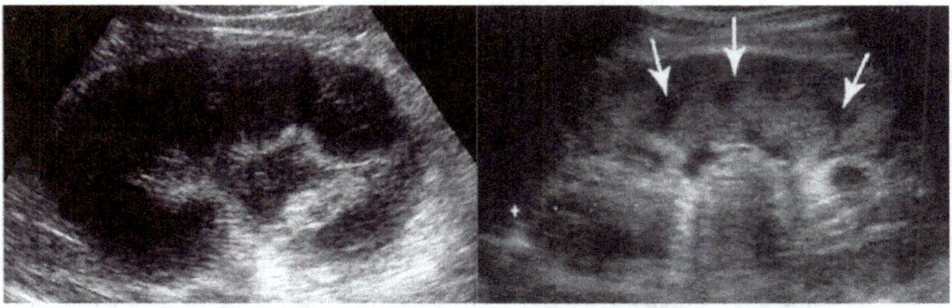

Linfoma IRC II° Stadio | Linfoma IRC IV° Stadio

Fig. 173. Linfoma

SINDROME NEFROSICA

L'imbibizione edematosa delle piramidi è possibile osservarla anche nelle glomerulonefriti (GN) con sindrome nefrosica (Figura 174).

Altra caratteristica ecografica dell' IRC è il netto incremento dell'ecogenicità corticale responsabile, nelle forme avanzate, di una omogeneizzazione dei tessuti tale da non differenziare più il tessuto corticomidollare dal seno pielico. A questa regola fanno eccezione le forme con interessamento non del parenchima in toto (vasi, tubuli, glomeruli ed interstizio), ma in cui prevale l'interessamento mesangiale o della membrana basale.

In queste forme l'ecogenicità corticale è conservata fino a quando la componente glomerulare rappresenta l'8% del parenchima renale (Figura 175).

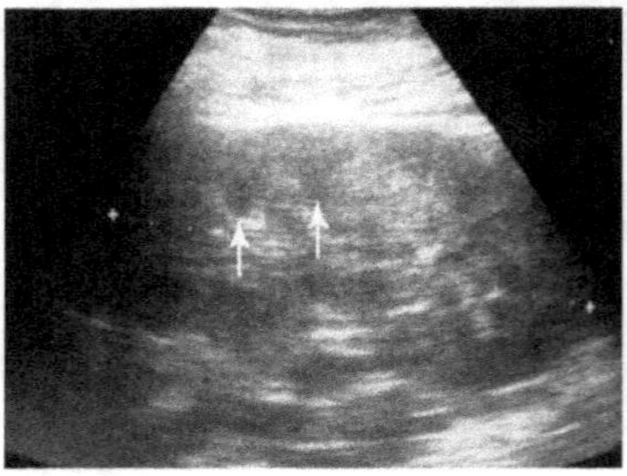

Fig. 174. glomerulonefrite con sindrome nefrosica: presenza di piramidi globose ed anecogene

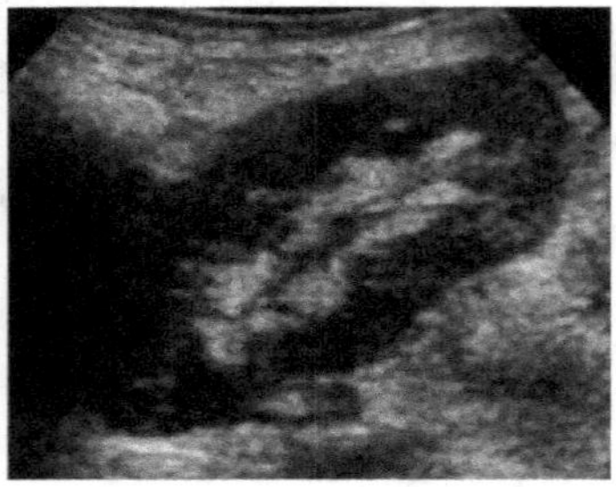

Fig. 175. Glomerulonefrite membranosa in malattia cronica IV° stadio

NEFROCALCINOSI

Un aspetto ecografico caratteristico e patognomonico è quello che troviamo nella nefrocalcinosi: sin dall'esordio della malattia renale, e fino al quadro di rene terminale, saranno ben visibili le zolle iperecogene a carico delle piramidi (Figura 176), con il caratteristico sovvertimento dell'ecogenicita corticomidollare: iperecogenicità della midollare rispetto alla corticale (Figura 177).

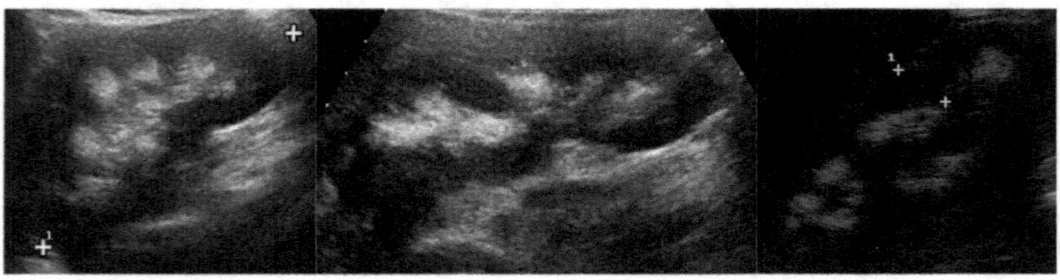

III° Stadio *IV° Stadio* *V° Stadio*

Fig. 176. Acidosi tubulare con nefrocalcinosi negli stadi evolutivi della malattia

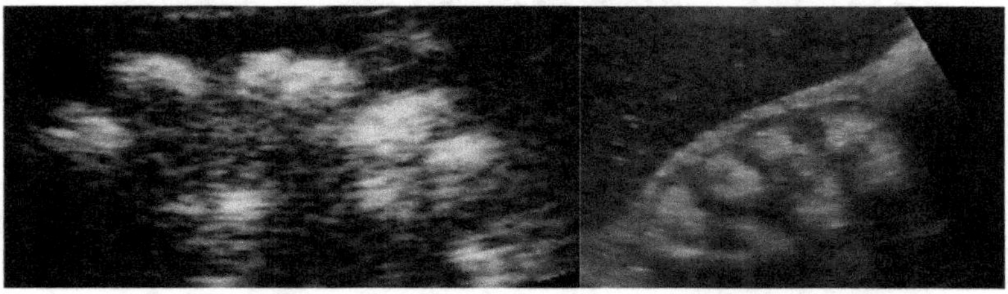

Fig 177. Nefrocalcinosi: sovvertimento della ecogenicità corticomidollare

CISTINOSI

Un altro aspetto peculiare è quello della cistinosi: caratterizzato dalle deposizione di cristalli di cistina nei calici fino alla formazione di aggregati a corona di rosario (Figura 178), visibili anche negli stadi terminali della malattia.

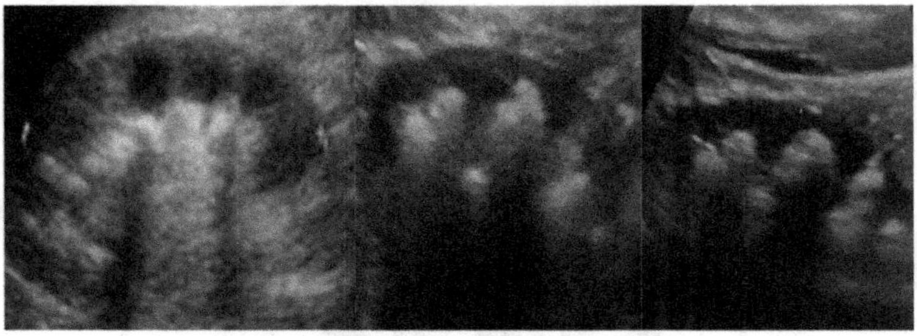

III° Stadio *V° Stadio* *HD*

Fig. 178. Cistinosi: deposizione di cristalli iperecogeni a corona di rosario

NEFROPATIA OSTRUTTIVA

Nelle nefropatie ostruttive l'incremento di pressione idrostatica a carico della pelvi è responsabile di un danno renale progressivo fino al quadro di rene terminale a cui si associa l'idronefrosi consentendo una diagnosi eziologica (Figura 179).

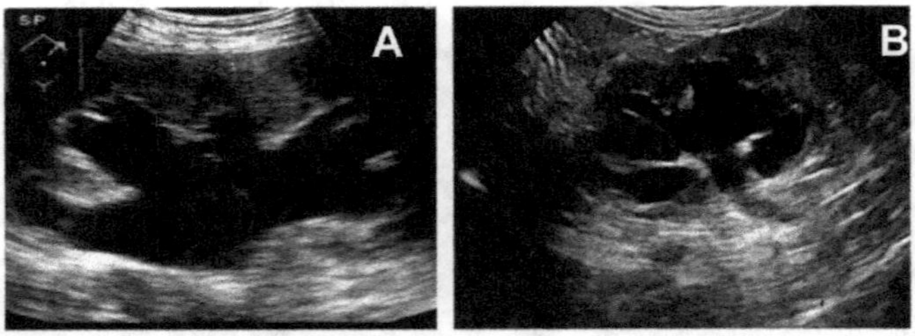

Fig. 179. Nefropatia ostruttiva al III° stadio (A), V° stadio (B)

REFLUSSO VESCICO URETERALE

Nelle patologie da reflusso vescicoureterale, a seconda del grado di reflusso, avremo aspetti diversi di idroureteronefrosi che si assoceranno al quadro di nefropatia cronica evoluta: la corticalizzazione dei calici conferirà un caratteristico aspetto a "clava" delle vie urinarie intrarenali (Figura 180); tipico è anche l'aspetto palloniforme (pelvi ampollare) che assume la pelvi renale (Figura 181). Nelle forme evolute saranno osservabili anche cicatrici parenchimali e formazioni adenomatose nodulari disomogenee (Figura 182).

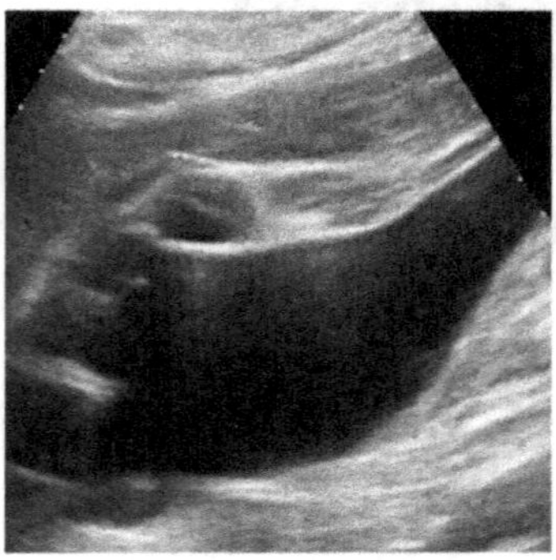

Fig. 180. Reflusso vescicoureterale di III° grado: aspetto a clava delle vie urinarie intrarenali

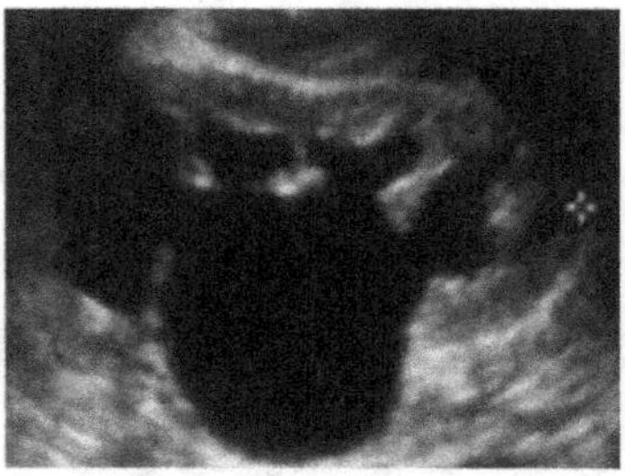

Fig. 181. Reflusso vescicoureterale di III° grado: pelvi ampollare

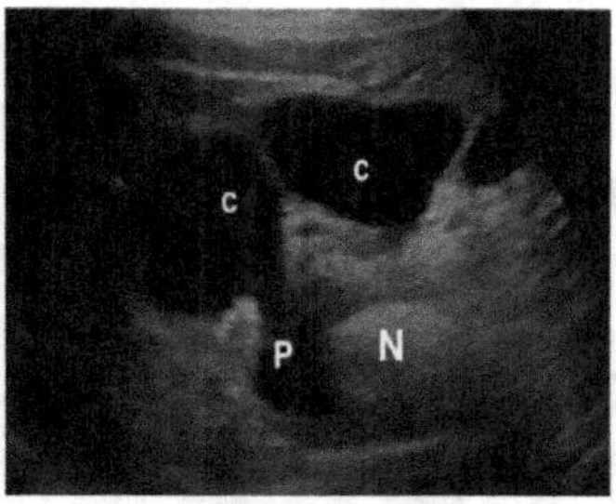

Fig. 182. Rene terminale: (N) noduli di rimaneggiamento corticale (P) pelvi, (C) calici

NEFROLITIASI

La possibilità di poter riconoscere formazioni calcolotiche nell'ambito di un quadro di IRC può indirizzare la diagnosi verso la nefrolitiasi (Figura 183).

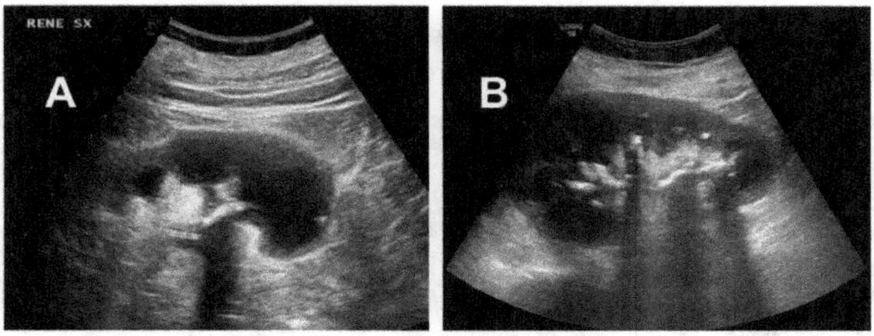

Fig. 183. Nefrolitiasi con idrocalice posteriore in malattia renale cronica IV° stadio (A) e III° stadio (B)

CISTI ACQUISITE

Un altro aspetto caratteristico della malattia cronica sono le cisti acquisite: un rimaneggiamento strutturale del rene caratterizzato dalla presenza piccole formazioni cistiche, singole o multiple, monolaterali o bilaterali, in assenza di una storia di ereditarietà (107). La prima evidenza di associazione tra IRC e cisti risale agli anni 70; gli studi successivi hanno dimostrato una correlazione con il carcinoma renale (108-109), anche se le cisti acquisite non vanno considerate come preludio di malattia neoplastica. Possono essere riconoscibili singole o multiple formazioni cistiche di varie dimensioni in reni ridotti di volume, localizzate sia nella corticale che nella midollare, ripiene di un liquido torbido simile alla preurina, spesso contenente ossalato di calcio, cataboliti del sangue, citochine, fattori di crescita tumorali (Figura 184).

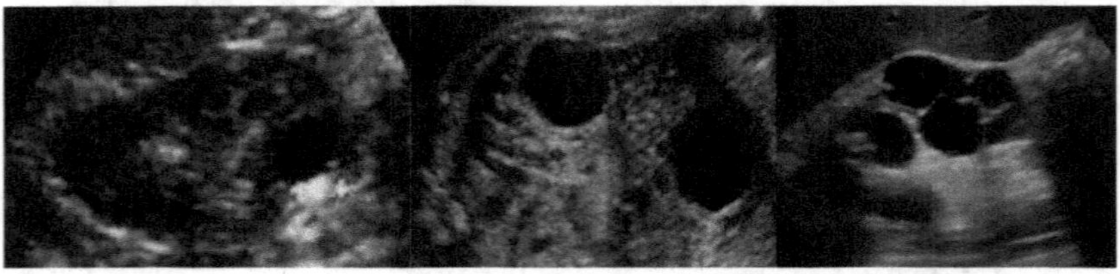

Fig. 184. Formazioni cistiche singole e multiple nell'ambito di un rene terminale

Nella malattia renale conica la comparsa di cisti acquisite si realizza generalmente nei pazienti con GFR < 30 ml/m; lo sviluppo di cisti comunque non correla con il grado di malattia, con la noxa patogena, il sesso, l'età e la razza. Nelle forme terminali di malattia renale, in pazienti in trattamento sostitutivo, l'organo assume l'aspetto di rene grinzo, destrutturato, amorfo a margini irregolari, nel cui contesto sono riconoscibili formazioni cistiche singole o multiple di dimensione < 3 cm, anecogene, raramente complex (Figura 185), ma meritevoli di follow-up ecografico vista la possibilità di degenerare in forme neoplastiche (Figura 186).

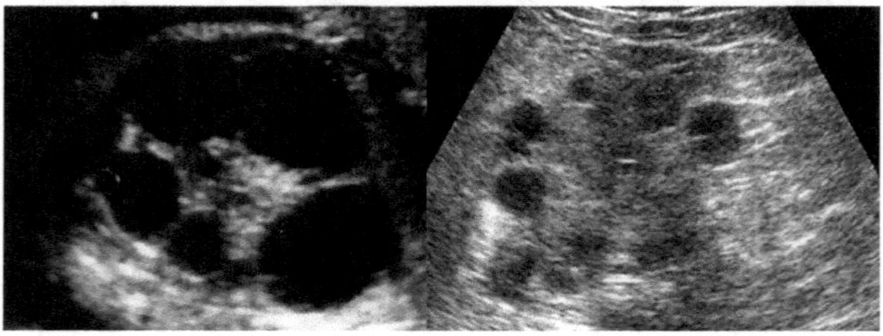

Fig. 185. Cisti semplici in rene grinzo

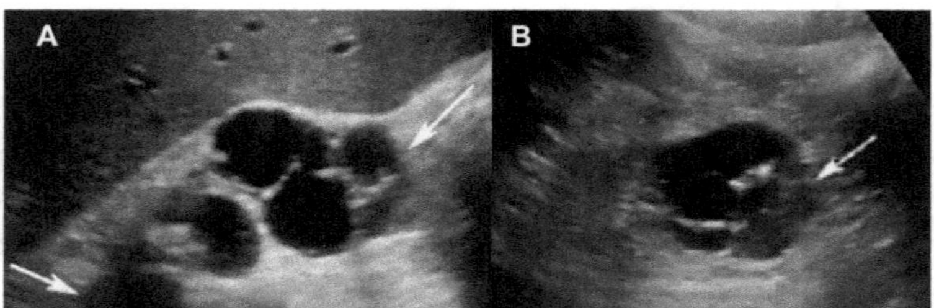

Fig. 186. Cisti complex (A); Cisti neoplastica(B)

Nel sospetto di cisti complex l'ecografia renale, soprattutto se coadiuvata dalla CEUS, è quasi sempre diagnostica rispetto ad una TAC senza mezzo di contrato in pazienti in cui quest'ultimo è controindicato (110).

Nel paziente in trattamento sostitutivo la presenza di cisti è correlata all'età dialitica: dopo due anni di trattamento dialitico nel 13% dei casi sono presenti formazioni cistiche, dopo 6 anni nel 50%, e dopo 10 anni di dialisi troveremo cisti nel 100 % dei casi. Non sono state riscontrate correlazioni con la tecnica dialitica, anche se le cisti acquisite sono meno frequenti nei pazienti in peritoneo dialisi. Tendono a regredire dopo il trapianto renale. A volte, come già detto, può essere difficoltosa la diagnosi differenziale con il rene policistico (Figura 187), (Tabella 7).

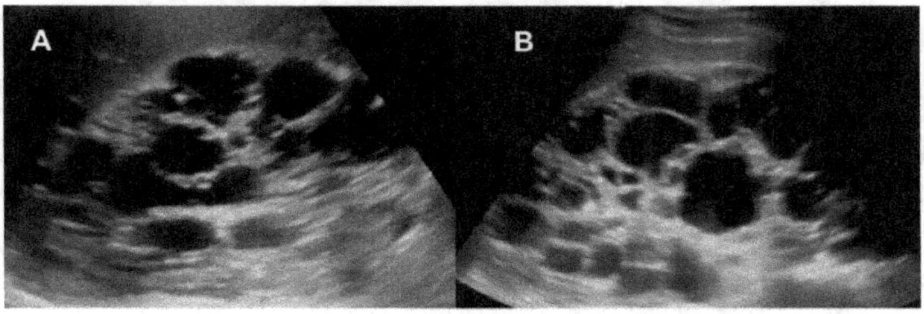

Fig. 187. Cisti acquisite (A); rene policistico (B)

Il paziente con cisti acquisite ha una probabilità superiore di formare tumori rispetto alla popolazione generale; se la cisti è complessa la probabilità sale ulteriormente. Lo sviluppo di una patologia eterologa sul rene cronico non è rara, il follow-up ecografico del paziente in trattamento sostitutivo o dopo trapianto renale, diventa pertanto di fondamentale importanza. I tumori renali possono essere di grosse dimensioni (Figura 188) e facilmente individuabili.

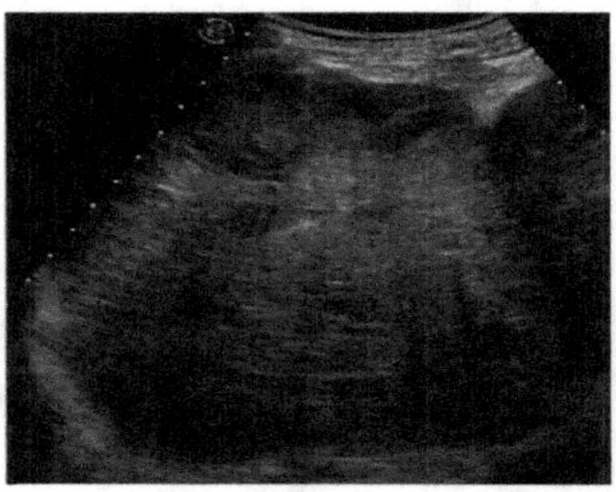

Fig. 188. Grossa formazione eterologa del polo superiore di un rene terminale

Ma più spesso sono di dimensioni ridotte (< 5-6 cm), ipo-iscecogene al parenchima renale, disomogenei, difficilmente differenziabili dalle altre strutture (Figura 189). Il colordoppler può essere d'aiuto nella diagnosi delle formazioni eterologhe consentendoci di differenziarlo dalle strutture circostanti: la neoplasia può essere vascolarizzata solo in periferia (Figura 190), o può interessare tutta la formazione (Figura 191), a volte assume una architettura anarchica, disomogenea (Figura 192).

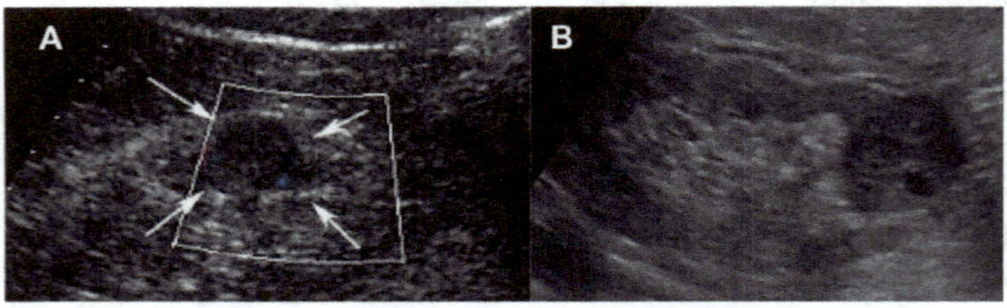

Fig. 189. Formazione eterologa mesorenale (A) e polare inferiore (B) su rene terminale

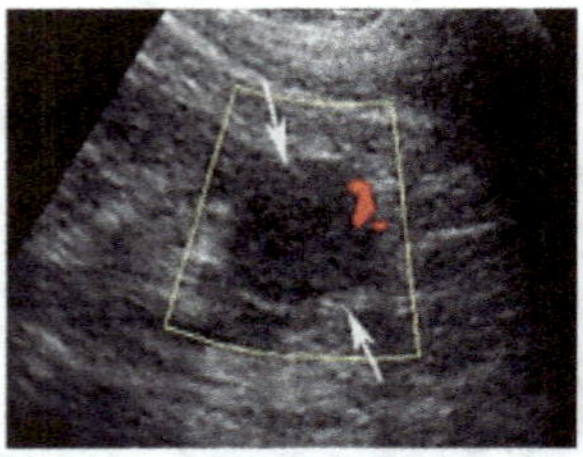

Fig. 190. Formazione eterologa vascolarizzata in periferia

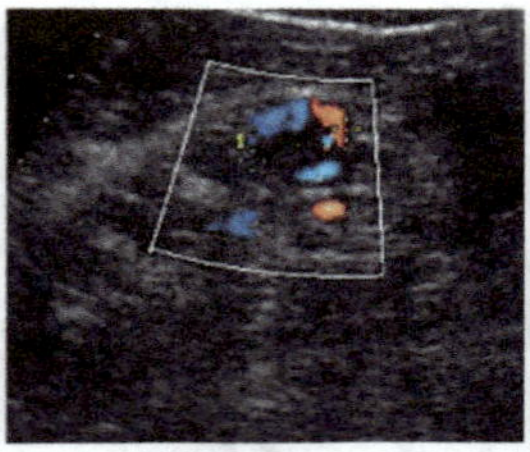

Fig. 191. Formazione eterologa riccamente vascolarizzata

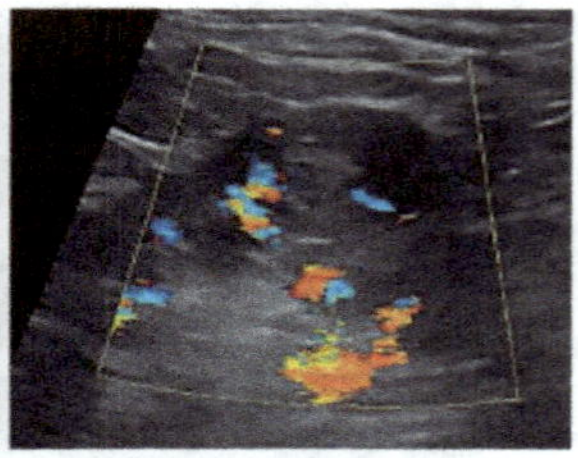

Fig. 192. Formazione eterologa con vascolarizzata anarchica

Infine un contributo alla identificazione delle masse renali può essere dato dalla CEUS (Figura 193), essa consente non solo l'identificazione ma anche la caratterizzazione della lesione in tutte quelle situazioni in cui l'esame B-mode non è dirimente e la TAC con m.d.c. non è consigliabile (111-113).

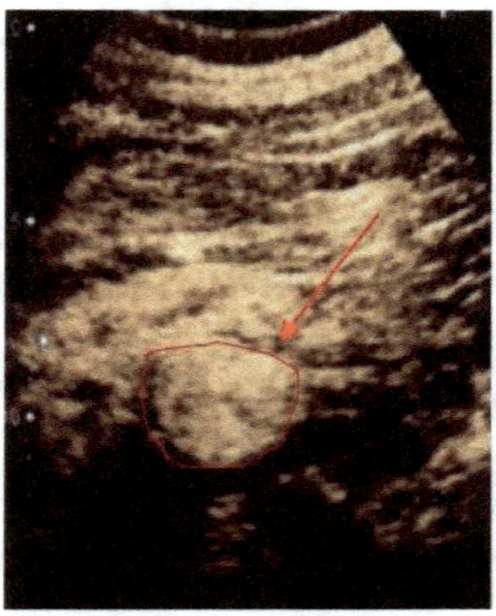

Fig. 193. CEUS, formazione eterologa mesorenale su rene terminale

TUMORI DEL RENE E DELLE VIE URINARIE

TUMORI DEL RENE

L'ecografia renale è l'esame di prima scelta nello screening degli "espansi" del retroperitoneo in quanto è una procedura innocua, semplice, ripetibile, e il più delle volte diagnostica. La diffusione capillare delle tecniche ecografiche ha fatto assistere negli ultimi trent'anni ad un aumento dell'incidenza dei tumori renali (114). Ma la sfida che ci attende è quella della diagnosi precoce delle neoplasie al disotto dei 3 cm.

Spesso la diagnosi di neoplasia renale è legata al rinvenimento dei cosiddetti "incidentalomi" ossia le masse occupanti spazio rinvenute occasionalmente nel corso dell'esame ecografico (115-116). Dotata di un ottimo potere di risoluzione, l'ecografia può diagnosticare, in mani esperte, neoplasie al disotto di 3 cm; l'accuratezza della metodica, nella diagnosi degli "small cancer" è del 67 % e raggiunge il 79 % se si associa il Doppler (117). La metodica ha invece una ridotta sensibilità legata al frequente riscontro di falsi positivi e falsi negativi. Tra i falsi positivi ci sono le lesioni espansive di natura infettiva come gli ascessi e la nefrite focale (Figura 194).

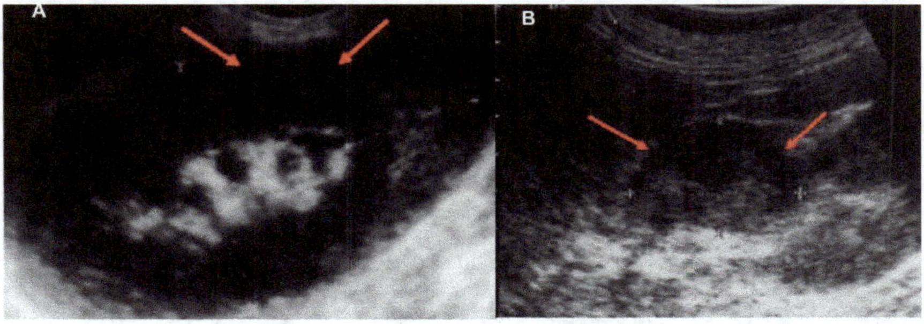

Fig. 194. Ascessi renali: (A) Area anecogena mesorenale; (B) formazione ad ecogenicità disomogenea con area anecogena di colliquazione centrale

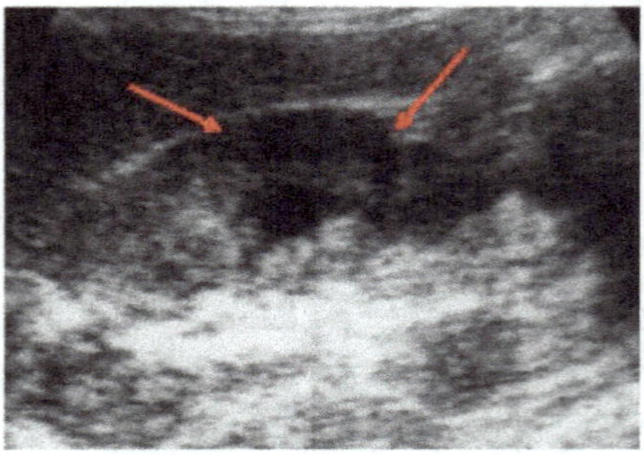

Fig. 195. Granulomatosi di Wegener

La localizzazione di lesioni di tipo granulomatoso come la sarcoidosi e la granulomatosi di Wegener (Figura 195). Varianti anatomiche come l'ipertrofia di una colonna del Bertin (Figura 52); il doppio distretto (Figura 86); il triangolo iperecogeno; il rene a dromedario, le lobature fetali (Figure 64-65), i tubercoli renali e la cicatrice renale o scar. Tra i falsi negativi vanno menzionate essenzialmente le lesioni espansive isoecogene ai tessuti circostanti di difficile differenziazione soprattutto quando sono di piccole dimensioni e non modificano, con fenomeni compressivi, le strutture parenchimali.

La classificazione più accreditata dei tumori renali è quella proposta dalla Word Health Organisation (118), che divide le neoplasie in benigne e maligne. Tra le neoplasie benigne di più frequente riscontro vanno menzionati gli angiomiolipomi: costituiti da cellule muscolari lisce, tessuto adiposo e da un conglomerato di vasi (119). Colpisce più frequentemente il sesso femminile dopo la quinta decade di vita. Lesione numulare, a margini netti, più spesso iperecogeni, con una ecogenicità nettamente superiore al seno renale; qualche volta ipo o isoecogeni rispetto alle strutture circostanti. Maggiore è la componente adiposa e vascolare, maggiore sarà l'ecogenicità (Figura 196); alcune volte sono ad estrinsecazione esofitica (Figura 197).

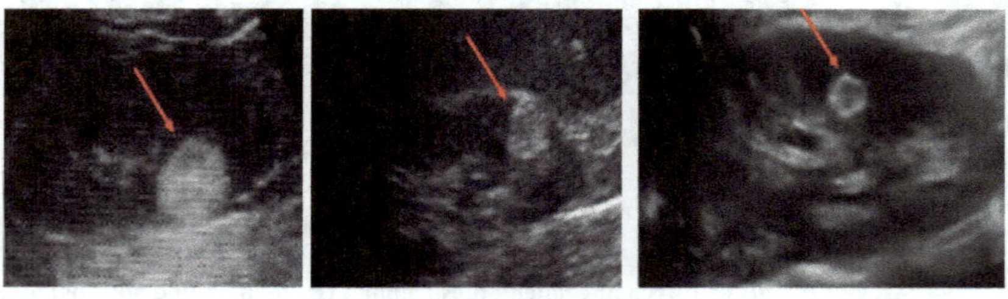

Fig. 196. Angiomiolipomi renali

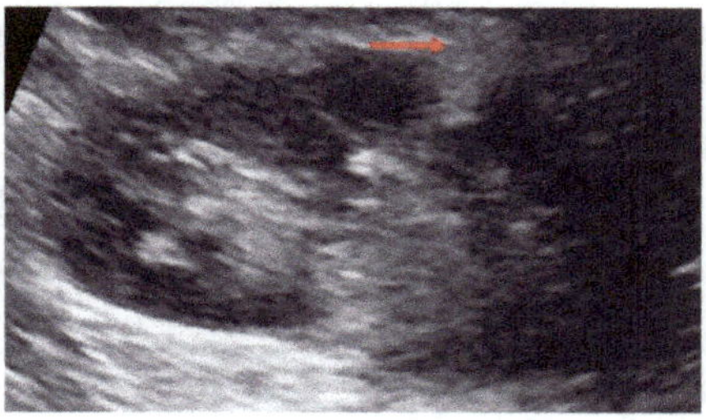

Fig. 197. Angiomiolipoma ad estrinsecazione esofitica

L'aspetto caratteristico aiuta a fare diagnosi di certezza già con l'ecografia renale tanto che alcuni operatori non ritengono necessari approfondimenti diagnostici con metodiche radiologiche di secondo livello. Generalmente sono lesioni singole e monolaterali, nella sclerosi tuberosa possono essere multipli e localizzati ad entrambi i reni. In questo caso, la presenza di angiolipomi multipli renali posti tra le formazioni cistiche ed angiomi epatici consentono una diagnosi differenziale tra reni policistici e sclerosi tuberosa (Figure 198-199).

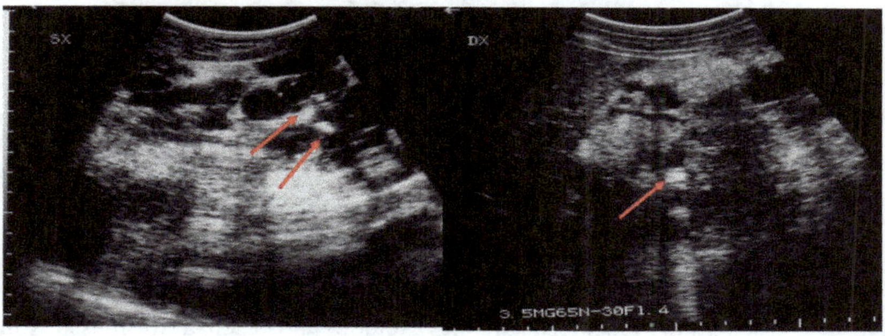

Fig. 198. Angiomiolipomi tra le formazioni cistiche di un rene terminale di paziente con sclerosi tuberosa

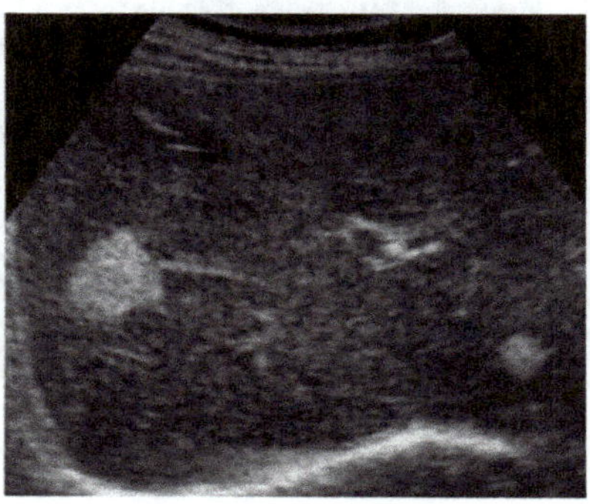

Fig. 199. Angiomi epatici in paziente con sclerosi tuberosa

Più difficile, invece, la differenziazione dai piccoli carcinomi (< 3 cm) iperecogeni ed ipervascolarizzati, dove anche la CEUS non è dirimente (120-121).

Per quanto attiene ai tumori maligni del rene il carcinoma a cellule renali (RCC) è la forma più frequente: rappresenta il 9° tumore più comune negli uomini e il 14° tumore più comune nelle donne (122). Gli ultrasuoni, rispetto alla tomografia computerizzata, hanno una ridotta sensibilità e specificità nella diagnosi precoce dei RCC (123), questo è strettamente correlato alle dimensioni del tumore. L'ecografia consente di rilevare l'85-100% dei tumori di dimensioni > 3 cm, ma solo il 67-82% dei tumori di dimensioni tra i 2 e i 3 cm (124-126). La CEUS ha nettamente migliorato la performance dell'ecografia nella diagnostica degli espansi solidi del rene: essa è particolare utile nella diagnosi differenziale tra cisti semplici e cisti complex (Figura 200), in questo caso la presenza di enhancement intracistico fa fare diagnosi di cisti complex.

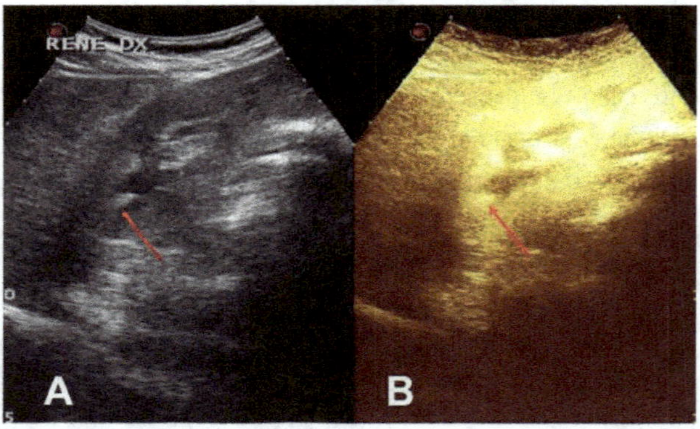

Fig. 200. (A) Piccola cisti corticale sepimentata da un grosso setto che appare vascolarizzato alla CEUS (B)

Mentre l'assenza di vascolarizzazione esclude la presenza di masse solide intracistiche (figura 201).

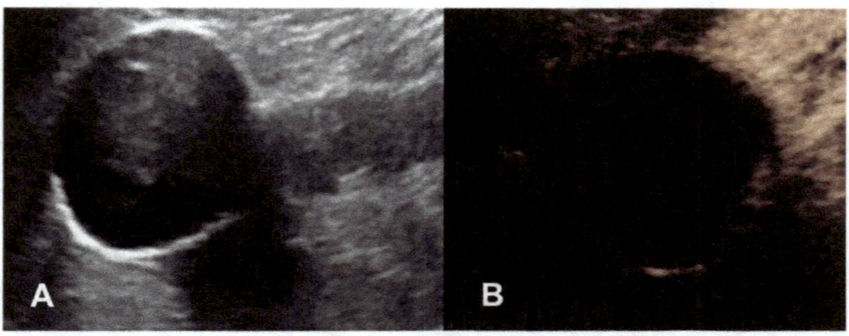

Fig. 201. (A) cisti con gettone intracistico apparentemente solido che non appare vascolarizzato alla CEUS (B): trattasi di cisti emorragica

Infine la CEUS migliora la differenziazione di masse, anche di piccole dimensioni, isoecogene ai tessuti circostanti (Figura 202): in questo caso il precoce enhancement in fase di washin e la più rapida scomparsa in fase di washout, rispetto ai tessuti circostanti, contribuisce alla diagnosi di questi espansi intraparenchimali isoecogeni alla corticale altrimenti difficilmente riconoscibili.

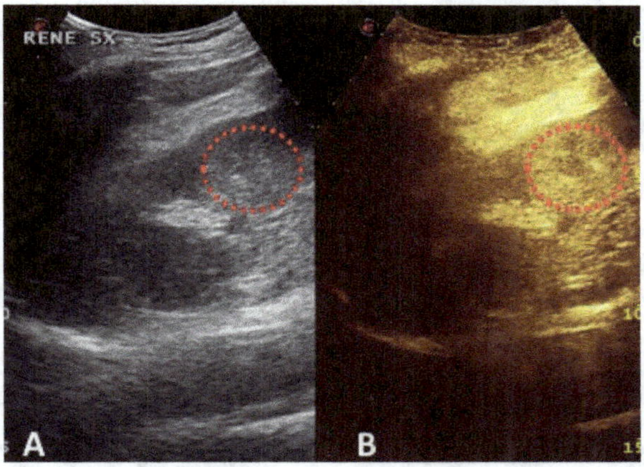

Fig. 202. (A) Gettone solido isoecogeno alla corticale che appare meglio caratterizzabile con la CEUS (B)

Le formazioni solide renali appaiono tondeggianti, a contorni irregolari, spesso bozzuti, ipo o iperecogeni rispetto al parenchima circostante. Quelli di piccole dimensioni (< 3 cm) sono iperecogeni. Come già accennato, la sfida dei prossimi anni, grazie anche ad apparecchiature sempre più performanti e all'utilizzo dei mezzi di contrasto, non sarà quella di diagnosticare masse di grasse dimensioni (Figura 203) individuabili anche dal neofita, ma di far diagnosi di small cancer (Figura 204).

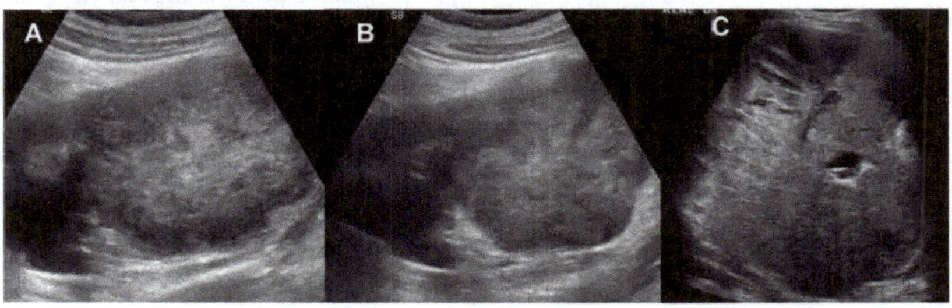

Fig. 203. (A- B) Neoplasia che occupa completamente il polo inferiore e il mesorene; (C) Neoplasia che occupa completamente la loggia renale

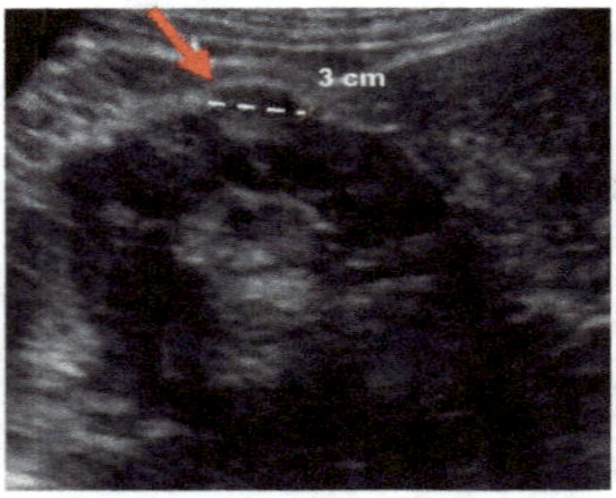

Fig. 204. Small cancer: neoplasia di 3 cm ad estrinsecazione in parte esofitica

Con l'aumentare delle dimensioni, al crescere dello squilibrio tra massa e vascolarizzazione, si realizzano fenomeni necrotico-colliquativi valutabili ecograficamente come aree ipo-anecogene (Figura 205). Le masse di maggior dimensione sono capaci di deformare i profili e l'architettura del parenchima renale. Infatti, la compressione degli echi pielici, con deformazione della pelvi e dei calici, rappresenta un segno patognomonico di lesione occupante spazio (Figura 206). Posto il sospetto di neoplasia renale va' sempre valutata l'integrità della capsula: soluzioni di continuo di quest'ultima sono rappresentative di lesioni a carattere espansivo.

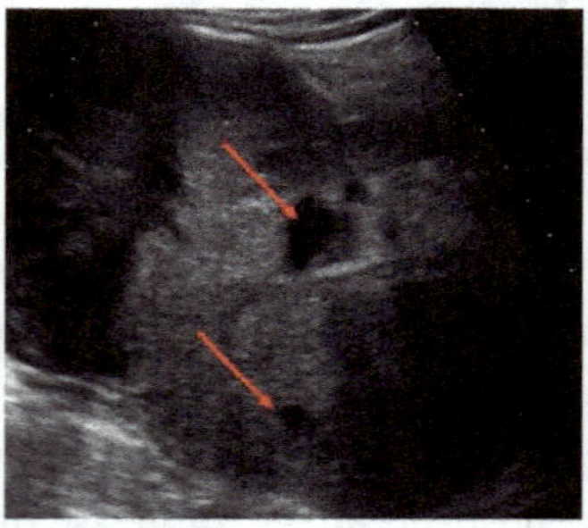
Fig. 205. Fenomeni di colliquazion in un grosso tumore del rene di destra

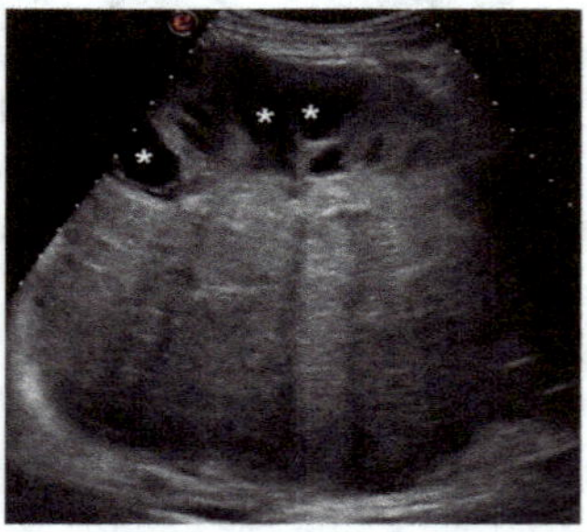
Fig. 206. Dilatazione dei calici renali per effetto massa di un grosso tumore del rene di sinistra

Anche il Doppler contribuisce alla diagnosi di RCC: nella maggior parte dei casi queste neoplasie sono ipoperfuse, i vasi tendono a disporsi ai margini della lesione con rami che entrano nel nodulo (Figura 207), assumono una disposizione anarchica e disordinata, i capillari tendono a dilatarsi e il flusso ematico è rallentato (127-128).

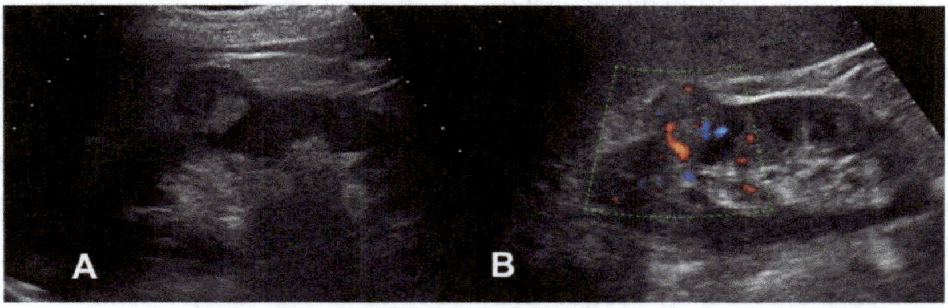

Fig. 207. (A) B-Mode: Nodulo neoplastico mesorenale ad estrinsecazione esofitica; (B) al color: disposizione di piccoli vasi ai margini della lesione con un vaso che entra nel nodulo

Sono possibili anche fistole arterio-venose che generano moti turbolenti con incremento della velocità di flusso.

Nel sospetto di neoplasia renale è fondamentale la ricerca di trombi neoplastici nella vena renale e nella cava inferiore (figura 208).

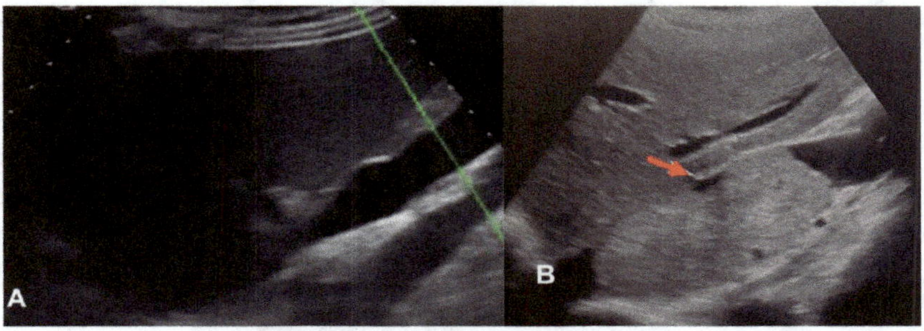

Fig. 208. Scansione sottocostale della vena cava: (A) Normale. (B) Trombosi della vena cava

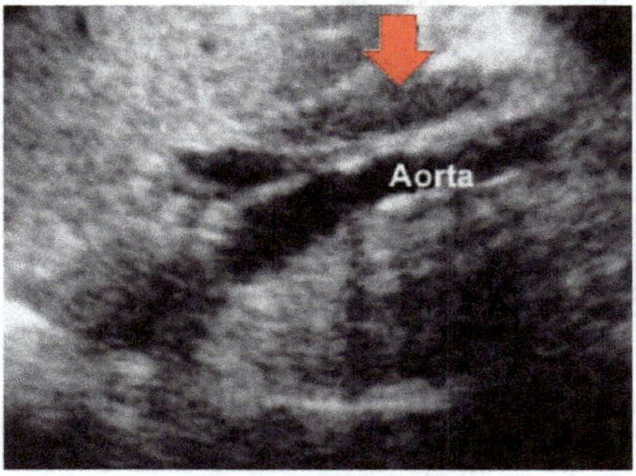

Fig. 209. Linfoma del retroperitoneo: formazione iperecogena che ingloba l'aorta

Nella trombosi completa della vena renale non è rilevabile il flusso e il diametro della vena è aumentato. Il vaso contiene materiale iperecogeno ed appare incomprimibile. Se la trombosi è parziale si può distinguere la parte trombizzata da quella priva di trombi ove è presente il flusso che ha perso però la tipica fasicità.

Tra le neoplasie renali maligne meno frequenti ricordiamo il linfoma renale e i tumori renino secernenti. Il linfoma primitivo renale è un linfoma non Hodgkin localizzato essenzialmente al rene; raro (0,03/100.000), colpisce soprattutto la razza caucasica con età media superiore a 72 anni (129). A volte localizzato al retroperitoneo con interessamento per contiguità del rene. Ingloba gli ureteri con contestuale idronefrosi (130). Può porre il sospetto ecografico un manicotto iperecogeno che ingloba l'aorta (Figura 209); la diagnosi di certezza richiede una metodica radiologica di II° livello (Figura 210).

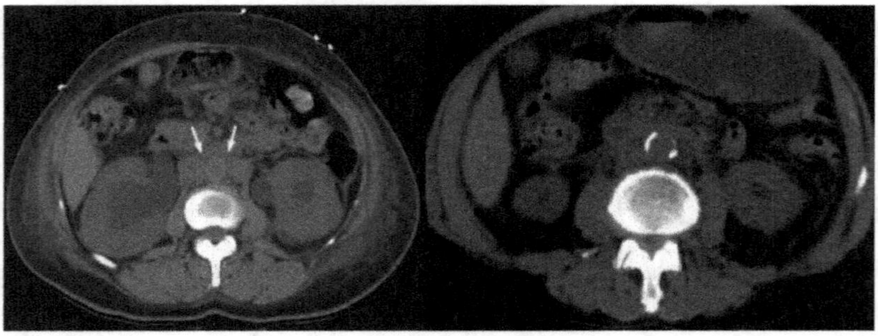

Fig. 210. TAC addome con m.d.c.: formazione eterologa che avvolge l'aorta e si estende fino al pavimento pelvico

L'aspetto ecografico del linfoma è poco specifico: iper o ipoecogeno, nodulare e di piccole dimensioni, ma anche di grosse dimensioni che comprime gli echi pielici e i calici senza dare idronefrosi a causa della scarsa consistenza del tessuto linfoide. Può presentare aree ipoecogene di colliquazione legate alla sproporzione tra massa tumorale e neoangiogenesi (Figura 211).

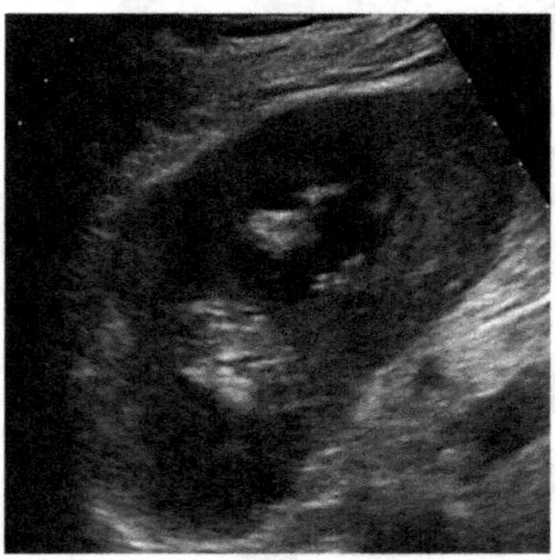

Fig. 211. Massa linfomatosa del rene di sinistra che coinvolge quasi tutto il parenchima. Sono evidenti aree anecogene di colliquazione

Può essere mono o bilaterale, può localizzarsi al solo rene o estendersi alla regione perirenale e alle strutture contigue. Il linfoma raramente coinvolge la vena renale e la vena cava, il riscontro, quindi, di trombi in questi distretti depone più per un RCC. Anche in questo caso il contributo della CEUS può essere dirimente: la lesione, soprattutto nelle fasi tardive, mostra un incremento dell'enhancement (Figura 212) (131).

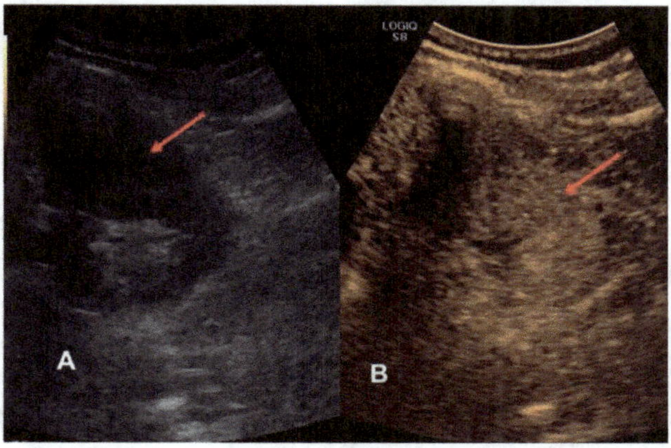

Fig. 212. Massa linfomatosa del rene di sinistra evidenziata inizialmente in B-Mode (A), confermata con la CEUS (B)

Meritano infine di essere menzionati i tumori renino-secernenti. Trattasi di una rara neoplasia a carico dell'apparato iuxtraglomerulare evidenziata per la prima volta da Robertson nel 1967 (132). Colpisce l'età pediatrica e la seconda e terza decade con un rapporto tra sesso femminile e maschile di 1:4. Il quadro clinico con il quale si presenta va sotto il nome di sindrome di Robertson-Kihara caratterizzata da ipertensione di recente insorgenza, ipokaliemia, iperaldosteronismo, iperreninismo (133-134). L'aspetto ecografico non ha caratteri patognomonici in quanto la lesione non è differenziabile rispetto alle altre neoplasie. Di difficile identificazione in quanto spesso isoecogena rispetto alle strutture circostanti (Figura 213), a volte iperecogena (Figura 214), di piccole dimensioni, mediamente 2,4 cm (range 1–5 cm).

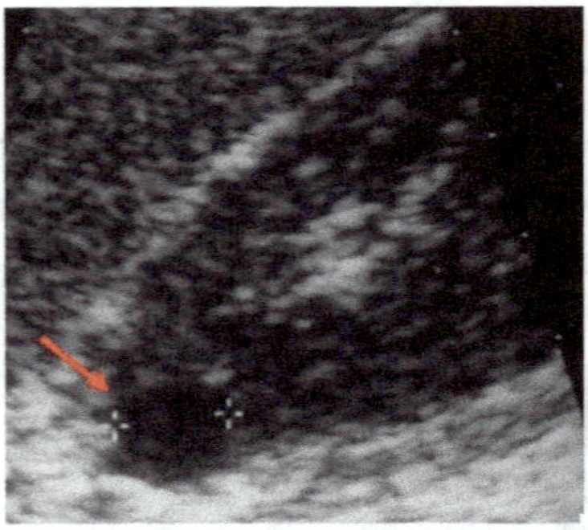

Fig. 213. Nodulo isoecogeno al polo superiore del rene di destra

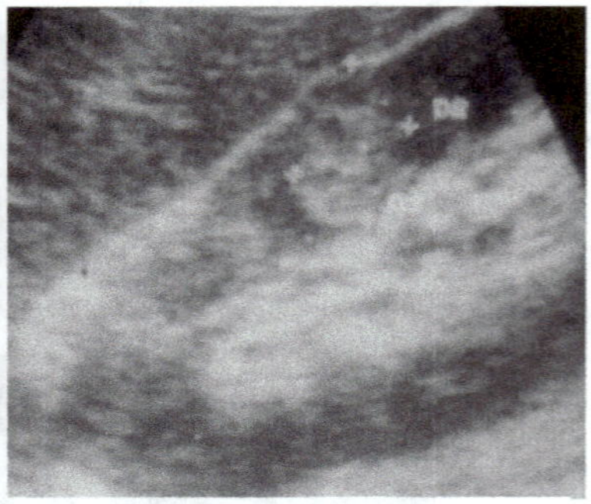

Fig. 214. Lesione iperecogena mesorenale relativa ad un tumore renino secernente

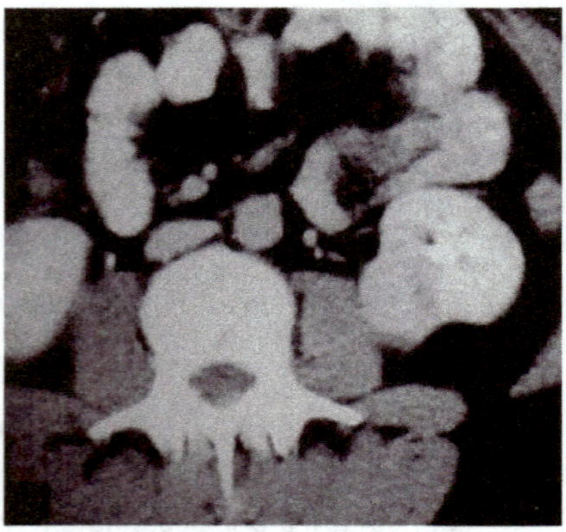

Fig. 215. TAC addome: Reninoma

Può avere localizzazioni differenti: mesorenale, polare o parapielica. Deve porre il sospetto una lesione espansiva ipovascolarizzata all'ecocolordoppler in un paziente con ipertensione di recente insorgenza. Per la diagnosi la TAC rappresenta il gold standard (Figura 215), mentre l'ecografia renale può dare falsi negativi nel 70 % dei casi. Possono aiutare nella diagnosi il dosaggio dell'attività reninica plasmatica, che però da falsi negativi nel 52 % dei casi; e l'arteriografia che mostra lesioni espansive ipovascolarizzate (Figura 216), ma anche essa può dare falsi negativi nel 43 % dei casi. La diagnosi di certezza è solo istologica, la lesione è caratterizzata da cellule di varie dimensioni con citoplasma eosinofilo contenenti cristalli romboidali che alla immunofluorescenza si dimostra essere renina (135).

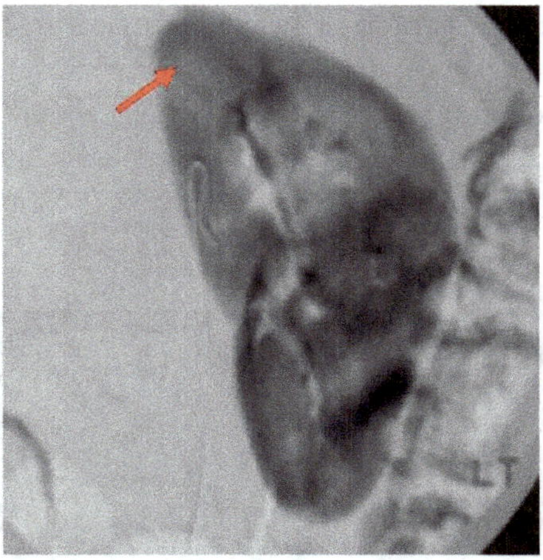

Fig. 216. Angiografia: lesione ipovascolarizzata del polo superirore

TUMORI DELLA VESCICA

L'ecografia sovrapubica va considerata l'indagine di prima scelta per lo studio delle patologie della vescica. Si utilizzano sonde convex con frequenza compresa tra 3,5 e 5 MHz. Le apparecchiature di ultima generazione, oltre all'esame in B-Mode, consentono valutazioni in seconda armonica, l'utilizzo del Doppler e della CEUS, che le rendono altamente performanti. La seconda armonica permette di ottenere una migliore risoluzione spaziale e di contrasto e una minore presenza di artefattualità da riverberazione e da lobi parassiti. Il color Doppler ha sicuramente migliorato la qualità delle immagini con la possibilità di studiare la vascolarizzazione delle lesioni e di individuare il "Jet fenomeno". La CEUS consente di utilizzare il contrasto nei pazienti con sospetta lesione eterologa che non possono essere sottoposti a TAC con m.d.c.

Lo studio ecografico della vescica va eseguito dopo adeguato riempimento dell'organo evitando di refertare esami con vescica scarsamente distesa o sovradistesa. Nel primo caso potrebbero non cogliersi problematiche di parete nascoste dalla scarsa distensione della stessa. Nel secondo caso, a parte il disagio del paziente per il fastidio dell'urgenza minzionale, l'eccessivo riempimento dell'organo può determinare falsi aspetti di ectasia delle vie urinarie superiori e attenuare ispessimenti ed irregolarità della parete. La vescica deve essere studiata secondo scansioni longitudinali, trasversali ed oblique; l'esame prevede lo studio delle pareti laterali della cupola vescicale del fondo e dell'area peritrigonale. Deve essere valutata, infine, la capacità di svuotamento dell'organo eseguendo anche una ecografia post minzionale: un residuo post minzionale superiore a 100 ml è da considerarsi patologico. L'ecografia sovrapubica mostrerà un organo che occupa la parte centrale dello scavo pelvico, completamente anecogena a pareti regolari (136-137). Nelle scansioni trasversali avrà una forma rotondeggiante nel maschio, quadrangolare nella donna (Figura 217).

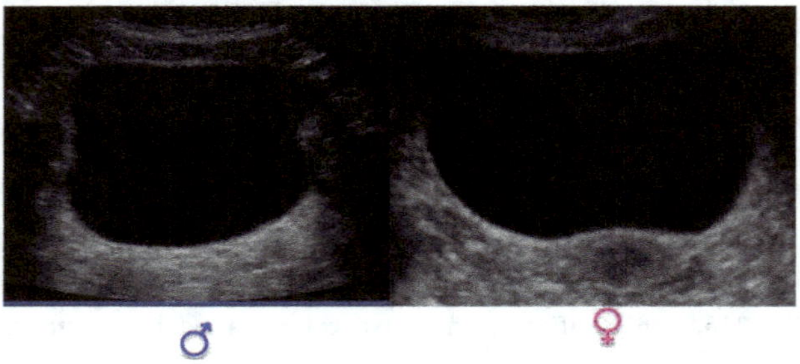

Fig. 217. Vescica normale nell'uomo e nella donna

L'apertura del box colore consentirà di valutare la pervietà degli ureteri attraverso il jet fenomeno. Un artefatto legato allo spostamento dell'urina in vescica quado arriva il bolo urinario (Figura 218).

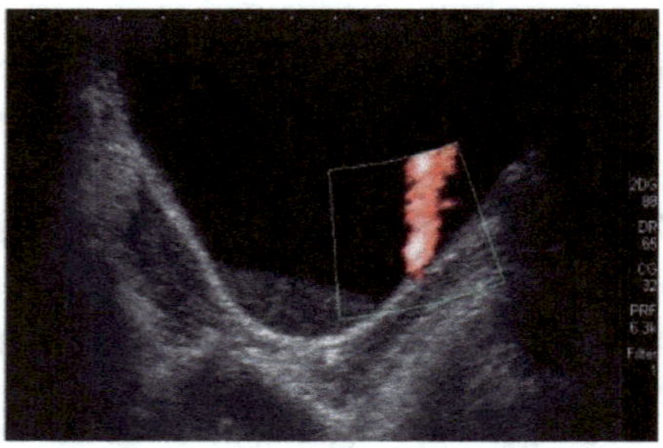

Fig. 218. Jet di eiezione

Per quanto l'ecografia sia l'esame di primo livello nella diagnostica delle lesioni occupanti spazio della vescica, essa non sempre consente una diagnosi differenziale con le pseudomasse che spesso sono rinvenibili nel lume vescicale. Mentre i coaguli sono ben differenziabili dalle lesioni neoplastiche in quanto mobili con i movimenti del paziente, diventa più difficile esprimersi su una vescica a colonne tipica dei ritenzionisti cronici. Altre immagini patologiche, facilmente confondibili con le neoplasie, sono quelle riferibili alle cistiti: particolarmente confondente la cistite bollosa tipica nei pazienti portatori di catetere; ma anche le cistiti batteriche e micotiche possono dare immagini simili a lesioni espansive (Figura 2 219).

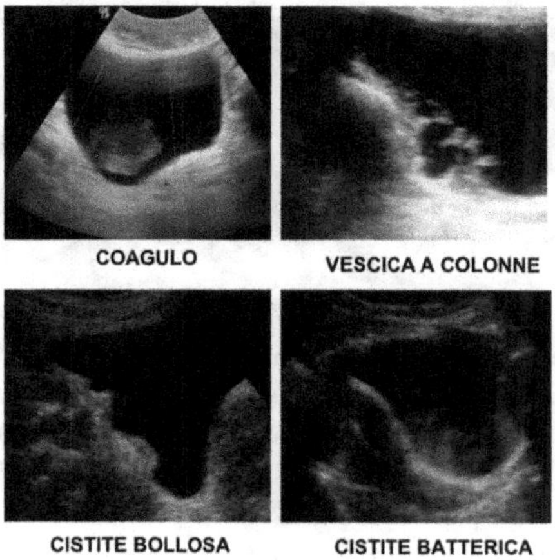

Fig. 219. Pseudomasse vescicali

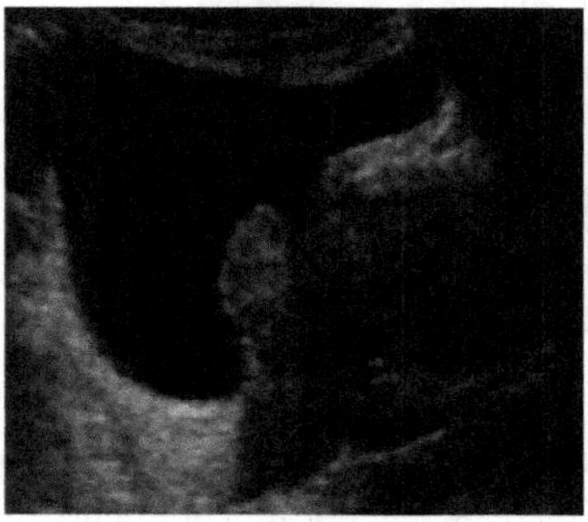

Fig. 220. Ipertrofia prostatica con aggetto del lobo medio nel lume vescicale

Tra i falsi positivi va menzionata l'ipertrofia prostatica con aggetto dell'organo nel lume vescicale, in questo caso la diagnosi differenziale tra papilloma prostatico e neoplasia vescicale può essere difficile (Figura 220).

Dimostrare la continuità della lesione con la prostata aiuta a fare la diagnosi differenziale tra papilloma prostatico e neoplasia vescicale.

I tumori della vescica sono al quarto posto tra le neoplasie più frequenti nell'uomo e al quinto posto nella popolazione generale, con un rapporto maschi/femmine di 3:1 (138). Le forme più frequenti di tumori della vescica sono il papilloma a cellule di transizione (urotelioma) il papilloma a cellule squamose e il carcinoma indifferenziato. I papillomi vescicali sono rinvenibili soprattutto sulla parete posteriore, nell'area peritrigonale e nel fondo della vescica, ossia in quelle zone dove l'urina e le sostanze cancerogene ristagnano più a lungo (139). L'aspetto ecografico generalmente è quello di lesioni vegetanti (Figura 221), papillari, iperecogene con una più o meno larga base di impianto (Figura 222). La vegetazione può assumere un aspetto arborescente, digitiforme o rotondeggiante, può raggiungere dimensioni tali da occupare tutto il lume vescicale (Figura 223).

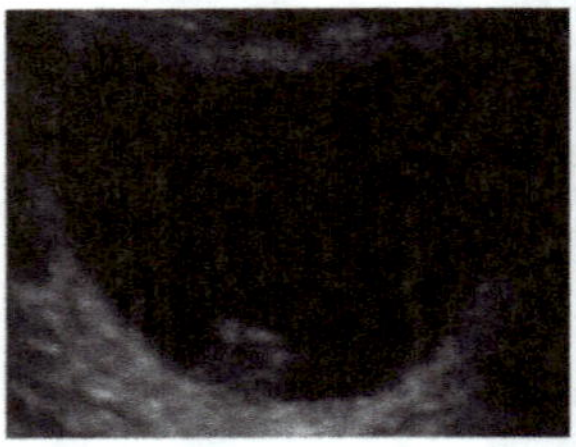

Fig. 221. Formazione iperecogena vegetante nel lume vescicale

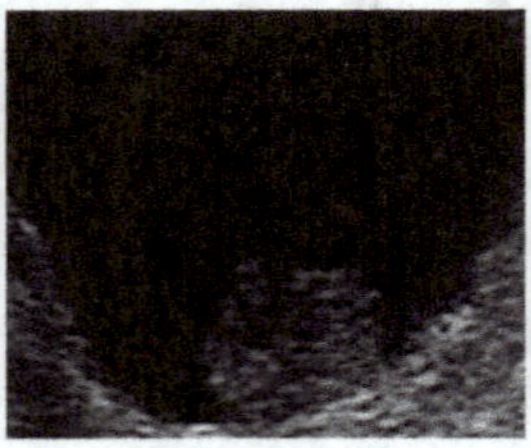

Fig. 222 Formazione iperecogena con larga base di impianto

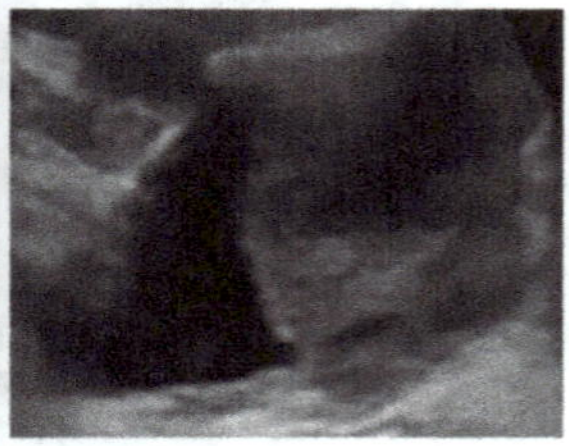

Fig. 223. Formazione espansiva che occupa quasi completamente il lume vescicale

I papillomi possono essere unici o multipli (Figura 224).

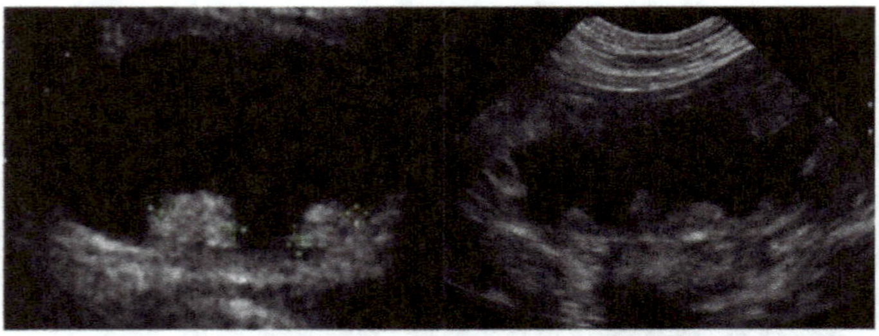

Fig. 224. Carcinoma papillare multicentrico

Non è infrequente il riscontro di calcificazioni (Figura 225); raramente (3 % dei casi), la deposizione di sali di calcio è così marcata da porre il sospetto di formazione calcolotica (Figura 226).

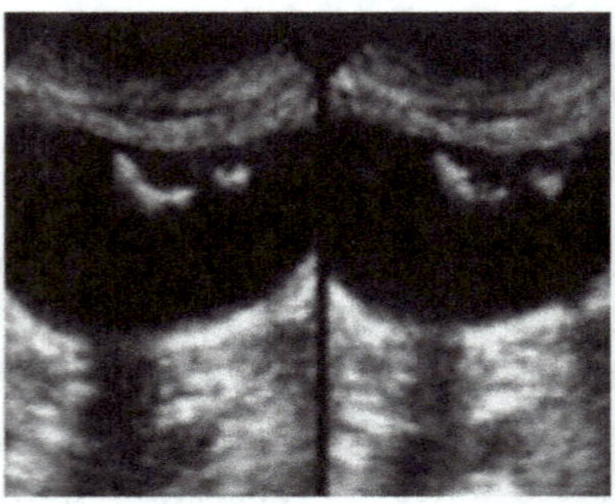

Fig. 225. Calcificazioni di carcinoma della cupola vescicale

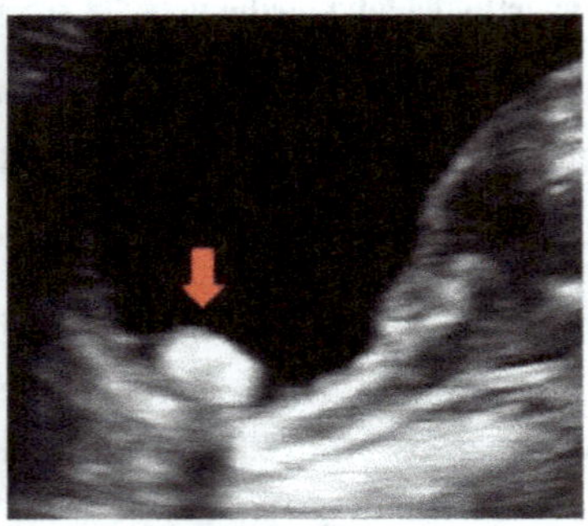

Fig. 226. Urotelioma calcifico del fondo vescicale

In questo caso si invita il paziente a cambiare il decubito e si seguono gli eventuali spostamenti della formazione calcifica: se essa si sposta con i movimenti del paziente trattasi di calcolo endovescicale; le neoplasie infiltrando la parete non seguono i movimenti del paziente. Le formazioni eterologhe che interessano il trigono vescicale possono estendersi fino all'uretere distale, mono o bilateralmente, ed essere responsabili di idronefrosi (Figura 227).

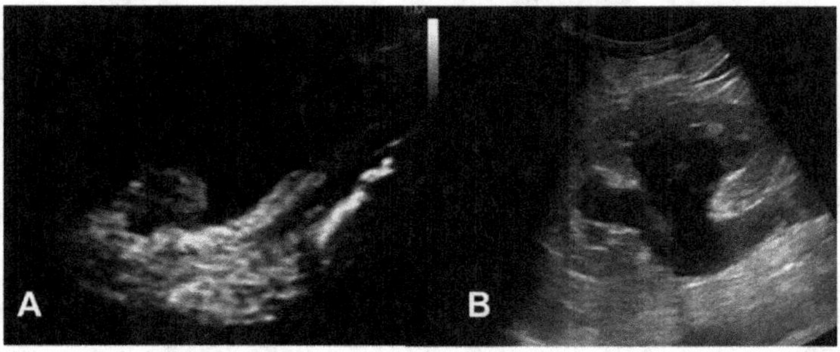

Fig. 227. (A) Urotelioma del trigono vescicale con infiltrazione dell'uretere di sinistra. (B) Idronefrosi del rene di sinistra

TUMORI DELL'URETERE

Gli ureteri in condizioni normali non sono visualizzabili, le sue pareti acquattate non ne consentono la valutazione ecografica. Un ostacolo lungo il suo decorso ne provoca la dilatazione e la stasi urinaria che lo rendono visibile agli US. Nel 30-40 % dei casi si associa a carcinoma della vescica, nell'11-13 % dei casi si sviluppa in modo asincrono anche nella via urinaria controlaterale, possono essere unici, spesso multicentrici. Le lesioni uroteliali sono particolarmente difficili da individuare, gli US possono porre il sospetto solo se si associa ureteronefrosi (Figura 228), può essere difficile la diagnosi differenziare con i calcoli sopratutto se si associano calcificazioni e contestuale cono d'ombra posteriore (140).

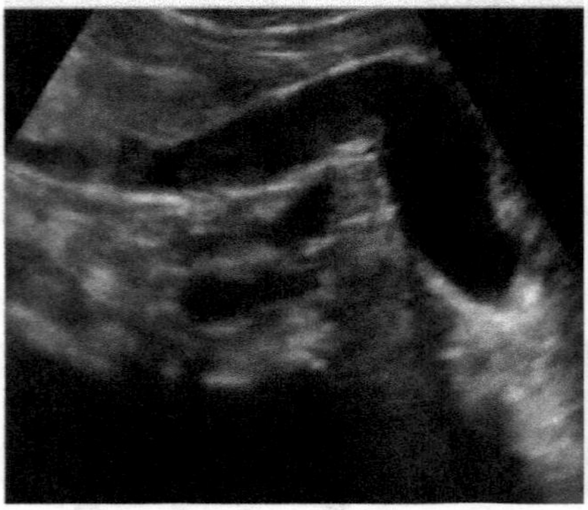

Fig. 228. Urotelioma calcifico con dilatazione dell'uretere a monte

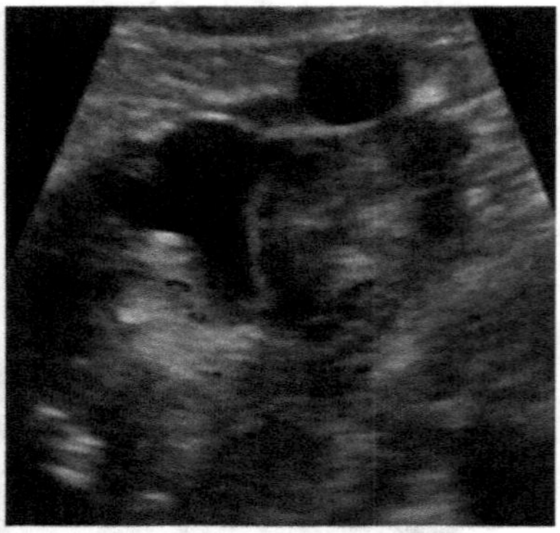

Fig. 229. Urotelioma pielico

L'ecografia ha un ruolo altrettanto limitato nella diagnosi degli uroteliomi pielici soprattutto se di piccole dimensioni (141), a volte la massa può raggiungere dimensioni tali da essere valutabile con gli US: appare costituito da tessuto omogeneo, iperecogeno, ipovascolarizzato, che occupa in parte o completamento il seno pielico ove forma una massa arborescente (Figura 229).

STENOSI DELL'ARTERIA RENALE

L'arteria renale si dirama direttamente dal margine laterale dall'aorta addominale in corrispondenza del disco intervertebrale tra L1 e L2 appena sotto l'arteria mesenterica superiore (Figura 230).

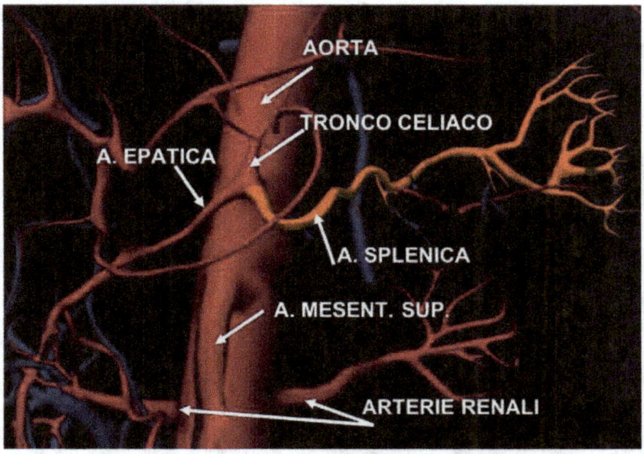

Fig. 230. Origine delle arterie renali dall'ostio aortico

Il numero delle arterie renali può variare da due a più arterie; il vaso trasporta circa un terzo della gittata cardiaca, decorre posteriormente alla vena renale, ha un diametro di circa 5 mm. Prima di raggiungere l'ilo renale il ramo principale si divide in rami secondari che, all'interno del rene, danno origine alle arterie segmentali che si distribuiscono nei lobi renali. Dalle arterie segmentarie si diramano le arterie interlobari che generano le arterie arcuate, poste alla base delle piramidi midollari, da esse originano le arterie interlobulari che raggiungono il tessuto corticale generando le arteriole afferenti del glomerulo.

Lo studio delle arterie renali richiede particolare perizia ed esperienza dell'operatore: agevole nel paziente magro, particolarmente difficile negli obesi. Deve essere richiesto il digiuno da almeno otto ore e una dieta priva di scorie nei due giorni che precedono l'esame. La difficoltà deriva in parte dalla profondità e dal decorso delle arterie renali, in parte dalla frequenza di vasi anomali, ma anche dalla necessità di dover esplorare l'intero tragitto delle arterie principali ed accessorie. La valutazione deve essere condotta sia in posizione supina che in decubito controlaterale rispetto all'arteria che si desidera studiare. Tenendo conto che gli effetti emodinamici di una stenosi tendono ad esaurirsi allontanandosi da essa, il vaso deve essere campionato lungo tutto il suo decorso: nella porzione ostiale e paraostiale, nel tratto medio distale e all'ilo renale.

Per lo studio delle arterie renali devono essere utilizzate sonde convex con una frequenza compresa tra 2,5 – 2,8 MHz; l'esame va condotto inizialmente in B-Mode e successivamente in modalità color Doppler. Quest'ultimo deve essere eseguito con un angolo di insolazione < 60° ed una PRF tra 1,5 e 3 KHz. La curva velocitometrica che si registra nell'arteria renale è a bassa resistenza: una fase sistolica rapida seguita da una lenta e progressiva decellerazione che segna la fase diastolica (Figura 231).

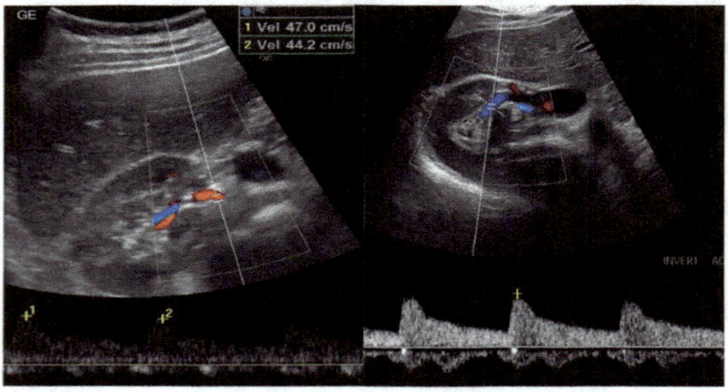

Fig. 231. Curva velocitometrica (V/t) dell'arteria renale

Il flusso è compreso tra 600 e 650 ml/m, gli indici di resistenza e di pulsatilità sono bassi: rispettivamente < 0,7 e 1,2-1,5; la velocità di picco sistolico pari a 100 ± 20 cm/s, la velocità telediastolica 40 ± 20 cm/s (142).

Le scansioni per lo studio delle arterie renali comprendono:

1. una scansione trasversa in regione epigastrica, con paziente in posizione supina;
2. una scansione longitudinale sull'aorta, con paziente in decubito laterale;
3. Una scansione sottocostale obliqua, con paziente in decubito controlaterale rispetto al vaso in esame;
4. Una scansione longitudinale a livello della linea ascellare destra e sinistra.

La scansione trasversa in regione epigastrica ci consente di studiare l'origine delle arterie renali dall'ostio aortico. L'individuazione del tronco celiaco (Figura 232) rappresenta un importante punto di repere in quanto subito più in basso è individuabile l'arteria mesenterica superiore, e nella pinza aorto-mesenterica, la vena renale di sinistra (Figura 233), subito dopo dall'aorta originano le arterie renali (Figura 234).

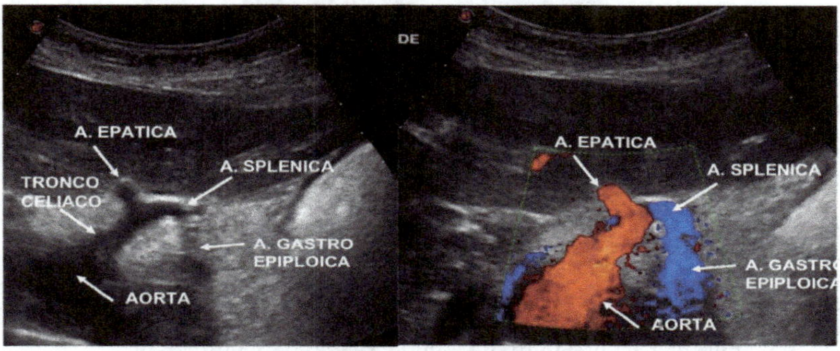

Fig. 232. Tronco celiaco

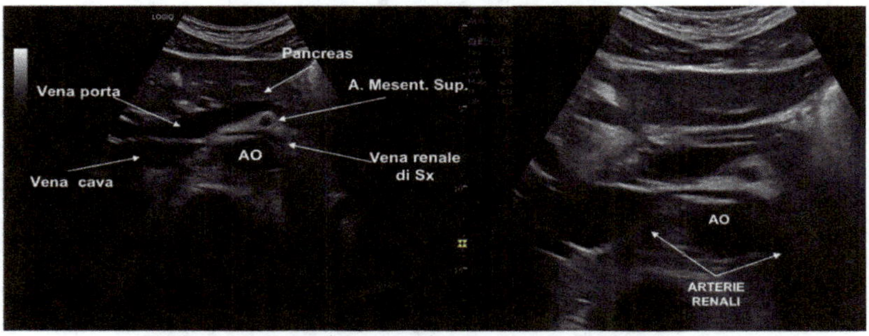

Fig. 233. Scansione trasversa sull'aorta addominale

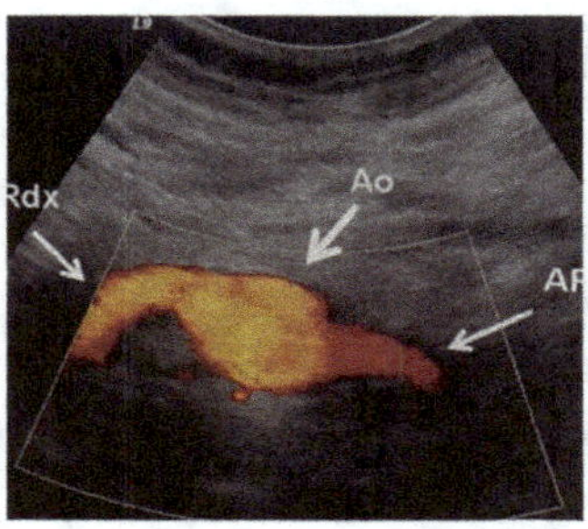

Fig. 234. Emergenza delle aa renali dal peduncolo aortico (Per gentile concessione del Prof Meola)

Con il paziente in decubito laterale sinistro è possibile eseguire una scansione longitudinale sull'aorta e vena cava che ci consente di studiare il peduncolo di emergenza di entrambe le arterie renali (Figura 235).

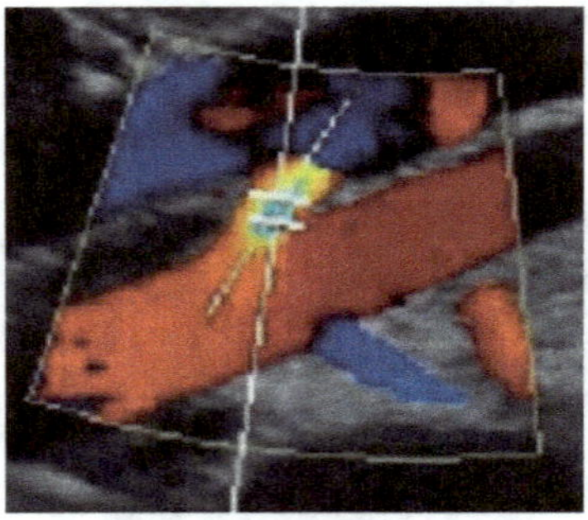

Fig. 235. Valutazione del peduncolo di emergenza di entrambe le arterie renali

La scansione sottocostale obliqua, invece, mostra l'arteria renale lungo tutto il suo percorso (Figura 236), che condivide con la vena renale omolaterale.

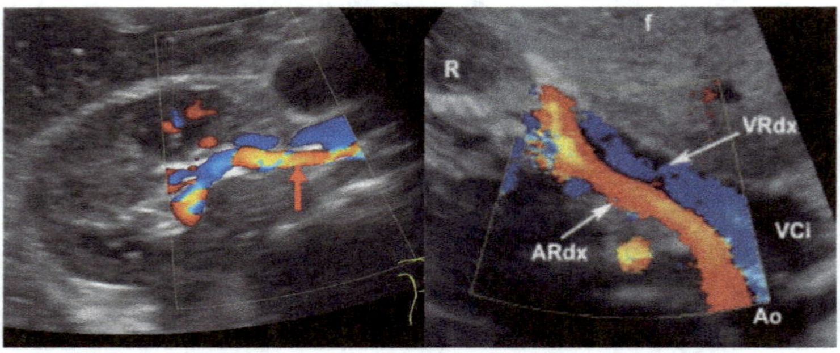

Fig. 236. Arteria e vena renale studiate lungo tutto il decorso

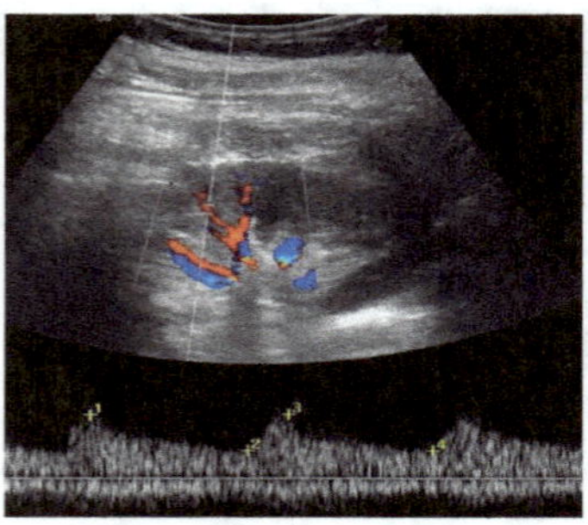

Fig. 237 Vascolarizzazione intraparenchimale, calcolo degli IR sulle arterie interlobari

Infine una scansione longitudinale sulla linea ascellare permette di visualizzare la vascolarizzazione intrarenale, campionare le arterie interlobari e determinare gli indici di resistenza (Figura 237).

Con il paziente nella stessa posizione, ruotando la sonda in scansione trasversa sull'ilo, potremo valutare il tratto distale dell'arteria renale (Figura 238).

I criteri per lo studio delle arterie renali finalizzato alla individuazione di una stenosi sono indicati nella tabella 8.

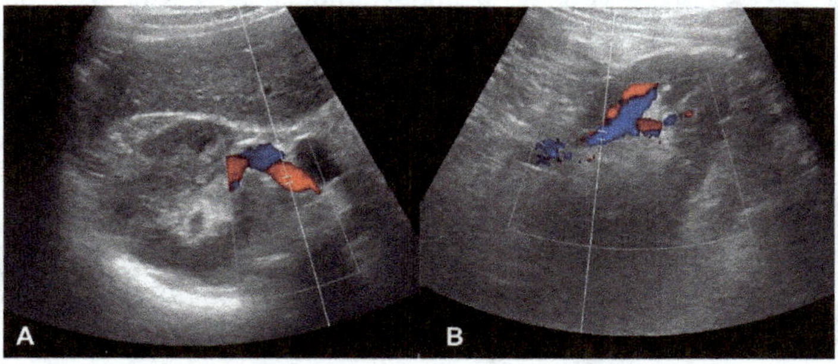

Fig. 238. Porzione terminale dell'arteria renale di destra (A) e di sinistra (B)

CRITERI B-MODE	ASSIMETRIA RENALE > 2 cm
CRITERI COLOR-DOPPLER	✓ ALIASING ✓ SOVRASATURAZIONE ✓ BRUIT COLORE
CRITERI DIRETTI (CURVA VELOCITOMETRICA)	✓ VELOCITA' DI PICCO SISTOLICO (> 180 cm/s) ✓ VELOCITA' DIASTOLICA (> 90 cm/s) ✓ SEGNALE AUDIO ✓ PARVUS TARDUS
CRITERI INDIRETTI	✓ RAPPORTO RENO-AORTICO (VPS A.RENALE/VPS AORTA) > 3,5 ✓ LATERALIZZAZIONE DEGLI INDICI DI RESISTENZA (differenza > 0,12)

Tabella 8. Criteri per la determinazione della stenosi dell'arteria renale

Una asimmetria superiore a 2 cm tra i diametri longitudinali dei due organi, valutata in B-Mode, fa già ipotizzare che il rene più piccolo possa essere interessato da un ipoafflusso secondario a stenosi. Ovviamente trattasi di un parametro aspecifico che deve essere supportato dagli altri criteri di stenosi per poter fare diagnosi di certezza (143). Per stenosi emodinamicamente significative (> 50 %) si assiste ad una accelerazione della velocità di picco sisto-diastolico a

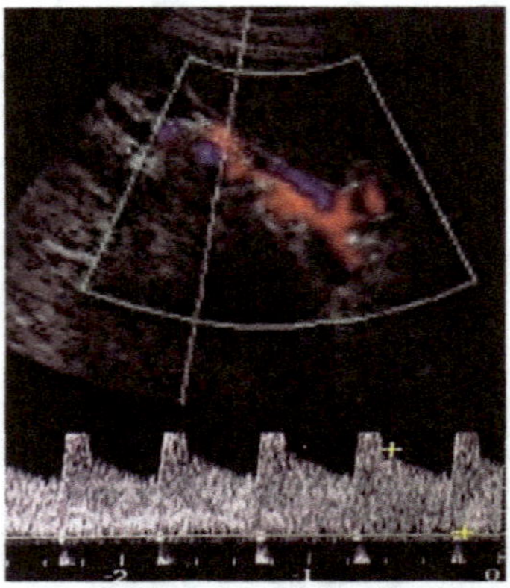

Fig. 239. Accelerazione sisto-diastolica

livello della stenosi (Figura 239), in misura proporzionale all'entità della stessa, seguita da un moto turbolento a valle (144). Distalmente, qualora la stenosi non è serrata, ci sarà il ripristino della normale morfologia della curva velocitometrica (v/t). Mentre l'accelerazione è evidenziabile con una desaturazione del colore verso i toni del bianco; il moto turbolento lo si riconosce per l'effetto coriandoli o aliasing, e dal bruit colore (Figura 240), anche con valori di PRF elevati che contrasta con l'assenza di colore nel resto del vaso.

Fondamentale la valutazione della curva v/t che deve essere studiata con angoli di insolazione < 60°: valori di velocità di picco sistolico (VPS) > 180 cm/s e velocità diastoliche (VD) > 90 cm/s devono essere considerati indicativi di stenosi > 60 % (145). La stenosi sarà accompagnata da un segnale audio caratteristico dell'accelerazione sisto-diastolica: un soffio aspro e rude che diventa sempre più intenso con l'aumentare della stenosi (146). A valle delle stenosi particolarmente serrate si assiste, invece, al fenomeno "parvus tardus" (147). Il pattern Parvus Tardus si caratterizza per due aspetti principali:

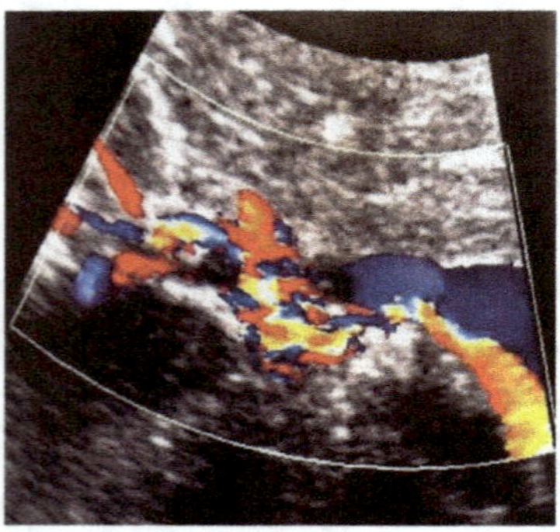

Fig. 240. Desaturazione del colore, Aliasing e bruit colore a livello di una stenosi

- Parvus: diminuzione dell'ampiezza del segnale doppler, che riflette una riduzione del flusso ematico;
- Tardus: prolungamento del tempo di accelerazione sistolica, ovvero un ritardo nel raggiungimento del picco di velocità del flusso sanguigno.

Questi elementi sono tipici di una stenosi significativa o di un'ostruzione arteriosa che causa un rallentamento e una riduzione del flusso a valle (Figura 241).

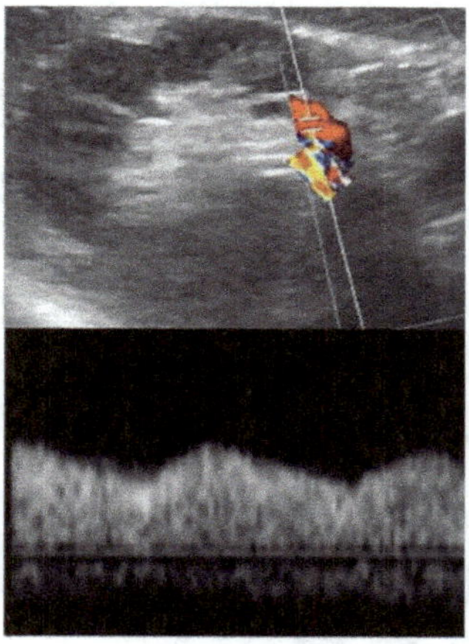

Fig. 241. Parvus Tardus a valle di una stenosi serrata all'ilo renale

Va ricordato che una accelerazione del flusso ematico può essere legata ad un inginocchiamento dell'arteria, quindi una condizione costituzionale, individuale. Onde evitare variazioni individuali, un importante criterio di diagnosi è il rapporto reno/aortico (RAR), ossia il rapporta tra la velocità registrata in arteria renale e quella rilevata in aorta. Il RAR si calcola rapportando la VPS in arteria renale con quella dell'aorta rilevata subito dopo l'emergenza dell'arteria mesenterica superiore. In condizioni fisiologiche tale indice è pari a 3,5, esso ci consente di discriminare alte velocità legate ad inginocchiamenti del vaso da quelle proprie di una stenosi dell'arteria renale. Quando il RAR è > 3,5 e la VPS in arteria renale è > 180 cm/s nel 90 % dei casi trattasi di una stenosi dell'arteria renale. Per RAR < 3 con VPS < 180 cm/s sono necessarie indagini radiologiche di secondo livello (Angio-RM o Angio-TC) per fare diagnosi di stenosi (148-149). Infine la completa assenza di segnale color Doppler deve far ipotizzare una occlusione completa del vaso (Tabella 9).

% DI STENOSI	VPS	VD	RAR	PARVUS TARDUS
Assenza di stenosi	100 ± 20 cm/s	40± 20 cm/s	< 3,5	ASSENTE
< 60 %	> 180 cm/s	> 60 cm/s	< 3,5	ASSENTE
> 60 %	> 200 cm/s	> 90 cm/s	> 3,5	ASSENTE
Stenosi serrata	> 200 cm/s	> 90 cm/s	> 3,5	PRESENTE
Occlusione completa	Assenza di segnale	Assenza di segnale	Assenza di segnale	ASSENTE

Tabella 9. Criteri per la diagnosi di stenosi dell'arteria renale

RUOLO DELL'ECOCOLOR-DOPPLER NELL'ASTIMENTO E MONITORAGGIO DELL'ACCESSO VASCOLARE

L'accesso vascolare per emodialisi è un bene prezioso per il paziente in trattamento emodialitico, li dove il patrimonio vascolare non è illimitato, è evidente che l'allestimento e la sorveglianza dell'accesso vascolare diventino di fondamentale importanza al fine di poter disporre di una fistola arteriovenosa che sia di lunga durata, semplice da incannulare, resistente alle venopunture e con un flusso adeguato a garantire l'efficienza dialitica. E' dimostrato (150) che il 10-24 % delle FAV radio-cefaliche fallisce precocemente o non matura in maniera soddisfacente con conseguente aumento della morbilità e della mortalità. Il trend è sicuramente in peggioramento a causa dell'aumento del numero di uremici con comorbidità vascolari. Per cui la costruzione di FAV idonee è diventata una sfida difficile (151). L'obiettivo deve essere pertanto quello di ridurre il rischio di fallimento precoce della FAV e garantire una buona maturazione della stessa.

Per quanto l'esame obiettivo dei vasi del paziente resta un cardine per chi si approccia ad allestire una FAV, l'ecocolor Doppler ha radicalmente modificato l'approccio alla chirurgia dell'accesso vascolare. Nel 1998 Malovrh è stato il primo a sottolineare l'importanza della valutazione ecografica del braccio e dell'avambraccio prima di allestire una FAV; da allora il mapping preoperatorio è stato oggetto di studio da parte di molti Autori che hanno dimostrato inequivocabilmente il valore della metodica nel garantire il buon esito dell'intervento (152-155). Non ultimo, l'importanza della valutazione ecocolor Doppler viene sancita già dal 2006 dalle linee guida della National Kidney fondation (156).

L'esame è duttile, di basso costo, ripetibile, e mette a disposizione una tecnologia: B-mode, M-mode, color Doppler e power, che ci consente di valutare la possibilità di allestire una FAV distale radio-cefalica con vasi nativi, considerata dalle linee guida il primo approccio nel paziente naive (157-160), o di cercare alternative qualora non fosse possibile. Lo studio ecocolor Doppler preoperatorio del braccio e dell'avambraccio garantisce la valutazione di parametri morfologici e funzionali entrambi indispensabili a giudicare idonei i vasi per l'allestimento di una FAV. Tale procedura riduce il numero dei reinterventi, provoca meno stress al paziente, migliora l'outocome della FAV e minimizza i costi.

Per l'esecuzione dell'esame si utilizzano sonde lineari con frequenze comprese tra 7,5 e 15 MHz; il paziente è seduto comodo d'avanti all'operatore con braccio addotto e poggiato sul lettino ecografico (Figura 242) anche se alcuni Autori suggeriscono la posizione supina (161-162). E' utile seguire, in maniera sistematica, sempre lo stesso ordine anatomico nelle scansioni d'esame iniziando dal settore venoso e concludendo con l'albero arterioso (163).

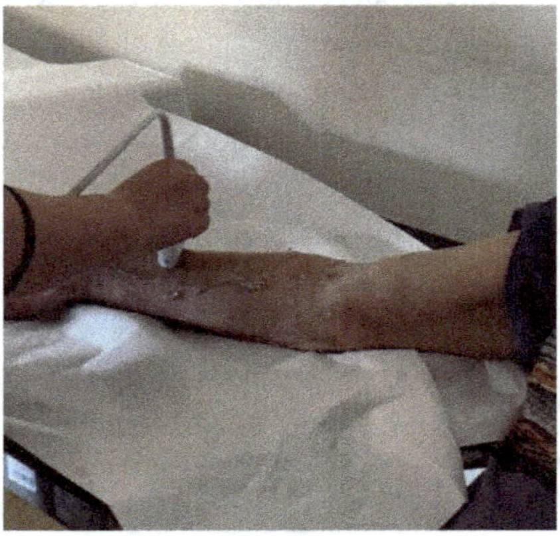

Fig. 242. Mapping preoperatorio: paziente seduto con braccio addotto

RETE VENOSA DELL'ARTO SUPERIORE

Si riconoscono fondamentalmente due vie venose: una superficiale, disposta nel piano profondo del tessuto sottocutaneo e svincolata dalla rete arteriosa, e una profonda costituita essenzialmente dalle vene che accompagnano le arterie nel loro decorso. L'asse venoso superficiale è quello utilizzato per la creazione degli accessi vascolari. La vena cefalica rappresenta l'asse venoso più utilizzato in senso chirurgico e meglio utilizzabile in senso dialitico: se ne distingue una porzione di pertinenza dell'avambraccio: vena cefalica dell'avambraccio o vena radiale superficiale, e una di pertinenza del braccio: vena cefalica (Figura 243).

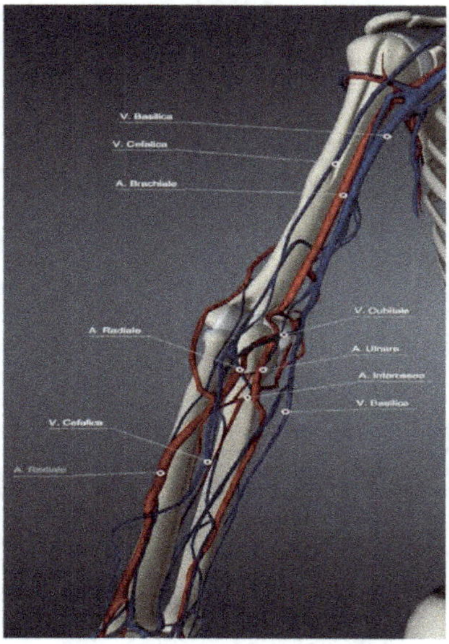

Fig. 243. Vena cefalica

La vena cefalica dell'avambraccio prende origine dalla confluenza dell'arcata venosa del metacarpo con la vena cefalica del pollice, incrocia la tabacchiera anatomica e decorre prima lungo il margine esterno dell'avambraccio per collocarsi sulla sua faccia anteriore (Figura 244). A livello della piega del gomito si unisce con la vena mediana dell'avambraccio dando origine alla vena cefalica del braccio che si approfonda per confluire nella vena ascellare.

La vena basilica rappresenta la vena con maggior diametro dell'arto superiore: essa nasce dalla confluenza della vena salvatella del mignolo con l'arcata venosa dorsale del metacarpo. Decorre lungo il margine mediale dell'avambraccio spostandosi sulla faccia anteriore a livello prossimale. Alla piega del gomito confluisce con la vena mediana basilica per dare origine alla vena basilica del braccio che sbocca nella vena omerale (Fig. 245).

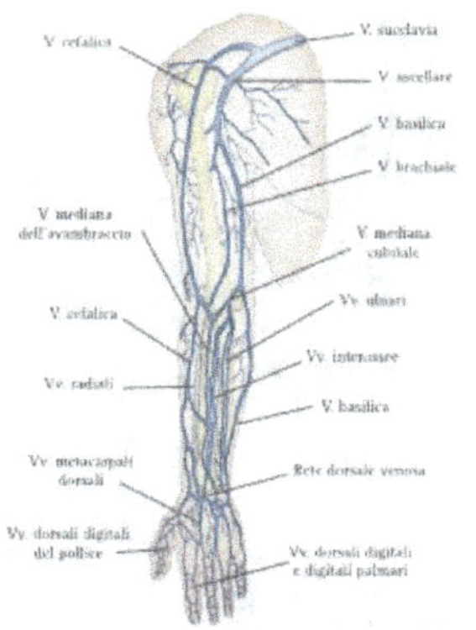

Fig. 244. Decorso della vena cefalica

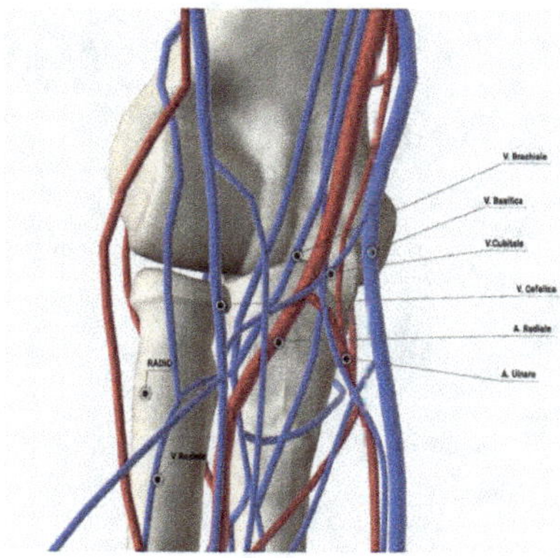

Fig. 245. Vascolarizzazione alla piega del gomito

La piega del gomito, è uno dei distretti più importanti per la creazione di un accesso vascolare soprattutto quando una FAV radio-cefalica distale non è allestibile. La conformazione della rete venosa alla piega del gomito è estremamente variabile: sono infatti possibili almeno 4 diverse disposizioni (Fig.246):

- Conformazione ad "M " : è la disposizione più frequente (60%). I tratti lunghi della M sono costituiti dalla vena cefalica e dalla vena ulnare dell'avambraccio, i tratti brevi dalla vena mediana cefalica e mediana basilica. Dal vertice distale della M originano la vena mediana e la vena comunicante. L'aponevrosi del bicipite, o lacertus fibrosus, separa la vena dall'arteria omerale e dal nervo mediano. Detta conformazione favorisce l'anastomosi fra vena e arteria.
- Conformazione a "Y": è presente nel 30% dei casi. La vena radiale si continua nella vena mediana basilica, mentre la mediana cefalica è poco sviluppata.
- Conformazione a "N": rara (8%). La vena radiale si divide in due rami da cui originano la vena cefalica e la vena della piega del gomito che corrisponde alla mediana basilica. Da questo ramo si stacca la vena comunicante profonda.
- Conformazione a "W": rara (2%). La vena radiale si biforca in mediana cefalica e in mediana basilica. La vena ulnare si divide in due tronchi: la vena basilica accessoria e un secondo ramo che si unisce alla mediana basilica da cui origina la vena basilica.

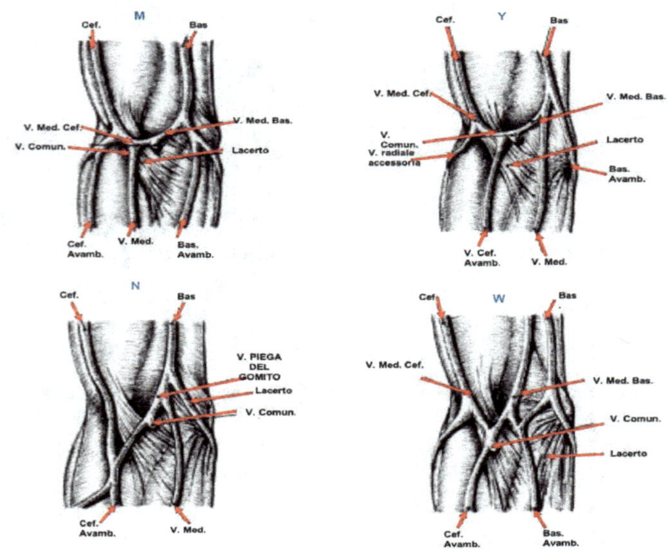

Fig. 246. Quattro diverse conformazioni della rete venosa alla piega del gomito

RETE ARTERIOSA DELL'ARTO SUPERIORE

L'arteria omerale (Fig. 247), decorre dall'apice del cavo ascellare fino alla piega del gomito. La biforcazione dell'arteria avviene generalmente alcuni cm oltre la linea articolare, due cm sopra la piega del gomito, dove da origine all'arteria radiale e all'arteria ulnare. La vena basilica, nella metà distale del braccio, decorre parallela all'arteria omerale. L'arteria radiale costituisce il ramo laterale di biforcazione dell'arteria omerale, discende verticalmente dal punto di mezzo della piega del gomito e termina a livello della doccia radiale del polso. L'arteria ulnare discende medialmente nella regione anteriore dell'avambraccio, giunta al polso decorre lateralmente l'osso pisiforme supera il palmo della mano e si anastomizza con il ramo palmare superficiale dell'arteria radiale dando origine all'arcata palmare.

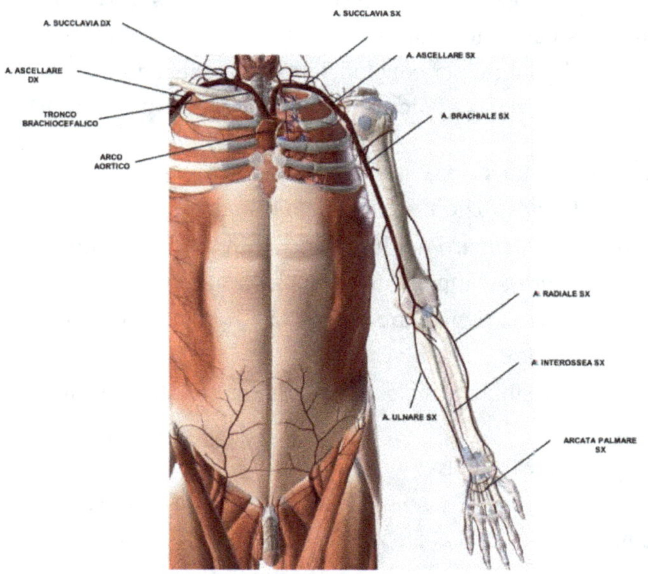

Fig. 247. Rete arteriosa dell'arto superiore

MAPPING PREOPERATORIO

Settaggio dell'ecografo:

⇒ utilizzare sonde lineari con frequenze superiori a 5 MHz;
⇒ interporre abbondante gel;

⇒ dopo aver individuato il vaso magnificare l'immagine utilizzando lo zoom;

⇒ regolare il guadagno evitando l'effetto pioggia all'interno del lume, ma tale da consentire di individuare l'iperecogenicità dell'intima;

VALUTAZIONE DL SETTORE VENOSO

Molti pazienti presentano buone vene ma profonde per essere visualizzate da un esame fisico. Malovrh (164), ha riportato che su 116 pazienti in soli 54 (45%) le vene erano clinicamente visibili e giudicate idonee all'allestimento di una FAV. Mentre vene idonee all'allestimento di una FAV erano evidenziate dagli ultrasuoni in 48 su 62 pazienti (77,4%).

Lo studio dell'albero venoso dell'arto superiore inizia dalla vena ascellare, segue sulla vena basilica per soffermarsi soprattutto sulla vena cefalica del braccio e le vene alla piega del gomito, per concludersi con la valutazione della vena cefalica dell'avambraccio. La vena cefalica deve avere le seguenti caratteristiche:

⇒ essere completamente comprimibile;

⇒ non presentare ostruzioni stenotiche o trombotiche;

⇒ deve avere un diametro del lume, misurato tra intima prossimale e intima distale (Fig. 248), compreso tra 1,6 e 2,5 mm (165);

⇒ qualora si volesse impiantare una protesi il diametro del vaso deve essere superiore a 4 mm;

⇒ deve essere visibile a metà dell'avambraccio dopo posizionamento del laccio;

⇒ non deve essere tortuosa;

⇒ dopo compressione di 2 minuti con bracciale a 40 mmHg il diametro deve incrementare dal 25% al 50 %

⇒ la presenza di valvole e di circoli collaterali va segnalata (166)

⇒ la profondità rispetto ai piani cutanei deve essere < 6 mm

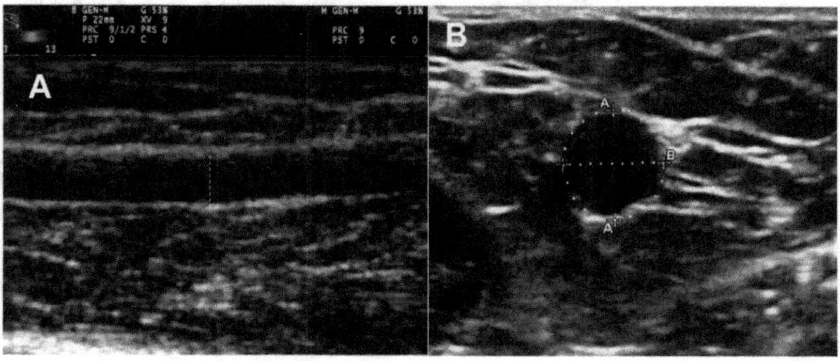

Fig. 248. Vena cefalica in scansione longitudinale (A) e trasversa (B)

Diametri della v. cefalica inferiori a 1.6 mm controindicano l'allestimento della FAV in quel tratto di vena. Della vena cefalica oltre al diametro va valutata la sua capacità di dilatarsi:

$$\% \text{ DI DILATAZIONE} = (B \times 100/A) - 100$$

dove A e B rispettivamente rappresentano il diametro del vaso in condizione di riposo e dopo la stasi. Malovrh ha dimostrato che le FAV che utilizzavano vene cefaliche con capacità di dilatarsi inferiore al 48% vanno incontro a precoce trombosi.

VALUTAZIONE DL SETTORE ARTERIOSO

La valutazione inizia con l'arteria brachiale:

⇒ deve essere visibile a 2 cm dalla piega del gomito dove si biforca in arteria radiale e arteria ulnare: biforcazioni più alte, vanno segnalate;

⇒ deve avere un diametro (intima-intima) non inferiore ai 3 mm (Figura 249);

⇒ deve avere uno spessore intima-media < 1 mm;

⇒ Lo spettro velocitometrico deve essere quello di un'onda trifasica ad alta resistenza (Figura 250)

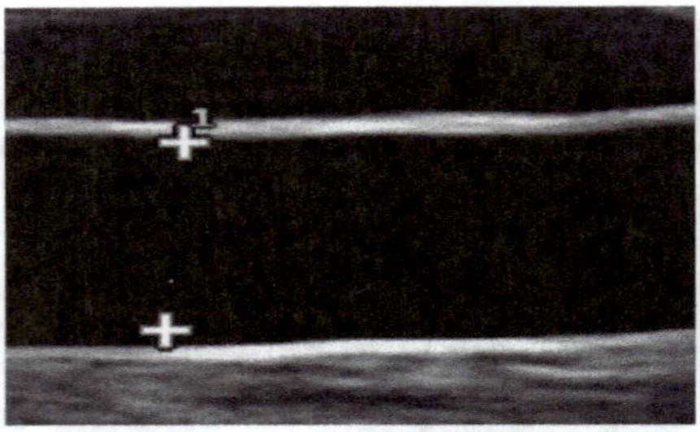

Fig. 249 Misurazione del diametro dell'a. omerale (intima- intima)

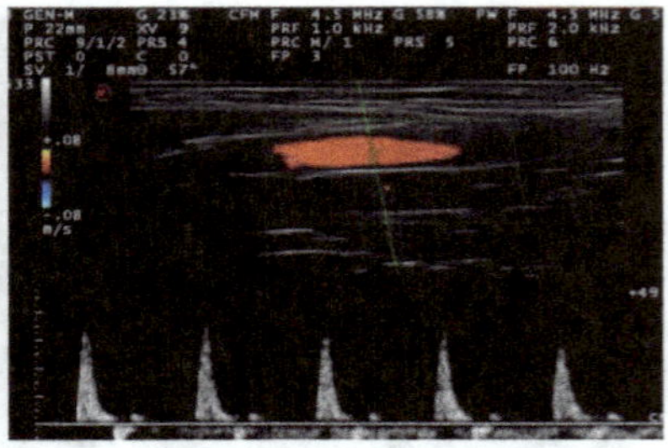

Fig. 250. Spettro velocitometrico di onda trifasica: ridotta componente diastolica, presenza dell'onda reverse

Segue la valutazione dell'arteria radiale:

⇒ Deve avere un diametro non inferiore ai 2 mm, valori inferiori sono stati correlati ad una ridotta pervietà della FAV ad un anno (167);

⇒ deve avere uno spessore intima-media < 1 mm, l'incremento dello stesso correla con un peggior outcome della FAV;

⇒ non devono essere presenti lesioni stenotiche;

⇒ la presenza di calcificazioni, evidenziabili con il classico cono d'ombra e la irregolarità del flusso all'accensione del box colore (Figura 251 A-B-C), vanno segnalate onde evitare l'allestimento della FAV in quel tratto di arteria. Le aree con un apparente mancanza di flusso (Figura 251 C) sono espressione di calcificazioni parietali i cui coni d'ombra mascherano il flusso

⇒ Deve avere un flusso non inferiore a 10-15 ml/m con indice di resistenza IR < 0.7. E' dimostrato che IR dell'arteria radiale > 0.7 sono correlati ad un fallimento precoce della FAV.

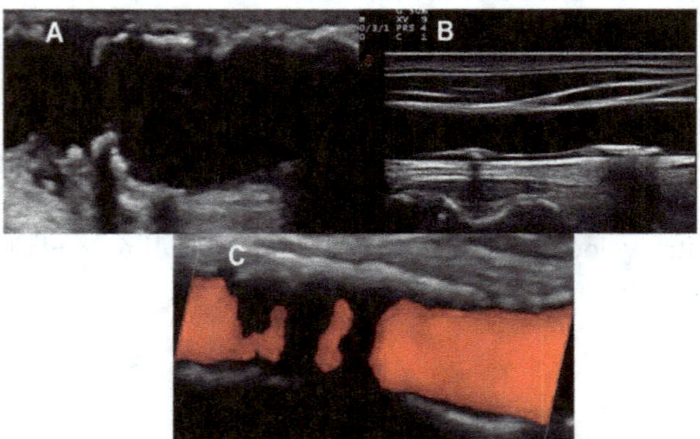

Fig. 251. Calcificazioni vascolari a carico dell'a. omerale in B-Mode (A-B), e al color (C)

Infine va eseguita una valutazione funzionale mediante il test dell'iperemia reattiva (168). Il test deve essere condotto sull'arteria brachiale (Figura 252) in quanto, per FAV radio-cealiche, il flusso valutato in brachiale, considera anche il flusso che dall'a. ulnare raggiunge l'a. radiale grazie all'arcata palmare. (Figura 253).

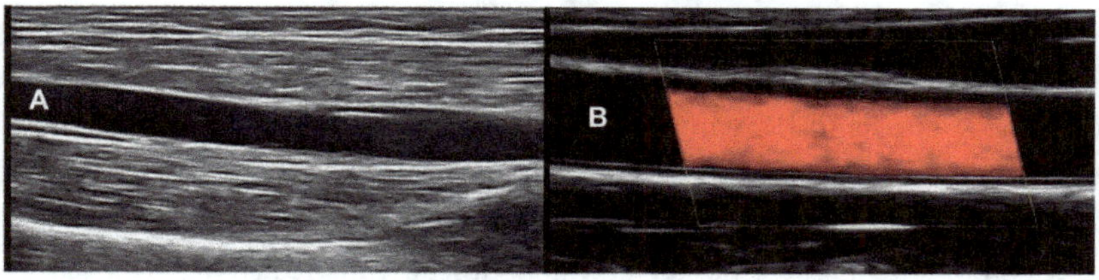

Fig. 252. Arteria brachiale. Campionamento in B-Mode (A) e al color (B)

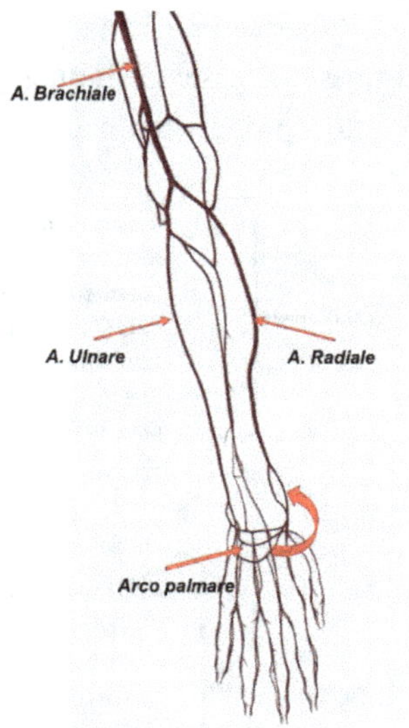

Fig. 253. L'arteria brachiale garantisce il flusso in a. ulnare e a. radiale; il flusso arterioso in quest'ultima è influenzato anche dall'arteria ulnare che le fornisce sangue attraverso l'arcata palmare

Il test consente di valutare la compliance vascolare sotto l'influenza di un incremento del shear stress. Infatti, condicio sine qua non affinché una FAV maturi, è che l'arteria afferente alla FAV si dilati. Questa condizione si realizza solo se l'endotelio è performante ed incrementa la produzione di ossido nitrico sotto l'influenza dello shear stress di parete legato al corto circuito arteria-vena. Con il test, condotto, in fase preoperatoria, cerchiamo di ricreare questa condizione facendo tenere la mano a pugno al paziente per 3-4 minuti, alla riapertura del pugno, se l'endotelio è performante, ci sarà liberazione di ossido nitrico. Questa valutazione viene condotta analizzando le variazioni della curva spettrale dopo un breve periodo di ischemia garantita dalla chiusura a pugno della mano. La riapertura del pugno induce una vasodilatazione (iperemia) sotto l'influenza di una fugace liberazione di ossido nitrico dall'endotelio. Il test viene condotto eseguendo una valutazione di base con determinazione del diametro del vaso; misurazione degli IR, valutazione della morfologia dell'onda, calcolo della portata. Dopo la valutazione di base si invita il paziente a stringere il pugno per 3-4 minuti. Si rivalutano gli stessi parametri dopo la riapertura del pugno. Se il vaso è compliante passeremo da un'onda tipicamente resistiva (trifasica con scarsa o assente componente diastolica e presenza dell'onda reverse) ad un'onda a bassa resistenza (difasica con comparsa della componente diastolica e scomparsa dell'onda reverse). Osserveremo una caduta delle resistenze; un incremento del diametro e del flusso. L'assenza di queste variazioni strutturali ed emodinamiche rappresentano fattori prognostici negativi (Tabella 10).

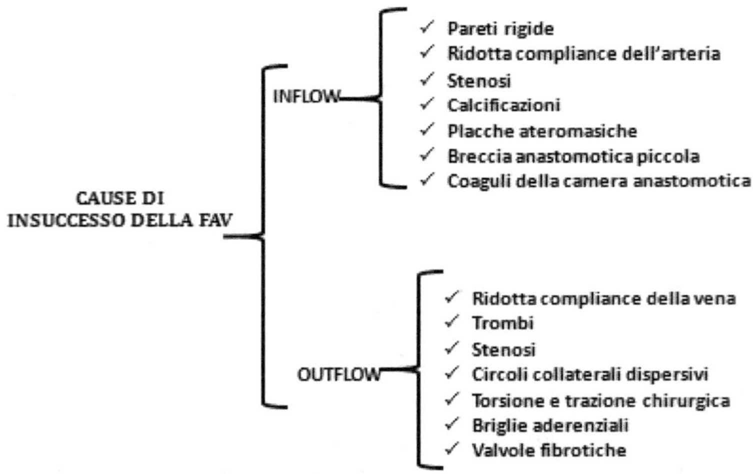

Tabella 10. Cause di insuccesso della FAV

Nella figura 254 A è mostrato un esempio di valutazione basale dell'arteria brachiale eseguito prima di allestire una FAV radiocefalica. E' possibile osservare un'onda trifasica (ad alta resistenza), con un diametro di 4,3 mm, IR di 0.63 e un flusso di 92 ml/m. Mentre la figura 254 B mostra la curva velocitometrica dopo aver invitato il paziente a chiudere il pugno per 3-4 minuti quindi a riaprirlo: l'onda ha un andamento difasico (a bassa resistenza) per scomparsa dell'onda reverse. Appare più pronunciata la componente diastolica, il diametro è aumentato (4,5 mm), gli IR si sono ridotti (0.51) e il flusso è incrementato (204 ml/m). Trattasi di un vaso compliante che conferisce buone probabilità di pervietà alla FAV radiocefalica che si intende allestire.

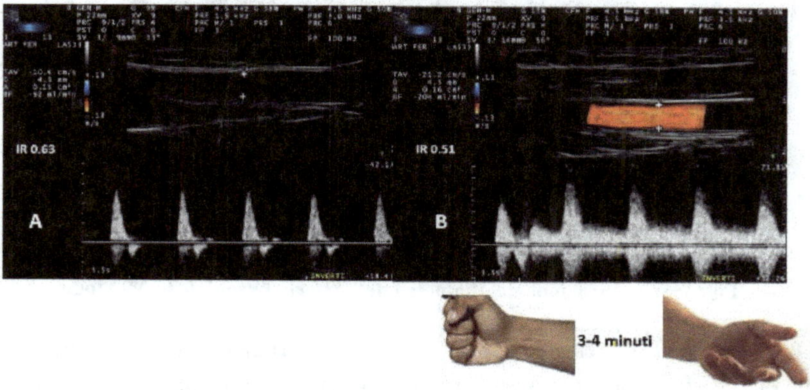

Fig. 254. Test dell'iperemia reattiva: (A) valutazione di base; (B) valutazione dopo aver invitato il paziente a stringere la mano a pugno per 3-4 minuti quindi a riaprirla

La valutazione del flusso o portata è fondamentale sia nella fase preoperatoria che, come vedremo, dopo l'allestimento della FAV. Nel mapping preoperatorio è importante conoscere la portata dell'arteria brachiale e della arteria radiale in quanto il flusso di quest'ultima, correlato al flusso dell'arteria brachiale, rappresenterà "l'inflow" della FAV, ossia la quantità di sangue che nell'unità di tempo rifornirà l'accesso vascolare. La portata è calcolata dalla formula:

$$Q = \frac{V\ x\ \pi D^2}{4}$$

dove Q è la portata, V è la velocità media, D è il diametro del vaso. Il diametro nella formula è espresso al quadrato, ciò significa che anche piccoli errori nella misura saranno responsabili di grandi errori nel calcolo della portata. Gli ecografi sono tutti dotati di un software per il calcolo di Q, mentre il diametro del vaso bisogna misurarlo. La misurazione del diametro eseguita su immagini congelate non solo non considerano le variazioni di sezione legate ai cicli cardiaci, ma sono anche imprecise per la presenza di fenomeni di riverberazione sulla parete prossimale che non ci consentono di posizionare con esattezza il caliper per una corretta misurazione intima-intima. La modalità migliore per questa misurazione è l'M -Mode (Figura 255), facendo la media tra il valore calcolato in diastole e quello in sistole (scalino più alto e scalino più basso della figura).

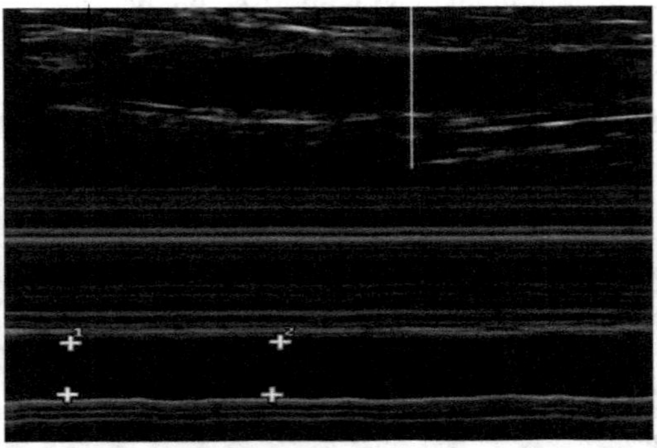

Fig. 255. Misurazione del diametro dell'arteria brachiale in M-Mode

Il Dottor Napoli (165) eseguendo più misurazioni del diametro, comprendenti uno o più cicli cardiaci, ha notato che se fosse stato preso solo il valore massimo e non il valore medio di ciascuna misurazione, ci sarebbe stata una differenza di 0,3 mm pari a una variazione di portata di 100 ml/m.

L'arteria radiale, che nella maggior parte dei casi rappresenta il ramo afferente della FAV, va studiata con particolare attenzione tenendo conto che eventuali stenosi non emodinamicamente significative (< 50 %), con l'allestimento della FAV e con il conseguente incremento di flusso (20-30 volte), possono diventare emodinamicamente significativa e portare alla chiusura della FAV. Nella figura 256 A è riportata una stenosi non emodinamicamente significativa evidenziata durante il mapping preoperatorio. Dopo l'allestimento della FAV la stenosi, valutata in B-Mode, appare più marcata (Figura 256 B), e al color ha il caratteristico aspetto dell'aliasing tipico delle stenosi (Figura 256 C). Infine, per quanto infrequenti, gli aneurismi e i pseudoaneurismi dell'arteria radiale (Figura 257), esito spesso di emogasanalisi, rappresentano una controindicazione all'allestimento dell'accesso vascolare in quel segmento di vaso.

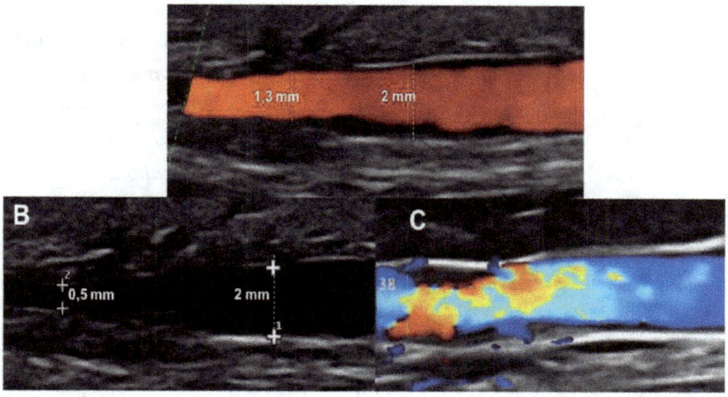

Fig. 256. Stenosi emodinamicamente non significativa dell'a. radiale nel mapping pre operatorio (A); stenosi significativa nella valutazione post operatoria in B-Mode (B) e al color (C)

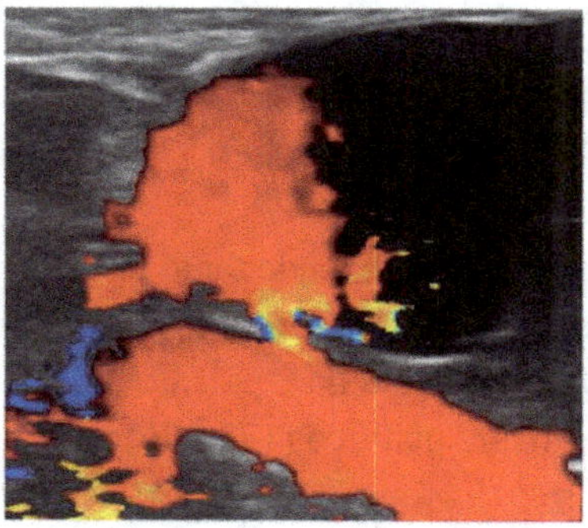

Fig. 257. Pseudoaneurisma dell'arteria radiale

MONITORAGGIO DELLA FISTOLA ARTERIOVENOSA

L'opportunità di studiare la FAV con gli ultrasuoni è ormai datata; già pubblicazioni di 30 aa fa indicavano gli ultrasuoni come un metodo semplice, riproducibile e addirittura paragonabile all'angiografia (169-170). Negli anni la valutazione ecografica della FAV ha assunto sempre più importanza tanto da essere annoverata tra le raccomandazioni delle linee guida KDOQI (171), e non solo, in quanto l'utilizzo degli ultrasuoni per la sorveglianza postoperatoria della FAV viene sancita anche dalla UK Renal association, Canadian Society of Nephrology, e dalle European best practice guidelines 2007 (Tabella 11).

	FAV NATIVA	PROTESI
KDOQI	*Sorveglianza e valutazione mediante US della portata*	*Sorveglianza e valutazione mediante US della portata intra accesso e della pressione venosa statica*
UK RENAL ASSOCIATION	*Viene raccomandato lo studio della FAV se si evidenziano una riduzione del QB, una riduzione dell'efficienza dialitica o un aumento della pressione venosa*	*Viene raccomandato lo studio della FAV se si evidenziano una riduzione del QB, una riduzione dell'efficienza dialitica o un aumento della pressione venosa*
Canadian Society of Nephrology	*Misurazione della portata ogni due mesi ed esecuzione di una angiografia se < 500 ml/m, o se c'è una riduzione > 20% del valore iniziale*	*Misurazione della portata ogni mese ed esecuzione di una angiografia se < 650 ml/m, o se c'è una riduzione > 20% del valore iniziale*
European Best practice Guidelines 2007	Esa*me obbiettivo prima di ogni seduta, regolare misurazione della portata*	Esa*me obbiettivo prima di ogni seduta, regolare misurazione della portata*

Tabella 11. Linee guida

La tecnica si è andata sempre più affinando tanto da essere utilizzata non solo per il mapping preoperatorio ma anche per il follow-up in particolar modo per conferire all'accesso vascolare quella "patente" di idoneità a poter essere utilizzata per il trattamento emodialitico (172-176).

Le cause di insuccesso degli accessi vascolari vanno ricercate in problematiche relative all'inflow e all'outflow (Tabella 10). Ossia a condizioni che riducono la quantità di sangue che, attraverso l'arteria afferente, arriva alla FAV: inflow. Oppure a situazioni che limitano la portata della vena efferente: outflow (Figura 258).

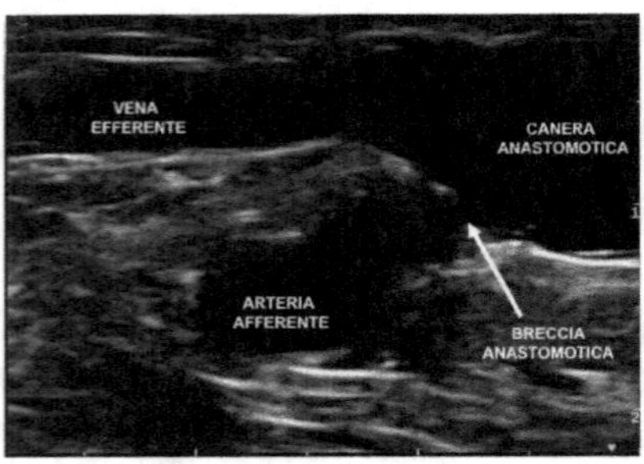

Fig. 258. FAV Radio cefalica

La creazione di una anastomosi arterovenosa causa una netta caduta delle resistenze nel settore arterioso il che favorisce un importante incremento del flusso soprattutto in prossimità della camera anastomotica. Sono coinvolti il vaso afferente quello efferente e la camera anastomotica, il fenomeno è evidenziabile con l'aliasing che si genera all'accensione del box colore (Figura 259).

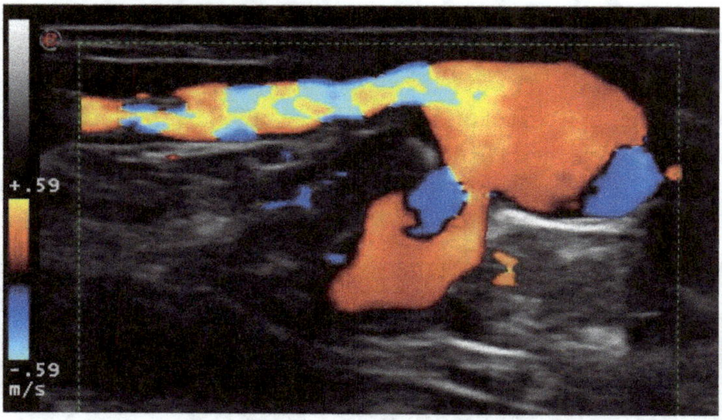

Fig. 259. Aliasing legato agli alti flussi presenti in prossimità della camera anastomotica

L'aumento di flusso è responsabile di un incremento dello shear stress, ossia delle sollecitazioni a cui è esposto l'endotelio per l'aumentato scorrimento di sangue nell'unità di tempo. Tutto ciò provoca una iperplasia neointimale responsabile di una riduzione sia dell'inflow che dell'otflow.

Nella valutazione ecocolordoppler della FAV la sistematicità nell'esecuzione dell'esame ci aiuta ad eseguire in maniera corretta tutte le valutazioni necessarie per dichiarare utilizzabile l'accesso vascolare.

Le tappe da rispettare sono le seguenti:

- √ Paziente seduto, braccio abddotto;
- √ Ricerca dell'anastomosi;
- √ Studio della camera e della breccia anastomotica
- √ Valutazione della vena da sottoporre a venopuntura;
- √ Valutazione dell'arteria afferente
- √ Valutazione dell'arteria brachiale a livello del solco bicipite:
    - o Scansione trasv*ersa e longitudinale in B-Mode;*
    - o *Misura del diametro dell'arteria brachiale in M-Mode;*
    - o *Calcolo della portata utilizzando il diametro precedentemente misurato*

Lo studio della camera anastomotica può mettere in evidenza la presenza di coaguli, oppure una breccia anastomotica molto piccola responsabile di un ridotto inflow, o molto ampia che può generare una FAV ad alta portata.

La valutazione della vena efferente da sottoporre a venopuntura consente di valutarne il diametro, il cui cut off, per essere aggredibile, è di 6 mm; la profondità del vaso dai piani cutanei, che non deve superare i 6 mm; l'assenza di fibrosi periavventiziale e di valvole fibrotiche; l'assenza di briglie aderenziali; la presenza di stenosi (Figura 260) o di coaguli (Figura 261).

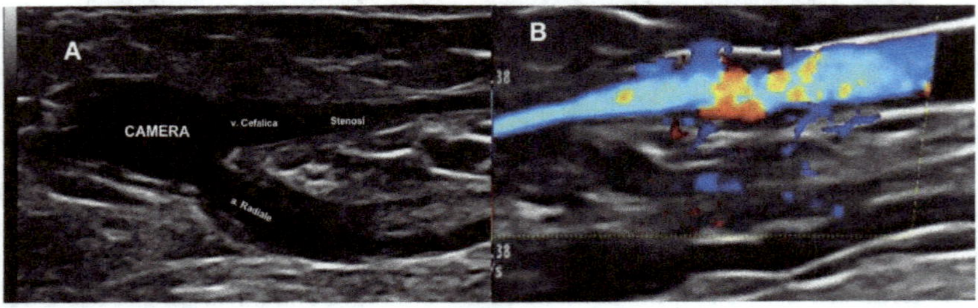

Fig. 260. FAV radiocefalica in B-Mode (A); vena efferente stenotica al color (B)

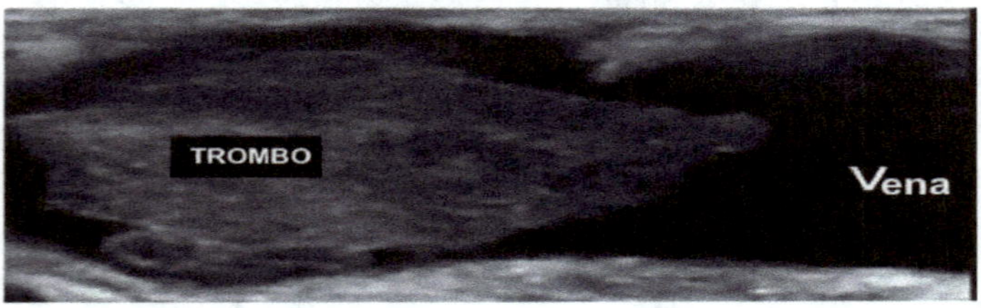

Fig. 261. Ostruzione trombotica di vena efferente

Infine il velocitogramma deve essere quello di una vena arterializzata (Figura 262), ossia deve essere ben evidente il rinforzo sistolico, e l'incremento di flusso. Una curva v/t della vena che perde il rinforzo sistolico con un flusso debole, continuo, di tipo venoso (Figura 263), è indicativo di una FAV che tenderà a trombizzarsi. Va ricordato che la portata della FAV non deve essere mai calcolato sulla vena efferente per l'impossibilità di misurare con esattezza il diametro del vaso vista la naturale tendenza della vena ad acquattarsi quando si poggia la sonda.

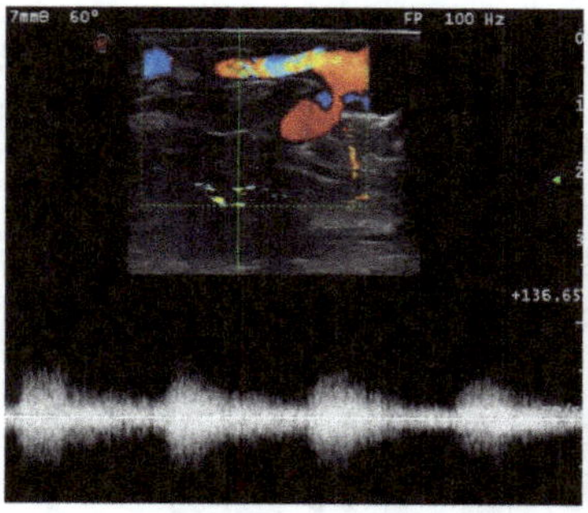

Fig. 262. Velocitogramma di vena arterializzata valutato in prossimità della camera anastomotica

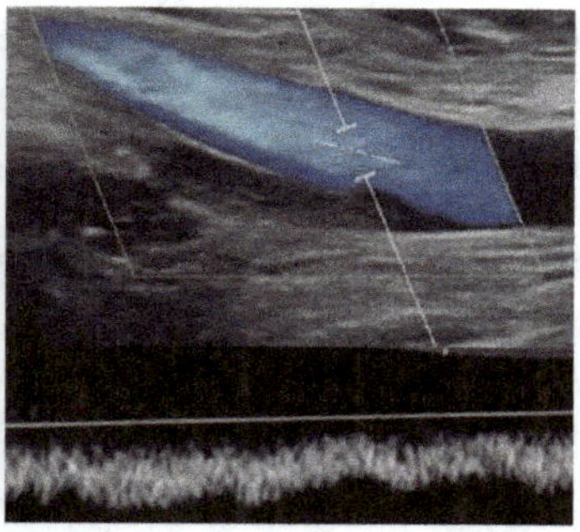

Fig. 263. FAV malfunzionante: velocitogramma venoso della vena efferente

Le valutazioni sull'arteria afferente sono altrettanto importanti: un inflow insufficiente è una delle cause di mancata maturazione della FAV. Uno scarso incremento del diametro del vaso, una ridotta caduta delle resistenze e l'inadeguato incremento del flusso sono tutti segni premonitori di insufficiente sviluppo della FAV.

Infine il calcolo della portata: il parametro più importante per conferire la "patente" di FAV matura. La portata ematica segue la legge di Ohm: è direttamente proporzionale alla differenza di pressione tra arteria e vena, ed inversamente proporzionale alla somma delle resistenze (Figura 264).

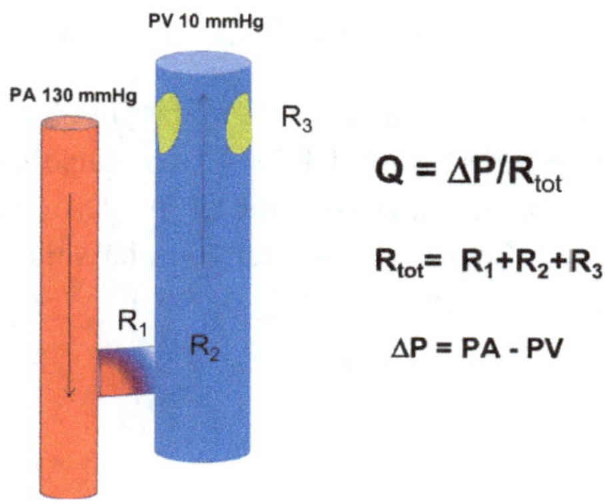

Fig. 264. Portata ematica della FAV: è direttamente proporzionale alla differenza di pressione idrostatica tra arteria e vena e inversamente proporzionale alla somma delle resistenze

Quando creiamo una anastomosi arterovenosa passiamo da un sistema ad alta pressione ed alte resistenze ad uno a bassa pressione e basse resistenze: ciò determina un incremento della portata nel sistema venoso. Vanno considerate tutte le resistenze offerte al flusso di sangue: quelle della breccia anastomotica, le resistenze di parete e quelle legate a riduzioni di varia natura del lume vasale.

A riposo, il flusso nella vena cefalica è di circa 5 ml/min, mentre quello dell'arteria radiale è circa 25 ml/min. Dopo l'allestimento della FAV, a distanza di un giorno, nella vena efferente si avrà un flusso ematico tra 300 e 400 ml/min, con un incremento del diametro arterioso del 20%. Quando non si realizza questo incremento di flusso, la FAV è a rischio di fallimento (Figura 265).

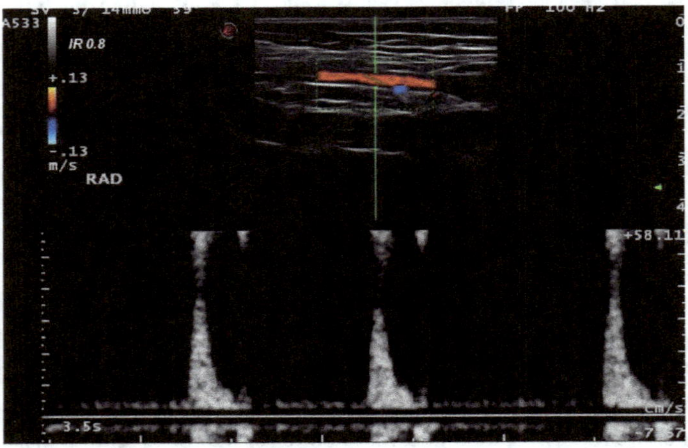

Fig. 265. Arteria radiale di FAV non matura con velocitogramma di tipo resistivo

Dopo 4–8 settimane, nelle FAV mature, il flusso raggiunge i 700-800 ml/m, con un incremento del diametro arterioso del 50%. Uno scarso incremento di flusso nella vena efferente con un incremento del diametro inferiore al 10% è predittivo di fallimento della FAV. Lomonte (174) nel 2005 ha valutato, su 18 pazienti, come si modificava la portata nel tempo (Figura 266).

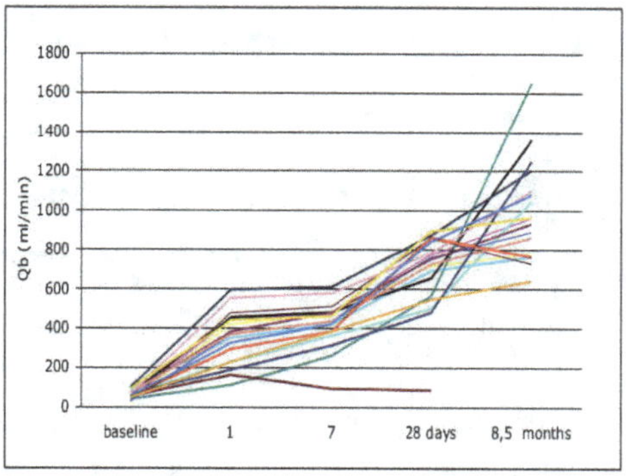

Lomonte,et al.Sem Dial 2005

Fig. 266. Variazioni della portata ematica nel tempo

L'incremento maggiore si realizza in prima giornata (il 51% dell'incremento totale); tra la 1a e la 7a giornata c'è un ulteriore aumento di flusso FAV pari al 21%; tra la 7a e la 28a giornata la portata aumenta del 64%; infine dalla 28a settimana a 8 mesi dopo si assiste ad una ulteriore crescita del flusso pari al 35%.

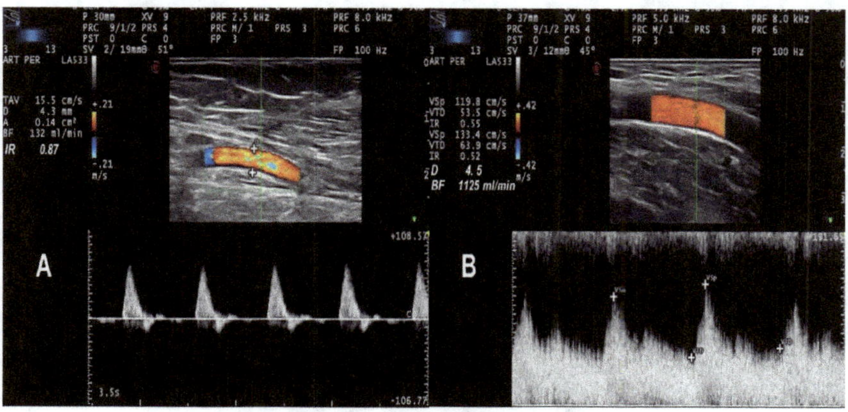

Fig. 267. Portata preoperatoria (A) e postoperatoria (B) in a. brachiale (A)

Nella figura 267 è mostrata la valutazione della portata dell'arteria brachiale nel mapping preoperatorio (Figura 267 A), e il controllo a 77 giorni dall'allestimento dell'accesso vascolare (Figura 267 B). Si noti nella valutazione postoperatoria la caduta delle resistenze, l'aumento del diametro, le variazioni della morfologia dell'onda, e il netto incremento della portata (Tabella 12).

	MAPPING PREOPERATORIO	DOPO 77 GIORNI
IR	0.87	0.52
Diametro	4.3 mm	4.5 mm
Portata	132 ml/m	1125 ml/m
Morfologia Dell'onda	Ad alta resistenza: assenza della componente diastolica, presenza dell'onda reverse	A bassa resistenza: presenza della componente diastolica, assenza dell'onda reverse

Tabella 12. Vedi testo

La portata deve essere valutata sull'arteria brachiale (Tabella 13) al fine di considerare, come già detto, anche l'apporto di sangue che l'arteria ulnare, attraverso l'arcata palmare, fornisce alla FAV radiocefalica.

- Tratto lineare dell'arteria brachiale al terzo medio del braccio
- Immagine magnificata : (agire sulla profondità)
- Diametro: calcolato in M-Mode e B-Mode (valore medio)
- Steering: di 20° in senso centrifugo (verso la mano)
- Box Colore: immagine priva di artefatti, aliasing e sovrasaturazione (agire sulla PRF e Guadagno)
- Analisi Spettrale : Volume campione (50-70% lume); uniforme, priva di artefatti
- Angolo Doppler : 30- 60°
- Valutazione della portata considerando più cicli sisto-diastolici

Tabella 13. Calcolo della portata

Il vaso, ricercato in scansione trasversa a livello del solco bicipitale (2 cm al disopra della piega del gomito), appare con la tipica immagine a "Mickey Mouse" per la presenza delle vene comitanti (Figura 268).

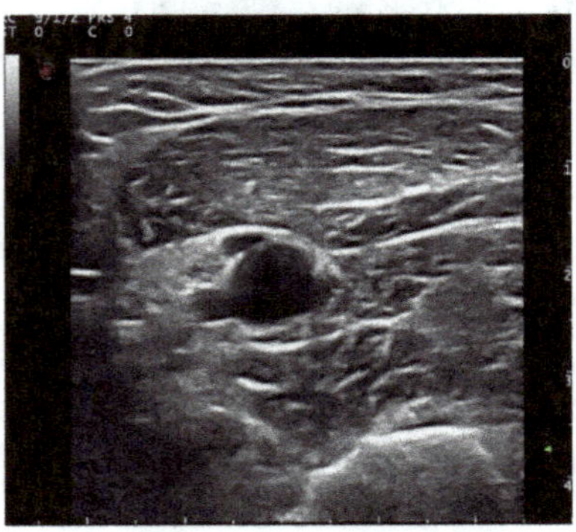

Fig. 268. Arteria brachiale in B-Mode con la tipica immagine a Mickey Mouse

Passiamo successivamente alla scansione longitudinale lungo l'asse maggiore del vaso, e in modalità M-Mode misuriamo il diametro (Figura 269). Inseriamo il box colore, regoliamo la velocità di ripetizione degli impulsi (PRF): tanto più alta la velocità tanto maggiore deve essere la PRF, cerchiamo di ottenere immagini prive di artefattualità e di alising (Figura 270).

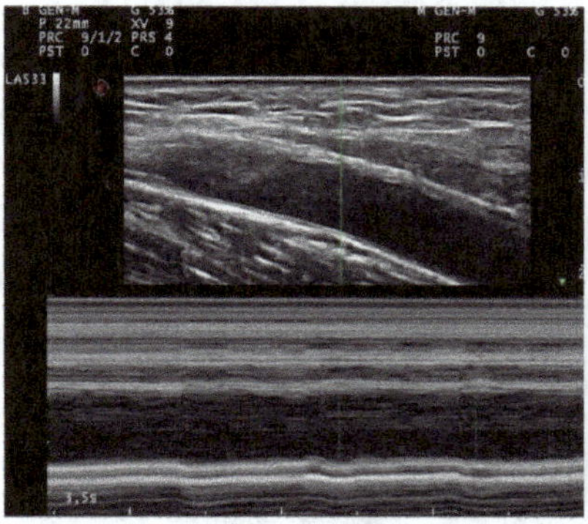

Fig. 269. Scansione longitudinale per il calcolo del diametro in a.brachiale in M-Mode

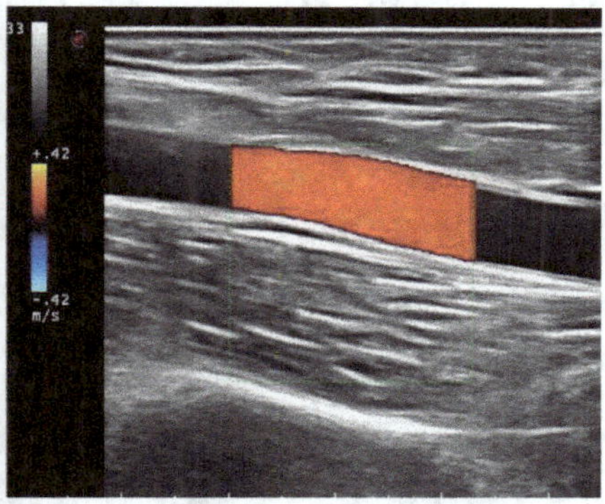

Fig. 270. Arteria brachiale al color

Introduciamo il Doppler, posizioniamo il caliper a comprendere il 50-70 % del vaso, regoliamo l'angolo tra 30-60° e calcoliamo la portata dopo aver inserito il valore del diametro precedentemente misurato (Figura 271).

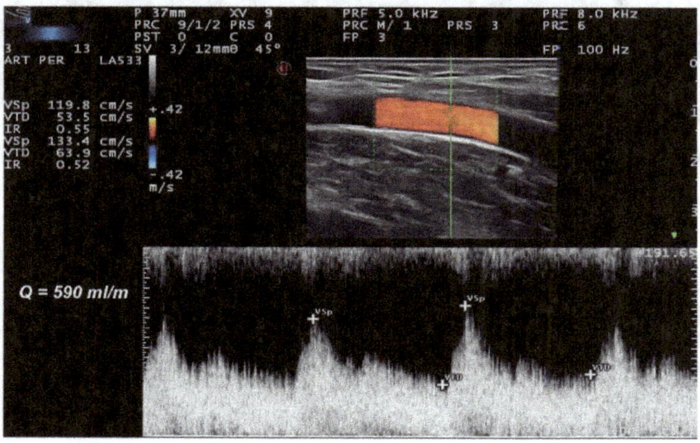

Fig. 271. FAV radiocefalica, ecocolor Doppler dell'a.brachiale con velocitogramma a bassa resistenza tipico di FAV matura

Una portata, in prima giornata, inferiore a 200 ml/m, con indici di resistenza superiore a 0.7, un incremento del diametro inferiore al 30-40 % ed un velocitogramma di tipo resistivo sono fattori prognostici negativi (Tabella 14), (Figura 272).

PARAMETRO	FATTORE PROGNOSTICO NEGATIVO
INDICE DI RESISTENZA	Un indice di resistenza > 0.7 calcolato sull'arteria brachiale
MORFOLOGIA DELL'ONDA	La persistenza di **un'onda trifasica** (ad alta resistenza)
DIAMETRO	Uno scarso incremento del diametro
FLUSSO	Un insufficiente incremento del flusso

Tabella 14. Indici prognostici nella maturazione della FAV

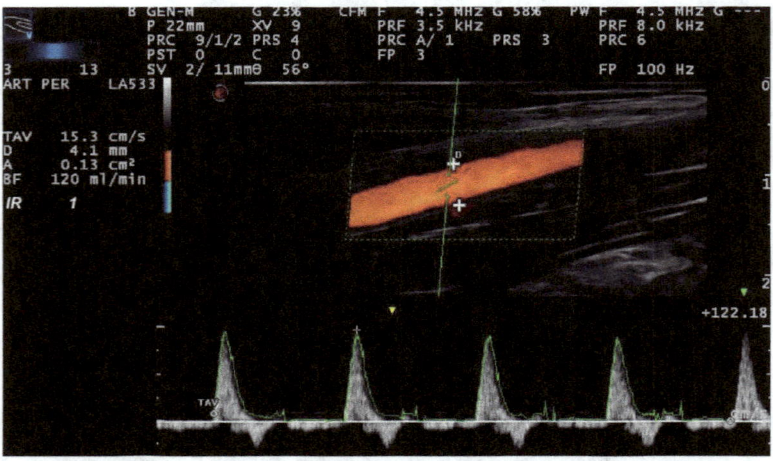

Fig. 272. FAV radiocefalica, ecocolor Doppler dell'a.brachiale con velocitogramma ad alta resistenza tipico di FAV immatura

Rubbin nel 2002 dimostrava che l'associazione di una portata superiore a 500 ml/m e un diametro dell'arteria brachiale superiore a 4 mm rendono la FAV utilizzabile nel 95% dei casi. Mentre se la portata è inferiore a 500 ml/m e il diametro è inferiore a 4 mm la FAV è utilizzabile per la venopuntura solo nel 33% dei casi (175). Una FAV nativa (che utilizza i vasi del paziente) con una portata tra 400 e 500 ml/m deve essere oggetto di attento monitoraggio in quanto il rischio di trombosi è del 30-40 %; lo stesso dicasi per una FAV protesica con flusso tra 500 e 800 ml/m; mentre una FAV protesica con portata inferiore a 300 ml/m è da considerare ad alto rischio di trombosi.

Un'ultima doverosa menzione va riservata alle fistole arterovenose ad alta portata; non esiste un valore da considerare come cut off, ma sicuramente vanno monitorati gli accessi vascolari che sviluppano una portata superiore al 20 % della portata cardiaca. In queste FAV si sviluppa un flusso torrenziale lungo tutto l'asse venoso con velocitogramma ad alta intensità, bifasico, che mima il flusso presente nella camera anastomotica (Figura 273).

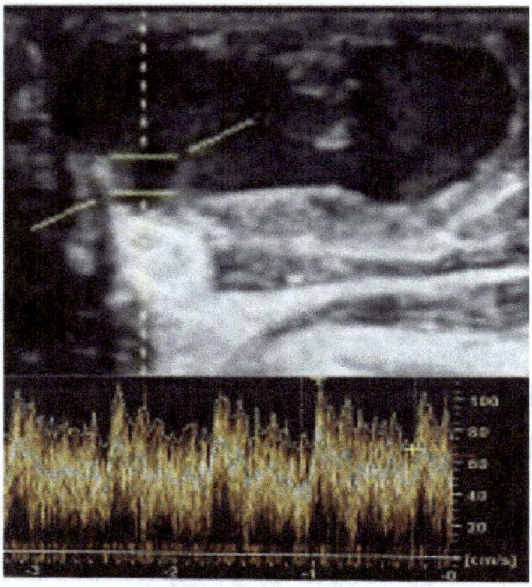

Fig. 273. Flusso venoso di una FAV ad alta portata

Il rischio di queste fistole è lo scompenso cardiaco congestizio ad alta portata. Trattasi di una evenienza, se pur rara, temibile; è più frequente nelle FAV prossimali, in quelle protesiche e in quelle di lunga durata come può accadere nei pazienti trapiantati di rene nei quali la FAV non è stata chiusa. E' buona regola sorvegliare le FAV con con un ecocardiogramma: è dimostrato (176), infatti, che nel 24 % delle FAV ad alta portata si realizza una dilatazione delle camere cardiache, una riduzione della frazione di eiezione con netto incremento della morbilità e della mortalità.

ARTEFATTI

L'ecografia è sicuramente l'esame di primo livello nell'iter diagnostico strumentale, è una metodica a basso costo, scevra di effetti collaterali, ma, operatore dipendente. Ed è proprio in quest'ottica che si iscrive questo capitolo finalizzato alla descrizione degli artefatti, cioè di quelle "false immagini" che possono al tempo stesso confondere o aiutare l'operatore. Gli artefatti, ossia immagini non corrispondenti alla realtà anatomica, la cui conoscenza non può prescindere da una buona pratica. Ma saper riconoscere gli artefatti significa anche conoscere i fenomeni fisici che ne sono alla base.

IL SEGNALE E IL RUMORE

Il rumore è un suono complesso generato da un accavallamento casuale di frequenze diverse che, a differenza del segnale, non può essere descritto da parametri come l'altezza, l'intensità e il timbro, rispettivamente definiti da grandezze fisiche quali la frequenza, l'intensità e l'ampiezza (177-180). Il segnale, captato dalla sonda ecografica, dopo essere stato elaborato, riproduce un'immagine corrispondente alla realtà anatomica. Il rumore, anch'esso captato dalla sonda, una volta elaborato non produce immagini corrispondenti alla realtà ma artefatti. Sia il segnale che il rumore sono la risultante dagli stessi fenomeni fisici alla base dell'interazione degli US con i tessuti biologici: la riflessione la diffrazione, la dispersione e l'assorbimento (181-182). Come già detto l'interazione degli US con i tessuti provoca compressione e decompressione delle molecole che li costituiscono, con l'aumentare della potenza acustica degli US la fase di decompressione diventa più lenta rispetto a quella di compressione, il fenomeno oscillatorio diventa asimmetrico e subisce una distorsione; un rumore di fondo capace di alterare l'immagine ecografica. Nella fase di decompressione si genera un segnale con frequenza fondamentale e un segnale con frequenze multiple della frequenza fondamentale: segnale armonico. Si generà, cioè, un segnale la cui frequenza è un multiplo intero della frequenza fondamentale. La prima armonica è detta fondamentale, la seconda avrà una frequenza doppia, quadrupla, e così via. Le moderne apparecchiature sono in grado di gestire e di rappresentare questo segnale in seconda armonica trasformando quella che era una aberrazione dell'immagine in una migliore definizione della stessa. Lavorando in armonica fondamentale si ha sicuramente una maggiore capacità di penetrazione mentre in seconda armonica si ha una migliore risoluzione spaziale (Figura 274). L'utilizzo della seconda armonica deve essere considerato uno dei più importanti traguardi dell'imaging ecografico degli ultimi anni al pari dell'effetto Doppler. Difetti dell'apparecchiatura, interferenza elettriche esterne e un non accurato settaggio dello strumento (focalizzazione, guadagno, range dinamico), sono fonti stesse di rumore.

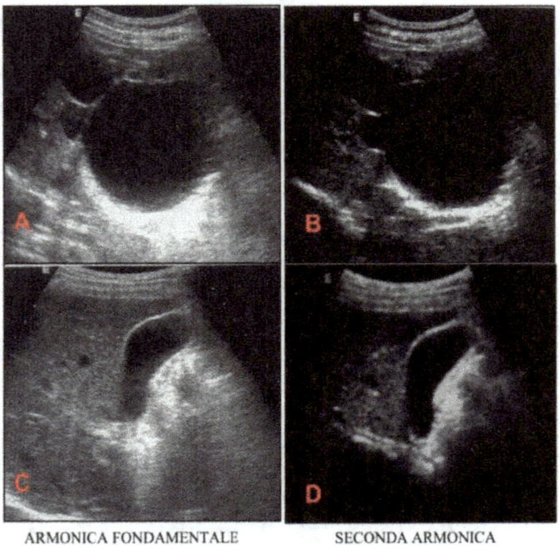

Fig. 274. A: vescica con effetto pioggia in armonica fondamentale; B: scomparsa dell'effetto pioggia in seconda armonica; C: colecisti con artefatti da lobi laterali in armonica fondamentale, attenuazione degli artefatti in seconda armonica (D)

Negli ultimi trent'anni l'up grade tecnologico ha garantito un progressivo aumento del rapporto segnale/rumore, con conseguente miglioramento dell'affidabilità dell'immagine generata. Ma nonostante ciò anche con le moderne apparecchiature, l'interazione degli US con le strutture biologiche da origine, oltre che ad un segnale vero, anche ad artefatti, ossia immagini a cui non corrisponde un corrispettivo anatomico soprattutto nei settori più profondi del campo sonoro. Da qui l'importanza di discernere ciò che è vero da ciò che un artefatto, che, va ricordato, non si riproduce in tutti i piani di scansione a differenza del segnale vero. Studiare una struttura con piani di scansione diversi (longitudinale e trasverso) e con decubiti differenti del paziente, deve essere pertanto la regola.

Questi falsi segnali generati dal rumore, però, non sempre sono confondenti e fonte di errore, spesso essi rappresentano il segno patognomonico di una lesione o di una alterazione della struttura in esame tanto caratteristici da essere indispensabili per la diagnosi (183-184). Possiamo pertanto suddividere gli artefatti in utili, ai fini diagnostici, e confondenti (Tabella 15).

TIPO DI ARTEFATTO	**CONFONDENTE/UTILE**	**DESCRIZIONE**
Ombre acustiche laterali	CONFONDENTE	Artefatto che va riconosciuto quando si studiano strutture ricurve. Non va confuso con cono d'ombra associato a formazioni con elevato potere di assorbimento
Coda di cometa	UTILE	Prodotto da strutture ad alto potere riflettente, generalmente utile come nell'edema polmonare, qualche volta può nascondere strutture sottostanti
Ring-down artifact	CONFONDENTE	Prodotto dalla commistione di bollicine di gas e liquido che emettono, per risonanza, US che tornano alla sonda e producono un effetto simile alla coda di cometa che può nascondere strutture sottostanti
Rinforzo di parete posteriore	UTILE	Artefattualità utile per la diagnostica di formazioni cistiche. Legato al ridotto coefficiente di attenuazione delle strutture liquide
Lobi laterali	CONFONDENTE	Dovuto alla presenza oltre che di un fascio centrale di US anche di fasci laterali che proiettano false immagini confondenti quando interagiscono con strutture ricurve contenenti liquido
Effetto pioggia	CONFONDENTE	Legato alla interazione degli US con strutture con grande differenza di impedenza acustica. Crea false immagini eliminabili agendo sul guadagno e sul TGC
Effetto specchio	CONFONDENTE	Duplica strutture anatomiche singole, legato alla interazione degli US con strutture iperiflettenti e ricurve

Cono d'ombra posteriore	UTILE	Utile nella diagnostica dei calcoli, e delle placche ateromasiche, legato alla elevata impedenza acustica delle strutture con elevato tenore di calcio
Effetto volume parziale	CONFONDENTE	Legato all'interazione degli US con strutture poste su piani diversi. Possono simulare formazioni solide nel contesto di strutture liquide
Jet di eiezione	UTILE	Artefatto che si genera in modalità color Dopper legato allo spostamento di fluidi
Effetto yin e yang	UTILE	Artefatto che si genera in modalità color Dopper legato al cambio di direzione del flusso sanguigno in strutture cave
Aliasing	CONFONDENTE	Artefatto che si genera in modalità color Dopper legato a flussi ad elevata velocità campionati con PRF basse
Bruit colore	CONFONDENTE	Artefatto che viene generato in modalità color Doppler quando si verificano particolari fenomeni di vibrazione all'interno dei vasi sanguigni
Twinkling artifact	UTILE	Artefatto che si genera in modalità color Dopper legato all'interazione degli US con superfici irregolari

Tabella 15. Artefatti

OMBRE ACUSTICHE LATERALI

Si può incorrere in questo artefatto quando analizziamo strutture ricurve, sia solide ma soprattutto liquide, come la vescica, il rene, la colecisti, le cisti, e i vasi. Sui margini laterali e distalmente ad esse si identificano banderelle acustiche ipo-anecogene che si portano distalmente e possono raggiungere varie profondità (figura 275). I fasci di US che incidono in corrispondenza dei margini della struttura rotondeggiante vengono deviati determinando la formazione di coni d'ombra laterali. La letteratura spiega questo fenomeno con due teorie (Figura 276). La prima fa risalire il fenomeno alla diversa velocità di propagazione degli US che attraversano il centro della formazione tondeggiante rispetto agli US che ne attraversano i bordi; questi ultimi, subendo una maggiore attenuazione, hanno una velocità più bassa responsabile dell'ombra acustica laterale. La seconda teoria spiega il fenomeno con la rifrazione che subiscono gli US quando attraversano il bordo della formazione tondeggiante: essi vengono in parte rifratti e in parte riflessi. Vengono quindi a mancare gli echi degli US rifratti che non tornando alla sonda produrrebbero un'ombra acustica (185-189).

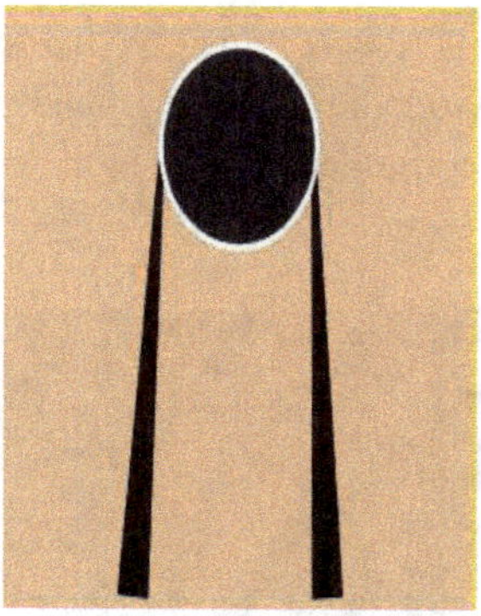

Fig. 275. Rappresentazione schematica delle ombre acustiche laterali

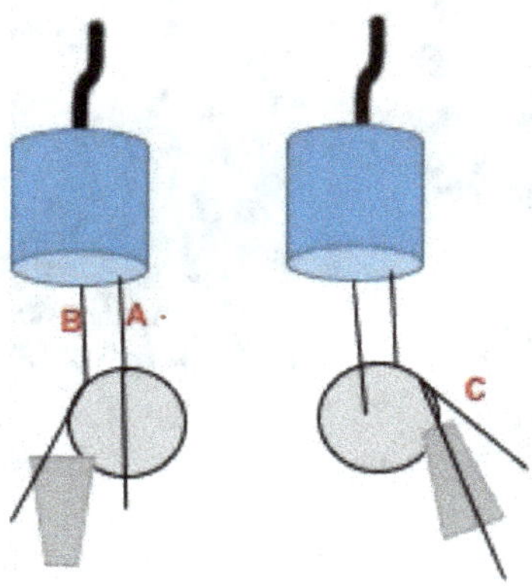

Fig.276. A: fascio di US che attraversano il centro; B: US che attraversano il bordo subendo una maggiore attenuazione; C: US in parte rifratti in parte riflessi

L'ombra acustica laterale fa parte degli artefatti confondenti (Figure 277-281), non va confusa con l'ombra acustica posteriore che invece rientra tra gli artefatti utili. Gli stessi poli del rene, essendo ricurvi, possono dare origine ad ombre acustiche laterali (Figura 277 A) che vanno riconosciuti come una artefattualità e non confusi con strutture anatomiche realmente esistenti. La distorsione delle immagini, provocata dalle ombre acustiche laterali, può essere tale che i diametri degli organi possono risultare sottostimati. Infine possono non essere visualizzate parti di organi simulando una lesione di continuo come accade per la vescica (Figura 278).

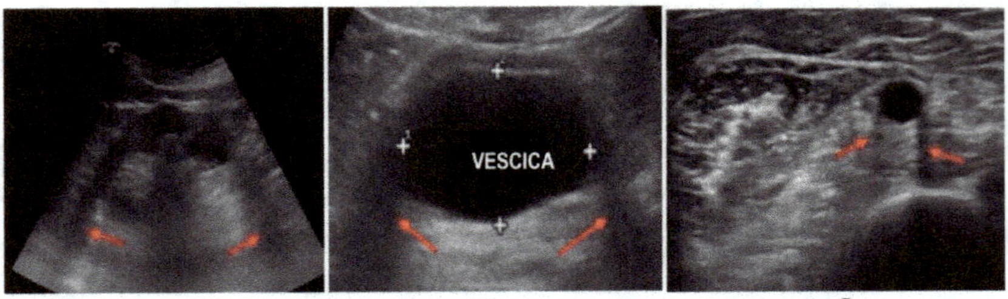

A B C

Fig. 277. Ombre acustiche laterali: A) a partenza dai poli renali; B): a partenza dai bordi della vescica; C) a partenza da cisti di rene terminale

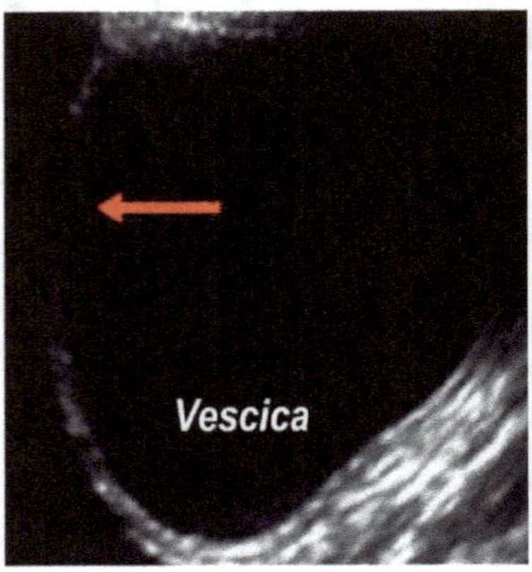

Fig. 278. Falsa soluzione di continuo nella parete laterale della vescica

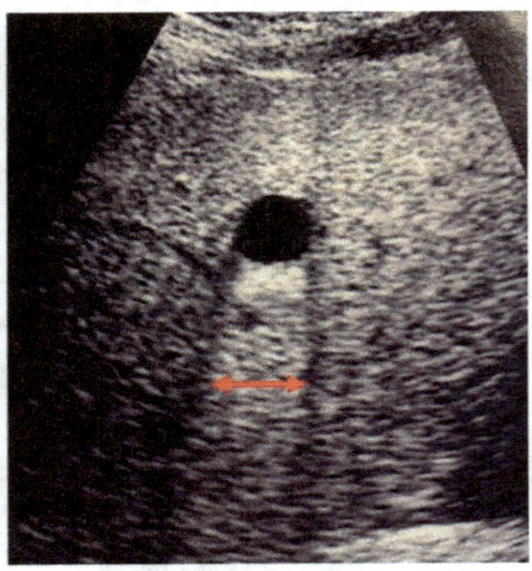

Fig. 279. Cisti epatica: banderelle ipoecogene

Come in tutti gli artefatti, anche in questo caso la distorsione può scomparire se modifichiamo il piano di scansione (Figura 282).

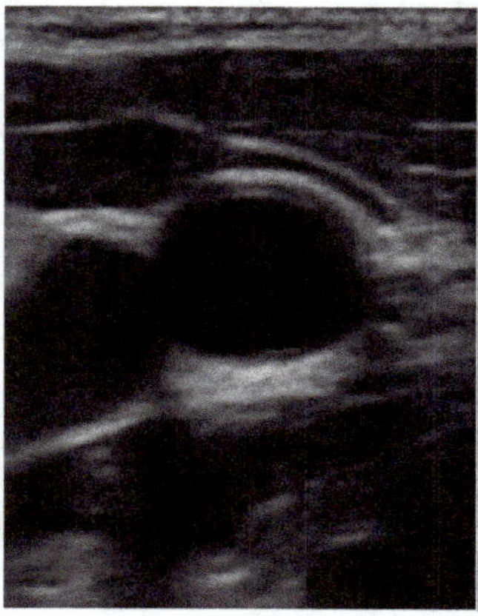

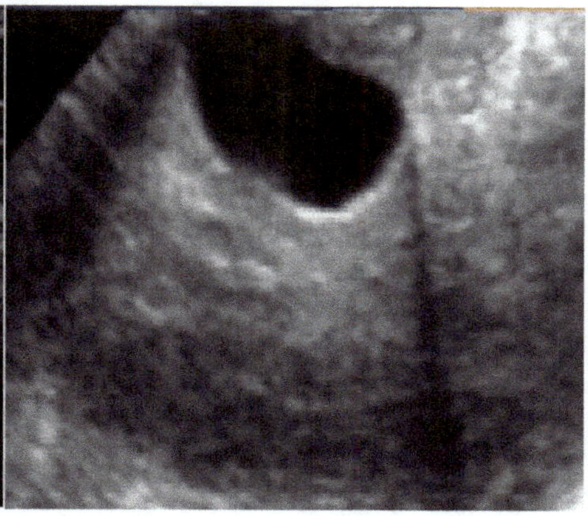

Fig. 280. Vena giugulare di sinistra, banderelle ipoecogene

Fig. 281. Ombre acustiche laterali a partenza dalle superfici ricurve della colecisti

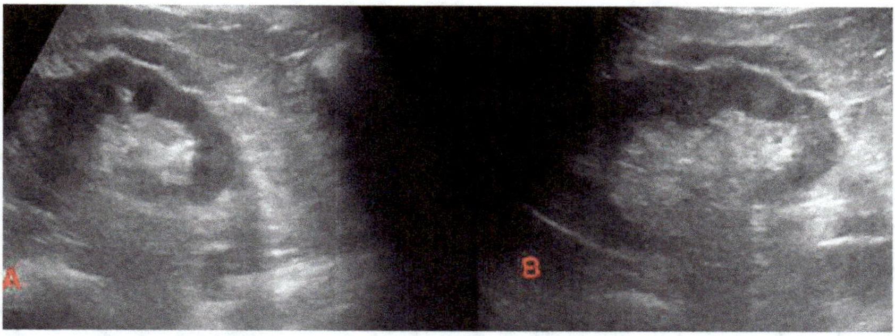

Fig. 282. Ombre acustiche laterali più evidente al polo inferiore del rene sx (A) che scompaiono se cambiamo il piano di scansione (B)

CODA DI COMETA

L'artefatto a coda di cometa rientra nell'ambito degli artefatti da riverberazione; si realizza quando gli US interagiscono con strutture riflettenti poste in profondità provocandone una vibrazione "risonanza". Per ogni vibrazione si genera un segnale che torna alla sonda e viene riprodotto nella stessa posizione ma più in basso e sempre con minore intensità a causa del ritardo con cui i singoli segnali raggiungono il trasduttore, (Figura 283).

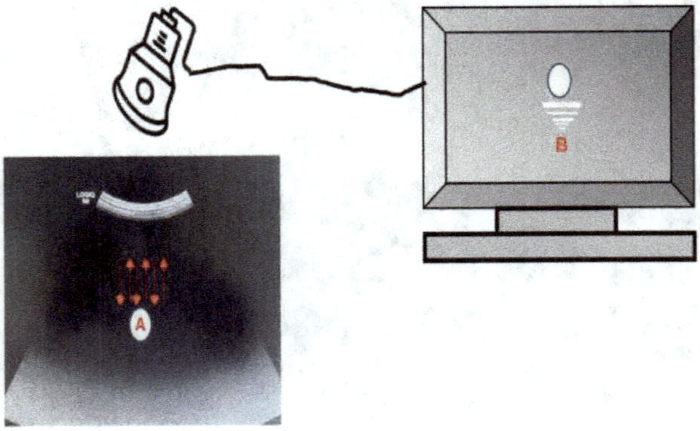

Fig. 283. La vibrazione della struttura ad elevata impedenza acustica (A) genera echi che raggiungono il trasduttore con tempi diversi generando un artefatto costituito da spot allocati a profondità diverse con intensità decrescente a formare una coda di cometa (B)

Il "comet tail artifact" va annoverato tra gli artefatti utili in quanto consente di riconoscere formazioni di piccole dimensioni ad elevata impedenza acustica localizzate nell'ambito di altri tessuti. Ne sono un esempio le raccolte liquide (edema) o solide (flogosi) nell'ambito del tessuto polmonare che generano le cosidette "comete polmonari". Agli ultrasuoni, il polmone normale è compreso tra due coni d'ombra legati alla impedenza acustica delle coste (Figura 284 A). Si riconosce la linea pleurica iperecogena posta in alto, con il caratteristico movimento (sliding) legato agli atti respiratori. Sono poi evidenziabili le linee "A": linee orizzontali come se fossero ripetizioni della linea A. Le comete polmonari (Figura 284 B) sono un segno ecografico di ispessimento dei setti interlobulari subpleurici, dovuto ad acqua (edema); a connettivo (fibrosi); oppure a infiltrato flogistico.

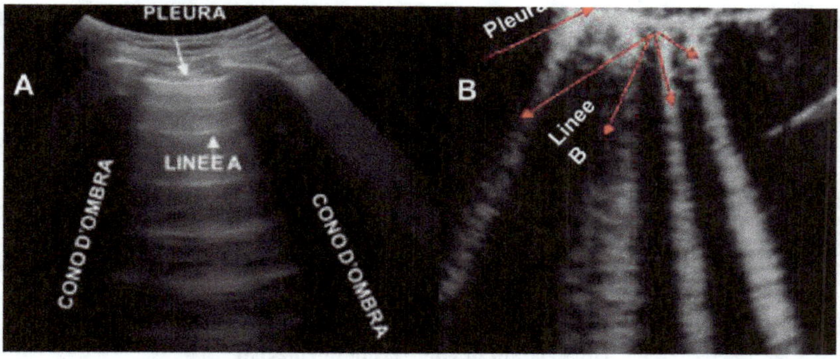

Fig. 284. Polmone normale (A); comete polmonari in paziente con polmonite da SARS COVID 19 (B)

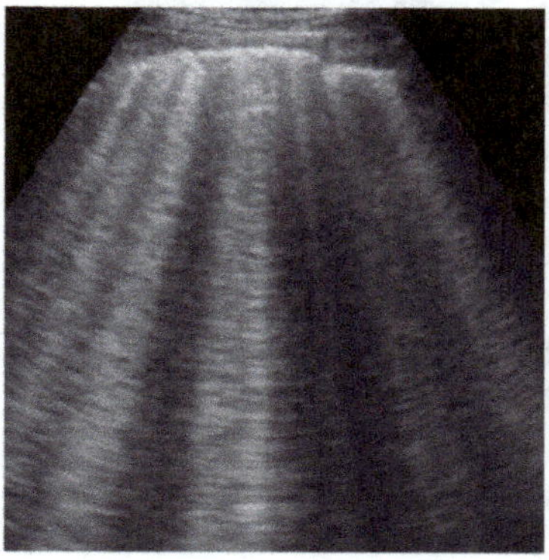

Fig. 285. Comete polmonari in paziente con sub edema polmonare

In una condizione di sub edema polmonare, la presenza di acqua nei setti interlobulari produce strie bianche (comete) (Figura 285).

Mentre nell'edema polmonare franco, per l'abbondante quantità di acqua negli alveoli polmonari, il moltiplicarsi delle comete conferirà al polmone il caratteristico aspetto di polmone bianco: white lung (Figure 286), (190-193). Anche aggregati di colesterolo nella colecisti (Figura 287); microbolle di aria nelle vie biliari (Figura 288), e l'ago da biopsia, sono responsabili di un'artefattualità con la tipica struttura a coda di cometa (194-198).

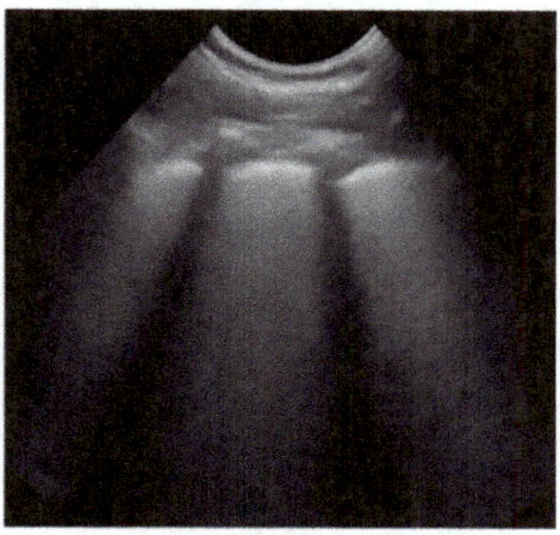

Fig. 286. White lung

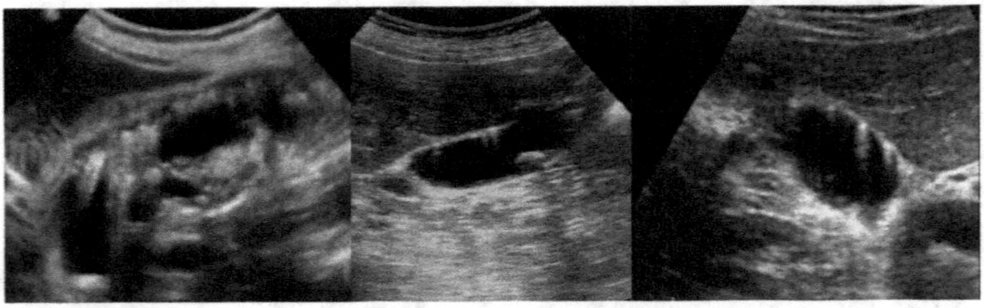

Fig. 287. Formazione di comete per l'interazione degli US con cristalli di colesterolo in colecisti

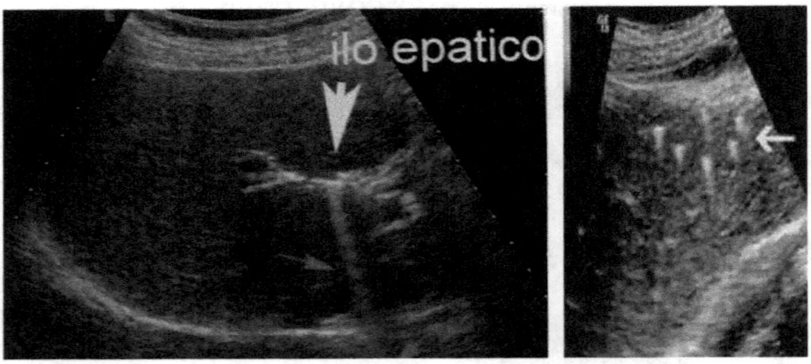

Fig. 288. Comete da aerobilia (per gentile concessione del Prof. Meola)

RING-DOWN

Quando piccole quantità di liquido, intrappolate in minuscole bollicine di gas, vengono insonate, entrano in risonanza (ringing: vibrare); emettono a loro volta nuovi US che raggiungono il trasduttore. Queste riflessioni multiple producono una serie di echi paralleli e assai vicini tra loro lungo la direzione del fascio di US. Si realizza un'immagine molto simile a quello della coda di cometa con il quale vengono spesso confusi. Trattasi di bande iperecogene e parallele con aspetto dinamico e fluttuante che danno una sensazione di "spazzolamento", visibile in real time e difficilmente riproducibile in foto (Figura 289-290). A differenza dell'artefatto a coda di cometa esso scampare modificando l'angolo di incidenza degli US. Ne sono un tipico esempio le bollicine di gas contenute nello stomaco (199-202).

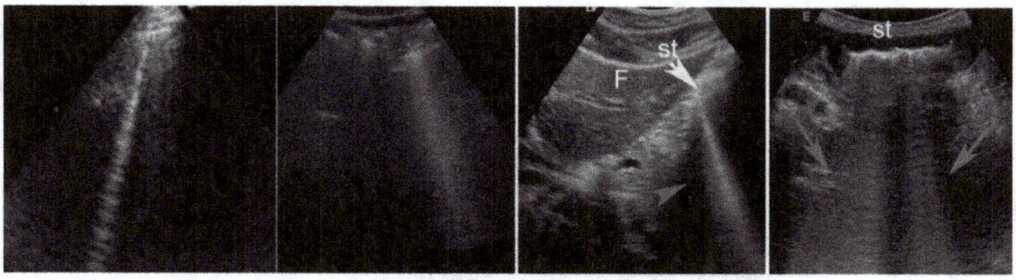

Fig. 289. Scansione trasversa dell'epigastrio con diversi gradi di inclinazione della sonda. Ring-down artifact di intensità crescente in rapporto alla diversa insonazione delle bollicine di gas/liquido presenti nello stomaco

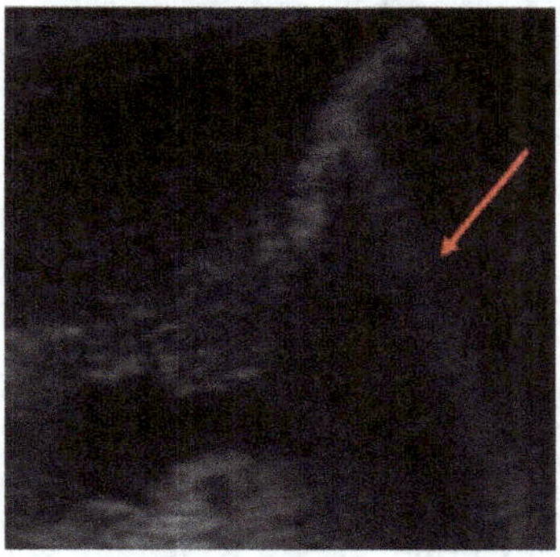

Fig. 290. Stomaco, ring-down artifact

RIVERBERAZIONE

Come già detto, affinché gli US generino immagini diagnostiche capaci di differenziare due diverse strutture, la differenza di impedenza acustica tra le due interfacce non deve essere eccessiva. Quando la differenza di impedenza acustica è grande gli US subiscono una completa riflessione generando uno degli artefatti più frequenti: la riverberazione. Se gli US attraversano strutture con impedenze acustiche estremamente diverse, per esempio se non interponiamo il gel ecografico tra la sonda e la cute, l'estrema differenza di impedenza tra aria e tessuti sottostanti genera un rimbalzo di US che ritornano alla sonda in maniera ripetitiva. Il risultato è un artefatto caratterizzato da una ripetuta e simmetrica serie di bande iperecogene. L'interposizione del gel garantisce una parziale riflessione degli US permettendo il passaggio degli US non riflessi ai tessuti sottostanti (Figura 10). La riverberazione è un artefatto confondente che non possiamo evitare quando studiamo strutture con grande differenza di impedenza acustica:

aria/tessuti molli (Figura 291); adipe fasce/muscolari; tessuti molli/osso (203-205).

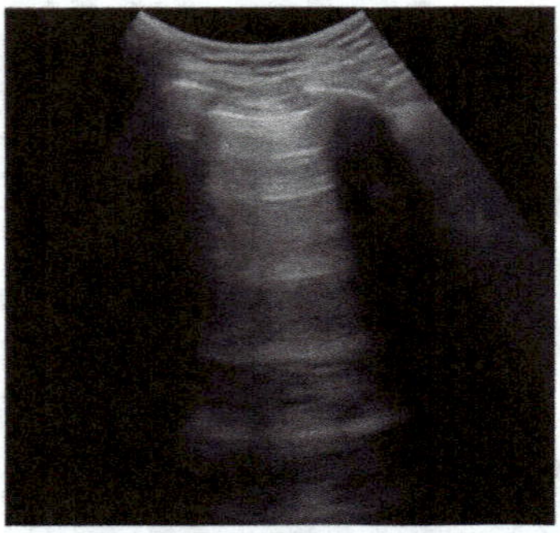

Fig. 291. Ripetuta e simmetrica serie di bande iperecogene in una scansione intercostale: interfaccia aria/parenchima polmonare

EFFETTO PIOGGIA

Anche in questo caso si tratta di un artefatto confondente legato alla differenza di impedenza acustica esistente tra interfacce lineari (205). Ne è un classico esempio l'interfaccia parete vescicale/urina, gli US a contatto con i due tessuti subiscono una riflessione multipla, ritornano alla sonda generando delle false immagini iperecogene capaci anche di nascondere formazioni patologiche intravescicali (Figura 292 A).

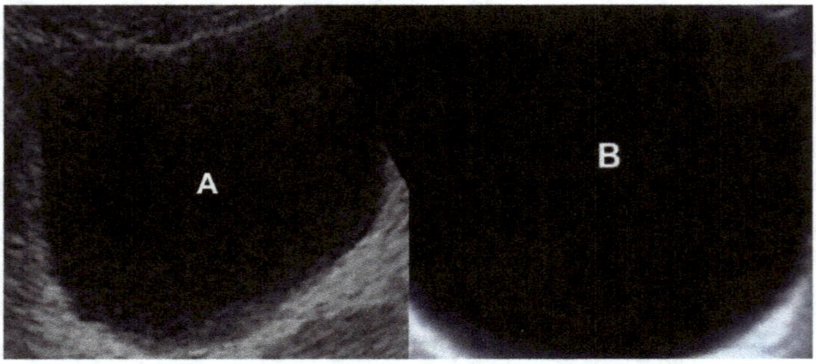

Fig. 292. A: effetto pioggia nel lume vescicale; B: scomparsa dell'artefatto modulando il guadagno

Possiamo ridurre questa artefattualità agendo sul guadagno generale oppure sul TGC che smorza gli echi a seconda della profondità (Figura 43). Riducendo al minimo i gain o regolando il TGC "puliremo" l'immagine da questa nubecola iperecogena (Figura 292 B). Altri esempi di effetto pioggia sono dati dall'interazione degli US con il versamento ascitico, con la colecisti o con la parete vascolare. Quest'ultima è una struttura lineare ad alta impedenza acustica al cui interno scorre il sangue che invece ha una bassa impedenza. L'interazione degli US con le due strutture genererà riflessioni multiple responsabili di una puntiforme iperecogenicità all'interno del lume vascolare che scompare modulando il guadagno o il TGC (Figure 293 A-B).

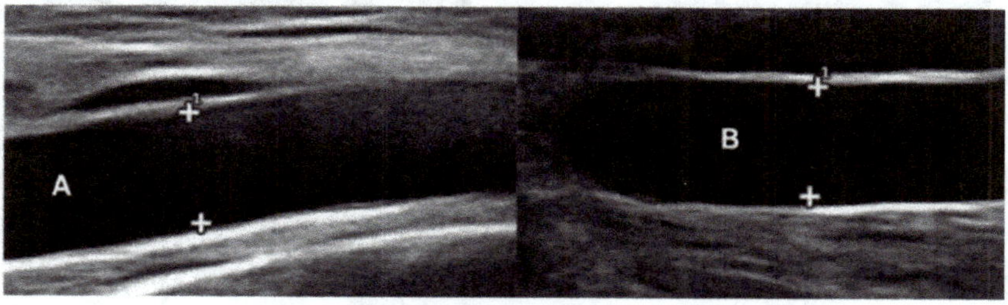

Fig. 293. A: effetto pioggia nel lume vascolare;
B: scomparsa dell'arteffatto modulando il guadagno

EFFETTO SPECCHIO

L'interazione degli US con interfacce ricurve, ad alta impedenza acustica, e molto riflettenti, situate a ridosso di strutture normo riflettenti, genera riflessioni multiple che hanno come effetto lo sdoppiamento delle superfici normo riflettenti (206-208). Tipica la duplicazione del fegato nello spazio pleurico quando gli US insonano il diaframma, superfice iperiflettente e ricurva posta a ridosso del fegato (Figure 294 A-B).

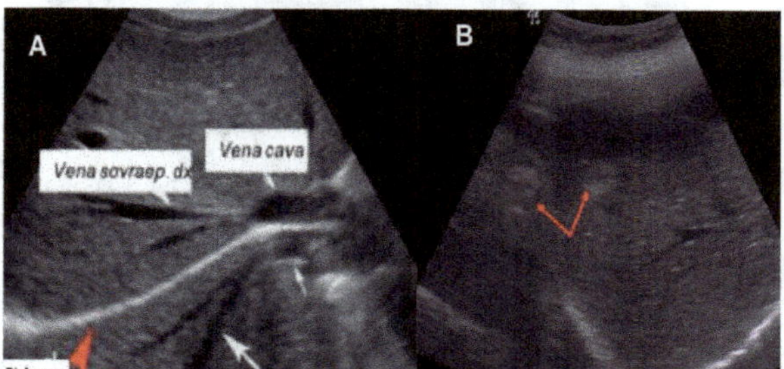

Fig. 294. A: Duplicazione del fegato nello spazio pleurico.
B: Duplicazione di un angioma epatico

Per lo stesso effetto un versamento periepatico viene duplicato nello spazio pleurico ed erroneamente scambiato per versamento pleurico (Figura 295).

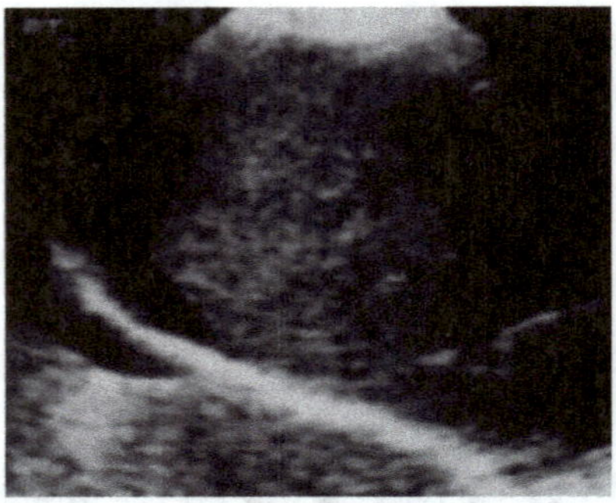

Fig. 295. Versamento periepatico duplicato nello scavo pleurico

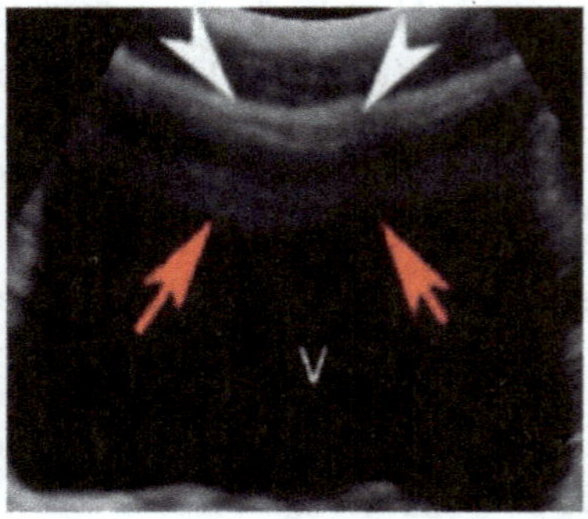

Fig. 296. Duplicazione della parete anteriore della vescica

Anche l'interazione degli US con la parete anteriore della vescica può generare una inesistente duplicazione della stessa simulando un ispessimento di parete vescicale che può insinuare dubbi diagnostici (Figura 296). L'insolazione, infine, della parete laterale della vescica, ricurva e iperriflettente, può simulare diverticoli vescicali inesistenti (Figura 297).

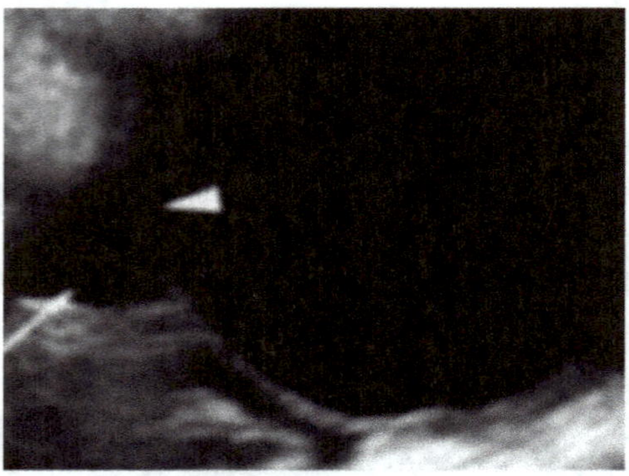

Fig. 297. Falso diverticolo vescicale

RINFORZO DI PARETE POSTERIORE

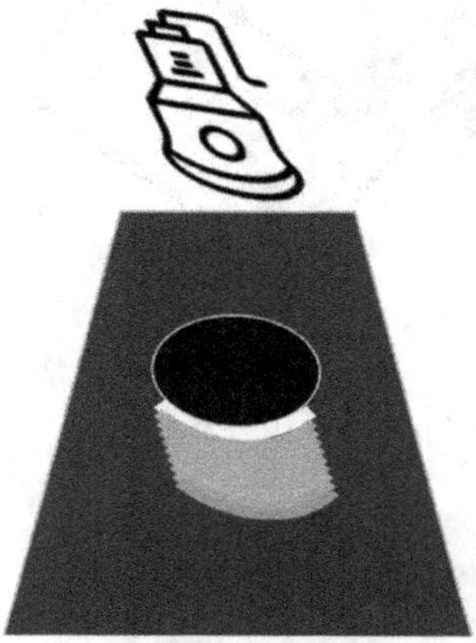

Fig. 298. Schematizzazione del rinforzo di parete posteriore

Nell'ambito degli artefatti utili va sicuramente menzionato il rinforzo di parete posteriore; artefatto utile in quanto aiuta a riconoscere formazioni liquide presenti nel contesto di organi o tessuti. Le formazioni liquide, avendo un coefficiente di attenuazione basso, offrono una scarsa resistenza al passaggio degli US. L'energia acustica degli US attraversando la formazione liquida viene quindi scarsamente attenuata; quando incontra la prima struttura solida (parete posteriore della cisti) sarà riflessa con intensità significativamente maggiore rispetto ai tessuti circostanti e ciò produrrà una caratteristica iperecogenicità della parete distale utile ai fini diagnostici (209-211). Posteriormente alle cisti e a tutte le cavità ipo-anecogene naturali o neoformate (vescica, raccolte sierose, ematomi in fase di organizzazione, colecisti) sarà visibile una banda iperecogena che dalla parete posteriore si estenderà anche nei tessuti circostanti (Figura 298). Ne sono un tipico esempio le cisti (Figura 299), dove il rinforzo di parete posteriore si accompagna spesso ad una maggiore ecogenicità delle strutture anatomiche situate distalmente rispetto alla parete posteriore della cisti. L'artefatto risulterà tanto più marcato quanto maggiore è il volume della cisti. Tenuto conto che la scarsa attenuazione dell'energia acustica è un fenomeno che riguarda tutte le strutture liquide, anche a valle di una sacca idronefrosica potremmo osservare la descritta iperecogenicita (Figura 300); così come apparirà iperecogena la parete posteriore della vescica, simulando patologie inesistenti della parete (Figura 301). Il rinforzo di parete di posteriore, infine, può essere presente anche a valle di strutture solide riccamente vascolarizzate come gli angiomi renali, associandosi anche in questo caso ad un'iperecogenicità delle strutture a valle dell'angioma (Figura 302).

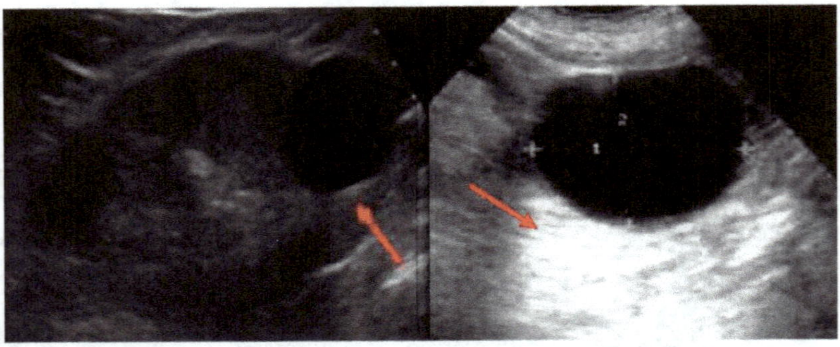

Fig. 299. Rinforzo di parete posteriore in cisti del polo inferiore del rene

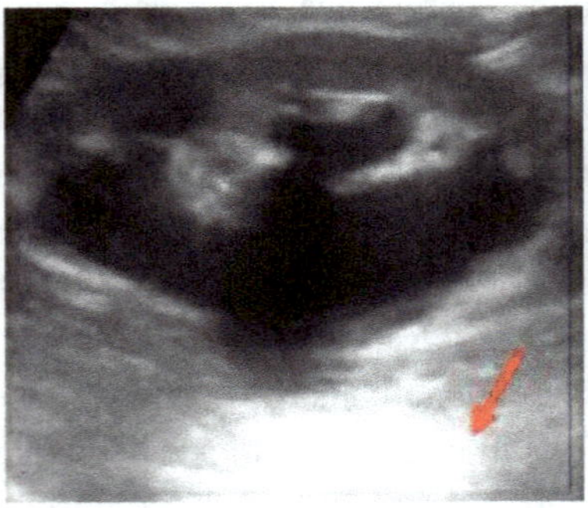

Fig. 300. Iperecogenicità dei tessuti a valle di una sacca idronefrosica

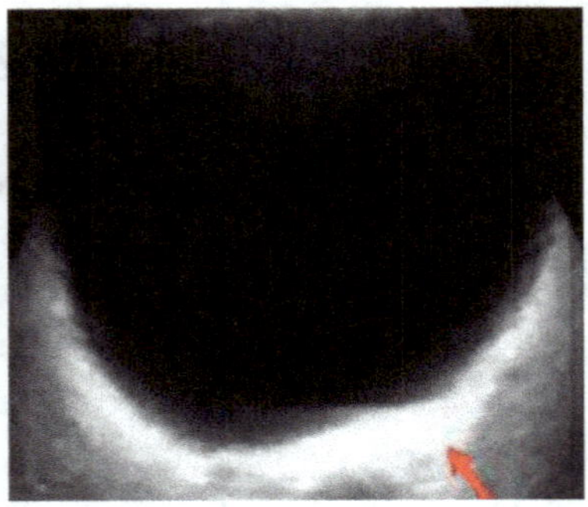

Fig. 301. Iperecogenicità della parete posteriore della vescica e dei tessuti a valle

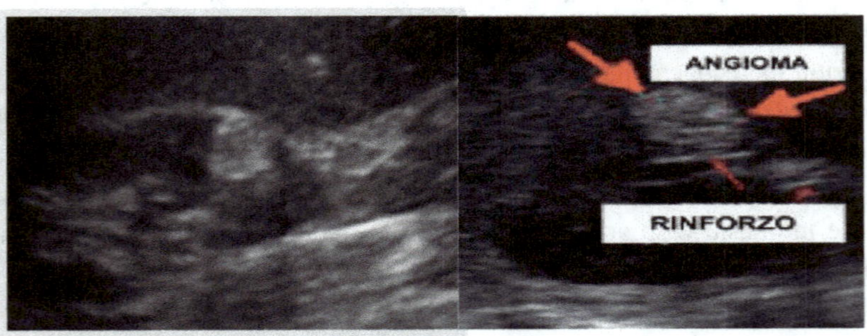

Fig. 302. Rinforzo della ecogenicità dei tessuti a valle di un angioma mesorenale

CONO D'OMBRA POSTERIORE

Anche il cono d'ombra posteriore o ombra acustica, rientra tra gli artefatti utili. A differenza del rinforzo di parete posteriore, si genera posteriormente a strutture che hanno una grande capacità di assorbimento o di riflessione degli US con conseguente notevole attenuazione dell'energia acustica, tale da aversi un'assenza di echi dietro la struttura in esame (212). Strutture come l'aria, l'osso, la cartilagine, le placche ateromasiche e i calcoli sono caratterizzate da un elevato coefficiente di attenuazione degli US; ciò significa che quando vengono insonate gran parte dell'energia acustica viene riflessa il che genera un'ombra ecopriva dietro la struttura. Detta ombra acustica prende il nome di cono d'ombra posteriore per la naturale tendenza degli US a divergere. Il cono d'ombra è uno dei parametri ecografici per poter far diagnosi di calcolosi delle vie urinarie, o di placca ateromasica (Figura 303), esso è funzione del tenore calcico del calcolo o della placca, oltre che delle loro dimensioni.

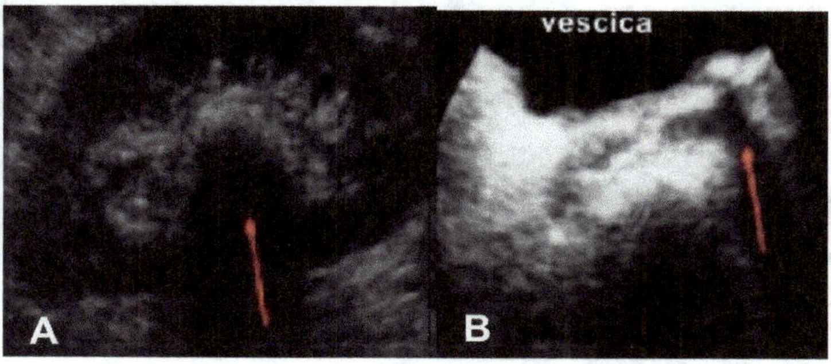

Fig. 303. Cono d'ombra posteriore a valle di una formazione litiasica della pelvi renale (A); e della porzione intramurale sinistra dell'uretere vescicale (B)

Non avremo cono d'ombra posteriore per calcoli inferiori a 3 mm. L'artefatto, inoltre, non si realizza qualora il calcolo sia ancora prevalentemente costituito da matrice proteica prima che inizi la deposizione del reticolo cristallino. L'ombra acustica posteriore, in alcuni casi, può rappresentare un motivo di confusione, in quanto può nascondere strutture poste nelle zone d'ombra. Nella calcolosi vescicale l'ombra acustica prodotta dal calcolo può nasconde la prostata ed eventuali lesioni nel suo contesto. Spesso basterà cambiare scansione per individuare l'organo ed eventuali irregolarità (Figura 304).

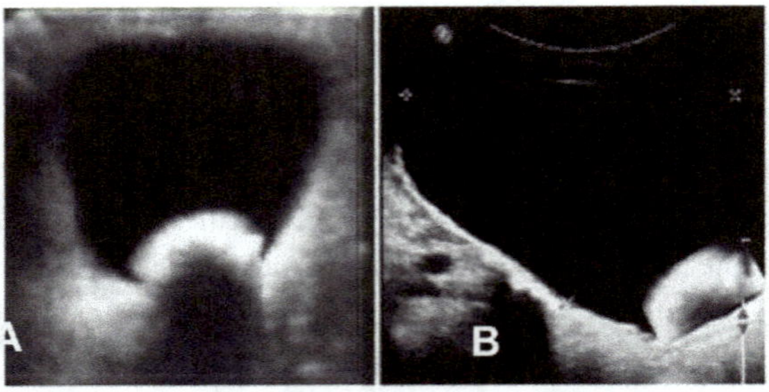

Fig. 304. Calcolosi della vescica con cono d'ombra posteriore che nasconde la prostata (A); cambiando piano di scansione (B) la prostata appare visibile e disomogenea

Il cono d'ombra di una calcolosi renale può nascondere una ureteronefrosi (Figura 305). Anche l'aria presente a livello intestinale produce un'ombra acustica, se pur più disomogenea, ma lo stesso capace di nascondere strutture renali ed eventuali lesioni nel loro contesto (Figura 306).

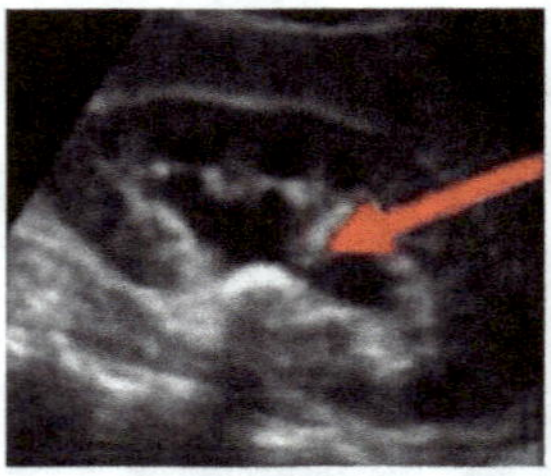

Fig. 305. Calcolosi renale il cui cono d'ombra maschera in parte l'ureteronefrosi, mentre appare ben visibile l'idronefrosi a monte del calcolo

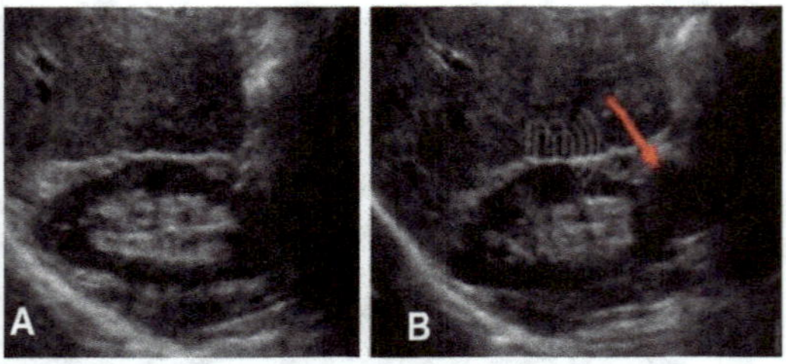

Fig. 306. Il cono d'ombra posteriore dell'aria presente nell'intestino maschera una lesione del polo inferiore del rene di destra (A); che si rende visibile cambiano il piano di scansione (B).

ARTEFATTO DA LOBO LATERALE

E' un artefatto confondente in quanto crea false immagini quando gli US interagiscono con superfici ricurve che costituiscono pareti di raccolte fluide (213-215). L'artefattualità è dovuta alla natura stessa degli US emessi dal trasduttore costituiti da un fascio centrale (lobo centrale) ma anche da una serie di fasci laterali (lobi laterali). Questi ultimi hanno direzioni diverse rispetto al fascio primario e hanno un'intensità inferiore; colpiscono prima la struttura ricurva rispetto al lobo centrale e la rappresentano in un punto spaziale errato. La vescica, la cistifellea e grosse raccolte di liquidi anecogeni sono le sedi dove più frequentemente si riscontra l'artefatto. Ne sono esempi la comparsa di falsi sepimenti o di elementi corpuscolati all'interno di cisti renali (Figura 307), o di sedimento nel fondo vescicale (Figura 308).

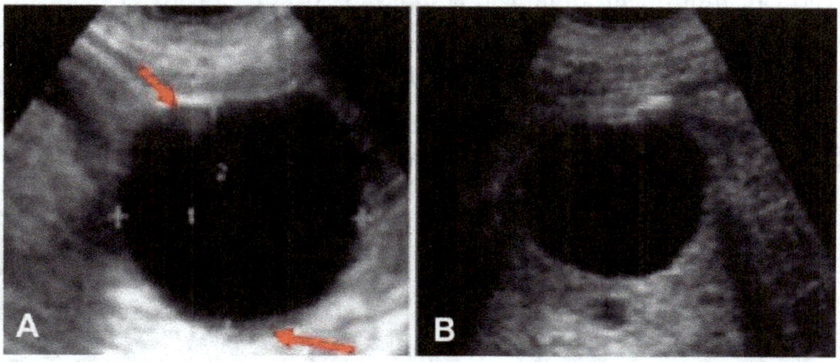

Fig. 307. Cisti renale, artefatti da lobi laterali (A), che scompaiono cambiando inclinazione alla sonda (B)

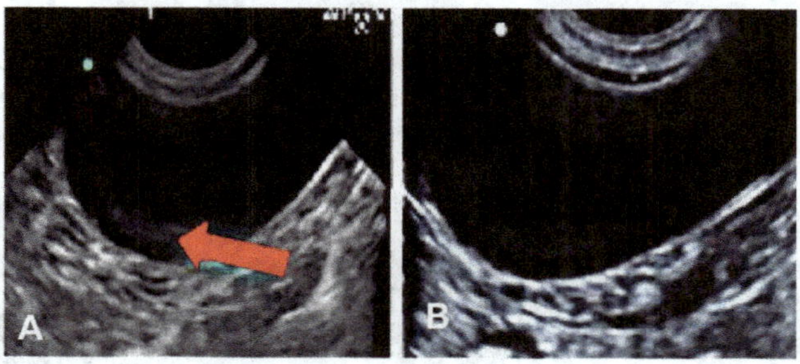

Fig. 308. Vescica, artefatto da lobo laterale (A) costituito da un falso sepimento al fondo dell'organo, che scompare facendo cambiare decubito al paziente (B)

Nel dubbio che il setto o il sedimento siano legati ad un artefatto da lobi laterali, allo scopo di sopprimere gli echi a bassa energia, basterà cambiare l'inclinazione della sonda, far cambiare decubito al paziente, o diminuire il gain generale. Potremo così verificare se l'immagine si ripropone o scompare.

EFFETTO VOLUME PARZIALE

E' un artefatto confondente in quanto proietta false immagini quando gli US interagiscono con strutture poste su piani diversi e lontane dall'area focale. Ne sono un esempio la colecisti, la vescica, le raccolte fluide e le cisti. Le formazioni cistiche sono disposte su di un piano superiore rispetto al parenchima, il segnale che verrà restituito sarà quindi la somma di strutture poste su piani diversi: il parenchima renale solido, e la cisti liquida. Quest'ultima non apparirà completamente anecogena ma di aspetto corpuscolato o strutturato a simulare una struttura solida (Figura 309-310). Per eliminare l'artefatto basterà ridurre il guadagno generale e regolare i fuochi ponendone uno nell'area interessata.

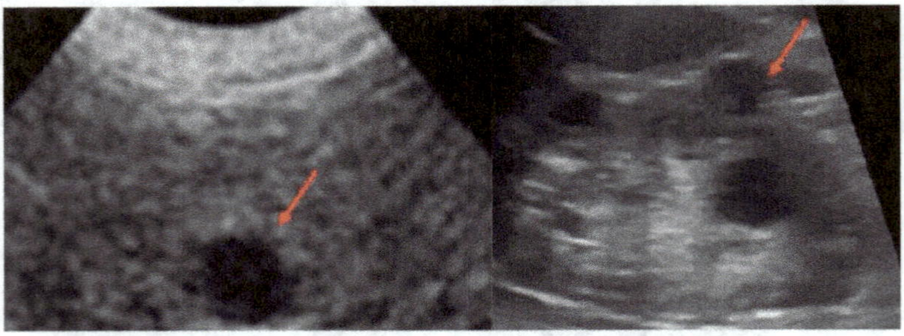

Fig. 309. Cisti nell'ambito di un rene grinzo. Presenza di echi all'interno della cisti a simulare una formazione solida

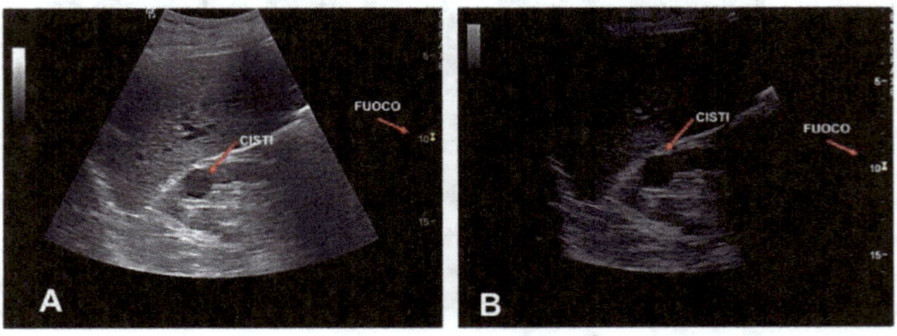

Fig. 310. Effetto volume parziale a carico di una cisti renale (A), che scompare (B) quando riduciamo il guadagno e abbassiamo il fuoco a livello della cisti

ARTEFATTI NELL'ANALISI DEL SEGNALE DOPPLER

Anche nello studio ecocolor Doppler si possono realizzare artefatti che possono essere d'aiuto per la diagnosi o confondenti (216); possono essere legati alla errata regolazione dello strumento o indipendenti da essa. Nell'esame Doppler, ancor più che in quello B-Mode, la regolazione dello strumento è di fondamentale importanza (Tabella 16); l'errata regolazione dell'apparecchiatura ecografica, infatti, è la più frequente causa di artefatti nell'ambito di un esame ecocolor Doppler .

PARAMETRO ECOCOLOR DOPPLER	*ARTEFATTO*
ANGOLO	**Il segnale Doppler è funzione dell'angolo di insonazione: nullo per angoli di 90° (non sarà rilevato alcun flusso), massimo per angoli di 0° (velocità di flusso perfettamente corrispondente alla realtà, ottenibile solo con sonde endovascolari). Al fine di campionare velocità di flusso il più attendibili possibili l'angolo deve essere compreso tra 30° e 60°**
FILTRO	**Il filtro di parete riduce tutta una serie di artefattualità legata al movimento dei tessuti a ridosso dei vasi. Se non inserito c'è un eccessivo rumore che disturba il segnale; mentre una eccessiva impostazione di filtro potrebbe abolire il segnale**
PRF: VELOCITA' DI RIPETIZIONE DEGLI IMPULSI	**Regola i limiti delle velocità campionabili. Può generare aliasing quando troppo bassa, o artefatto da "vaso fantasma" quando troppo alta. Se non adeguatamente regolata può rappresentare spettri velocitometrici sovra o sottodimensionati**
LINEA DELLO ZERO	**La linea dello zero deve essere regolata in maniera da poter studiare completamente la curva al disopra e al disotto dello zero. Se troppo alta può nascondere la cuspide della curva, se invece troppo bassa potrebbe nascondere l'onda reverse, parametro utile a definire una arteria ad alta resistenza**
GAIN COLORE	**Regola la potenza del segnale. Se eccessivamente alta può rappresentare falsi flussi extravasali; quando è troppo bassa può non mostrare il flusso all'interno del vaso**

BOX COLORE	**Il box colore punta il vaso di interesse. Maggiore è l'estensione del box maggiore sarà il tempo di raccolta del segnale e minore la qualità dell'informazione**
VOLUME CAMPIONE	**Inquadra la regione da studiare. Quando eccessivamente ristretto e posto al centro del vaso, studia solo il flusso centrale trascurando i flussi più periferici. Quando eccessivamente grande rischia di campionare i flussi venosi adiacenti al vaso**

Tabella 16. Artefatti relativi al segnale Doppler

Come in precedenza descritto (Figura 23), il segnale Doppler è funzione del coseno dell'angolo di incidenza degli US, rispetto all'asse di scorrimento del sangue all'interno del vaso *(Cos* θ*):*

$$V = \frac{\Delta F \, . \, C}{2f_0 \cdot \cos\theta}$$

Dalla formula si evince che quando il coseno dell'angolo incidente è zero l'effetto Doppler si annulla. Questa situazione si realizza per angoli di incidenza perfettamente ortogonali (90°) all'asse di scorrimento del sangue, in quanto il coseno di 90° è zero. Mentre l'effetto è massimo quando il coseno è 1, condizione possibile solo quando gli US incidono con un angolo di 0° (il coseno di 0° è 1), ossia quando gli US sono paralleli all'asse di scorrimento del sangue, situazione quest'ultima, possibile solo con sonde endovascolari. Il segnale Doppler, quindi, sarà tanto più intenso, e le velocità di flusso tanto più veritiere, quanto più il fascio di US sarà parallelo al vaso. In questo, il segnale Doppler, si differenza dal segnale in B-Mode che invece migliora quanto più il fascio di ultrasuoni è perpendicolare all'organo da studiare. Poiché in uno studio ecocolordoppler l'immagine B-Mode viene acquisita assieme al segnale Doppler, se il fascio di US incidesse parallelamente al vaso il segnale B-Mode perderebbe notevolmente in qualità. Un giusto compromesso per non annullare l'effetto Doppler, avere delle velocità di flusso (V) il più vicino possibile alla realtà, e al tempo stesso ricavare delle immagini B-Mode di qualità, è quello di porre l'angolo tra 30° e 60° (Figura 24). Angoli di incidenza al difuori di questo range sono causa di artefattualità: assenza del segnale, velocità di flusso sovra o sottostimate. L'angolo di incidenza può essere variato attraverso il comando che regola l'inclinazione con cui gli US impattano sul vaso; oppure modificando lo steering. Possiamo infatti eccitare i cristalli piezoelettrici del trasduttore con un ritardo di una frazione di secondo gli uni rispetto agli altri, questo consente di angolare, come farebbe un timone (steering), il fascio di US in maniera elettronica. Non dimentichiamo infine che possiamo modificare l'angolo cambiando l'inclinazione che diamo alla sonda.

L'utilizzo dei filtri può evitare artefatti legati a lievi movimenti della sonda o a movimenti del paziente; movimenti browniani del contenuto intestinale. L'artefatto è caratterizzato da una improvvisa esplosione cromatica (flash artifact) più o meno estesa (Figura 311).

Può essere eliminato introducendo un filtro colore o riducendo il box colore. Per contro un filtro impostato ai massimi livelli può abolire il segnale colore.

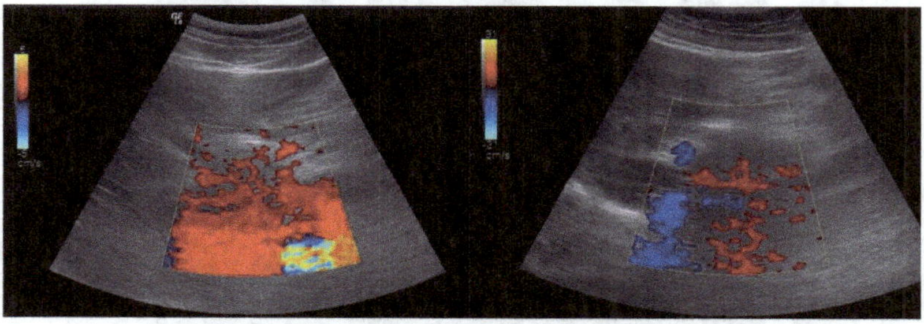

Fig. 311. Flash artifact legato ai movimenti del liquido intestinale in una scansione epigastrica

La regolazione della PRF, nell'ambito di un esame ecocolor Doppler, rientra tra le regolazioni di fondamentale importanza: consente di avere immagini omogenee che descrivono esattamente il vaso. Una erronea regolazione è fonte di aliasing (Figura 312), un artefatto confondente che rende difficile lo studio del vaso; eliminabile correggendo la PRF (Figura 313).

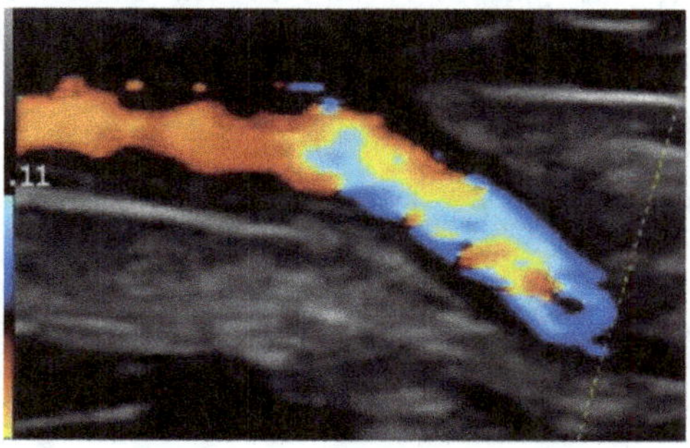

Fig. 312. Aliasing a carico dell'a radiale afferente ad una camera anastomotica

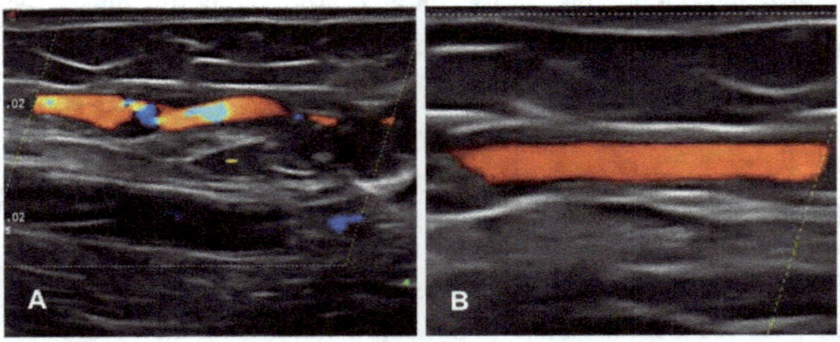

Fig. 313. (A) Aliasing in una arteria radiale studiata con una PRF di 1,2 KHz; (B) scomparsa dell'artefatto portando la PRF a 2,5 KHz

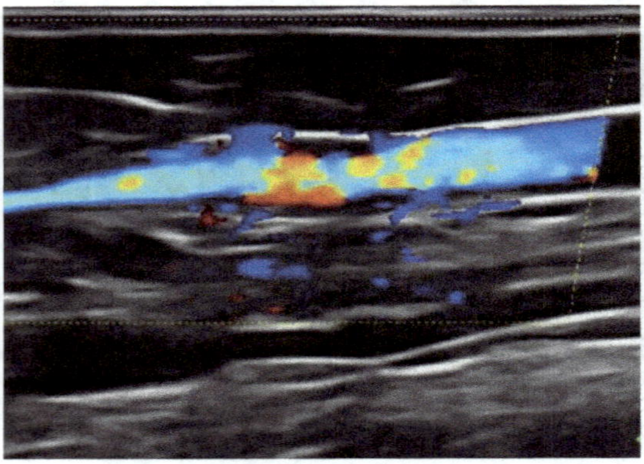

Fig. 314. FAV: Aliasing della porzione stenotica del vaso efferente

Ma a volte l'aliasing può dimostrarsi un artefatto utile nella diagnosi di stenosi di un vaso. Nella Figura 314 è mostrato l'aliasing a carico della regione stenotica del vaso efferente di una FAV: la repentina accelerazione del flusso è responsabile di aliasing nel tratto stenotico quando questi viene studiato con la stessa PRF della porzione non stenotica. Va infine ricordato che l'aliasing è un artefatto che si realizza anche quando il flusso diventa turbolento come può accadere alla biforcazione di un vaso o in una camera anastomotica di una FAV rendendo quest'ultima riconoscibile rispetto all'arteria e alla vena (Figura 315).

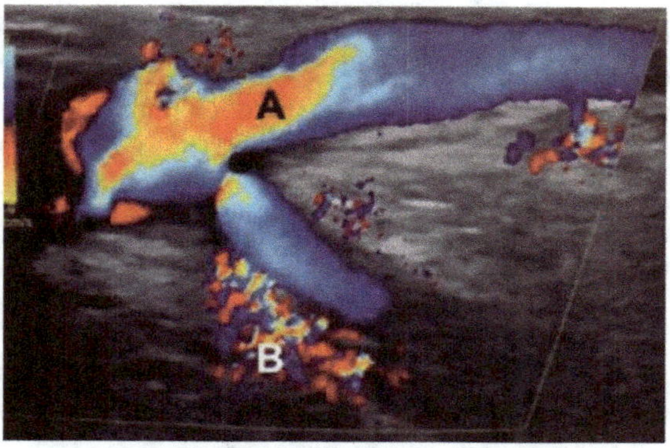

Fig. 315. Aliasing all'interno di una camera anastomotica (A) di una FAV tra a. radiale e v. cefalica; (B) falso flusso da errata regolazione de gain colore

Anche la linea dello zero deve essere regolata in maniera tale da comprendere tutta la curva spettrale compresa la regione al disotto della linea dello zero e quella al disopra delle cuspidi. La linea dello zero se troppo alta può nascondere la cuspide della curva, se invece troppo bassa potrebbe nascondere l'onda reverse, parametro utile a definire una arteria ad alta resistenza (Figure 316-317).

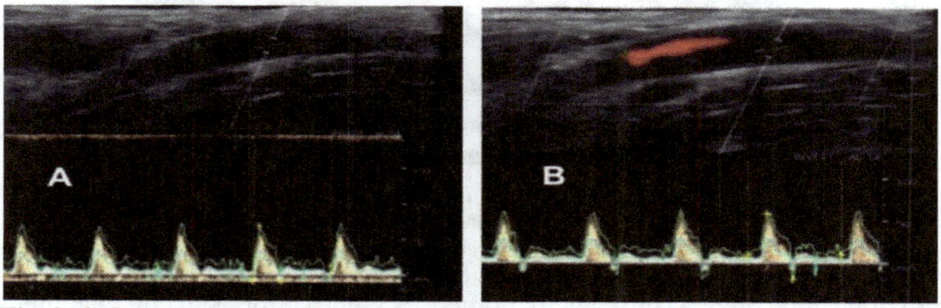

Fig. 316. Campionamento di una arteria radiale: (A) linea dello zero estremamente bassa, non consente la visualizzazione dell'onda reverse; (B) il corretto posizionamento consente lo studio di tutta la curva velocitometrica compresa l'onda reverse.

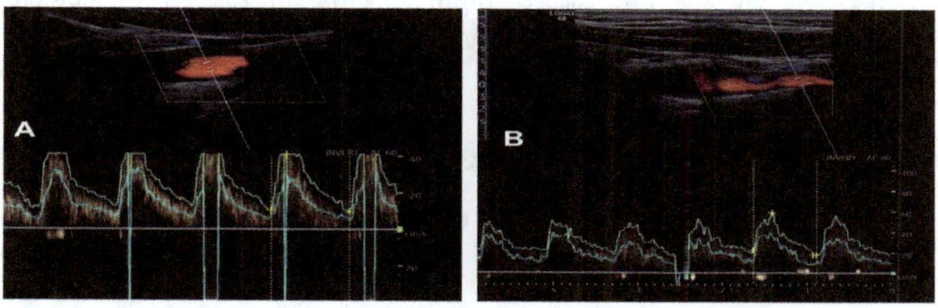

Fig. 317. Carotide comune. (A) linea dello zero troppo alta, non definisce i picchi; (B) corretto posizionamento della linea dello zero

Il gain colore regola l'intensità del segnale color; una errata regolazione del gain colore può restituire artefatti confondenti: una regolazione verso i valori alti può simulare flussi inesistenti al difuori del vaso (Figura 315 B), mentre una regolazione molto bassa può nascondere un flusso e la sua curva spettrale. Tra le regolazioni da effettuare in corso di un esame ecocolor Doppler c'è anche la regolazione del volume campione: un volume campione posto al centro del vaso campiona solo i globuli rossi più veloci: quelli centrali. Un volume campione che si estende dalla parete anteriore a quella posteriore risente delle vibrazioni delle pareti vascolari e campiona anche flussi presenti al di fuori del vaso. E' buona norma porre il volume campione in maniera da comprendere tutto il vaso ponendosi appena al di sotto delle pareti (Figura 318).

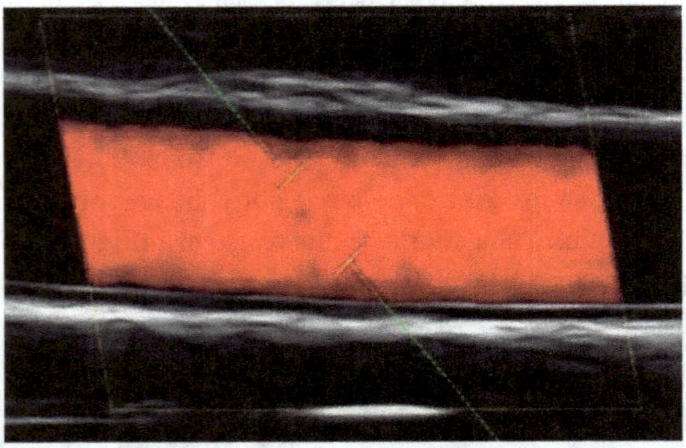

Fig. 318. Arteria brachiale: corretto posizionamento del volume campione

Anche nell'esame ecocolor Doppler può realizzarsi l'effetto specchio (218): condizione nella quale la curva velocitometrica viene riproposta, con una intensità inferiore, dalla parte opposta della linea dello zero (Figura 319-320). L'artefatto è dovuto all'utilizzo di un angolo di insolazione eccessivamente ampio oppure a un gain colore elevato. Può essere eliminato variando l'angolo di incidenza o riducendo il gain totale del Doppler.

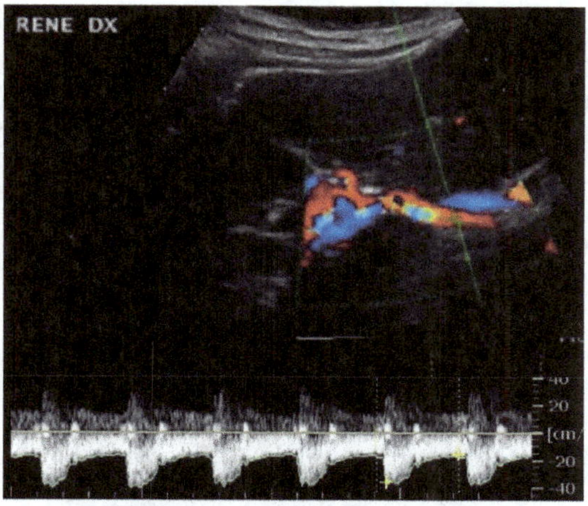

Fig. 319. Arteria renale di destra insonata con un angolo superiore a 60°: viene riproposta la stessa curva con intensità inferiore, al disopra della linea dello zero

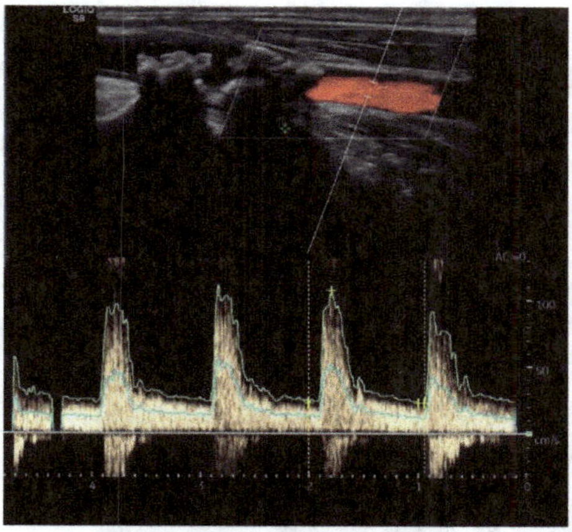

Fig. 320. Effetto specchio nel campionamento della carotide comune con un angolo di incidenza > 60°. Viene riproposta la stessa curva al disotto della linea dello zero

Tra gli artefatti della metodica color Doppler, non legati alla regolazione dell'apparecchio vanno menzionati il color bled, il bruit colore, il jet di eiezione, il twinkling e gli artefatti legati alle variazioni di direzione del flusso ematico.

L'estensione del segnale colore in una specie di sbavatura al difuori del vaso (Figura 321) è un artefatto (color bleed) legato al rinforzo della parete posteriore del vaso e può essere eliminato riducendo la potenza di trasmissione degli US.

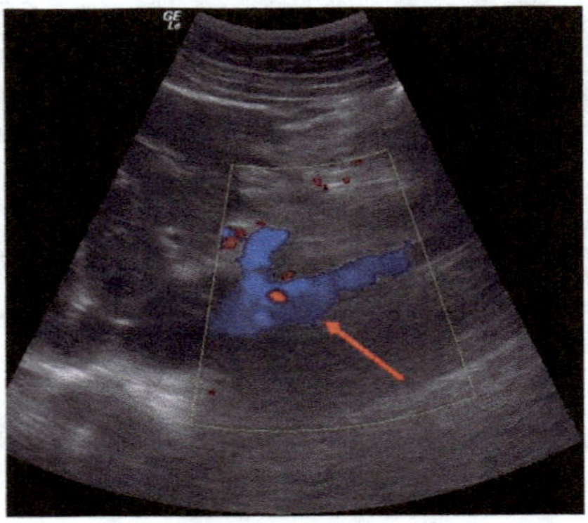

Fig. 321. Campionamento dell'aorta addominale, sbavatura (color bleed) al difuori del vaso nei tessuti circostanti

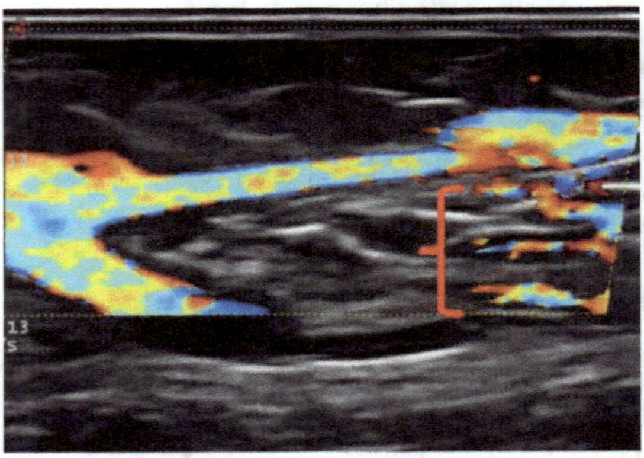

Fig. 322. Bruit colore (parentesi) in una stenosi venosa di FAV

Il bruit colore è un artefatto confondente caratterizzato dalla erronea rilevazione di un flusso ematico nelle strutture anatomiche perivasali. I movimenti dell'operatore, il respiro del paziente, i movimenti del cuore le vibrazioni della parete dei vasi, possono generare un rumore a bassa frequenza e ad elevata energia simulando flussi inesistenti. Esistono condizioni in cui il bruit colore può essere un elemento utile per la diagnosi. In una stenosi di una fistola artero venosa, per esempio, la presenza di un segnale color che simula un flusso perivasale nei tessuti circostanti la zona di stenosi (Figura 322) può aiutare a fare diagnosi di stenosi, soprattutto se associato ad un incremento della velocità di picco sistolico, all'incremento delle resistenze e alla riduzione del flusso. Il fenomeno è ascrivibile alle vibrazioni delle pareti del vaso stenotico che producono un rumore perivasale che viene interpretato come una struttura in movimento. Una condizione simile può realizzarsi nello studio ecocolor Doppler di un pseudoaneurisma dove il passaggio di sangue attraverso il colletto mette in vibrazione le pareti del vaso e genera un segnale nei tessuti circostanti (Figura 323).

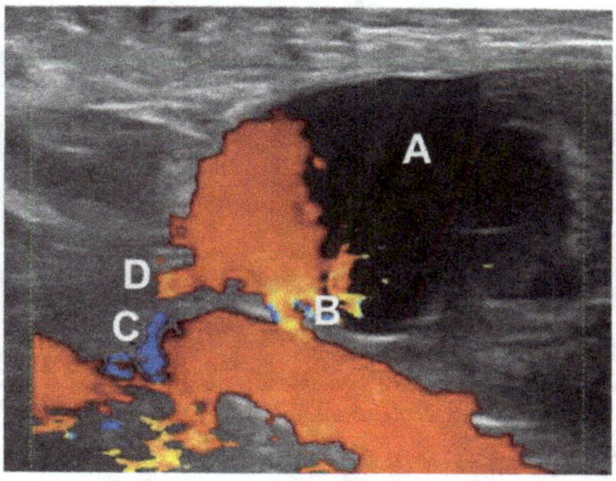

Fig. 323. Pseudoaneurisma dell'arteria brachiale: (A) Sacca aneurismatica; (B) colletto del pseudoaneurisma; (C) bruit colore; (D) color bled

L'utilizzo di filtri di parete con valori compresi tra 100 e 600 Hz, può attenuare questa artefattulità; tenendo conto che filtri di parete eccessivamente alti (> 500 Hz) possono abolire completamente il segnale.

Il jet di eiezione è un artefatto utile a dimostrare la pervietà degli ureteri: quando l'urina, attraverso l'orifizio ureterale, arriva in vescica, sposta il liquido ivi presente creando un movimento che viene letto dalla macchina (Figura 324).

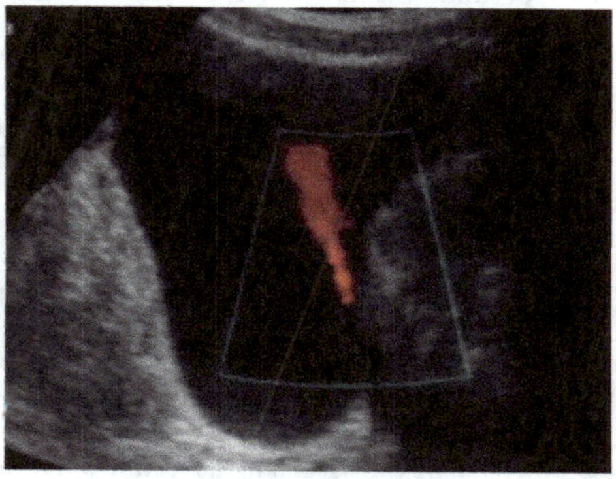

Fig. 324. Jet di eiezione

Il twinkling artifact, o artefatto arlecchino, è un artefatto utile in quanto aiuta a definire formazioni rugose ricche di calcio come i calcoli e le calcificazioni (217). Calcoli renali o vescicali e calcificazioni prostatiche di dubbia intepretazione per la mancanza di cono d'ombra, possono essere diagnosticati grazie al twinkling artifact (Figura 325).

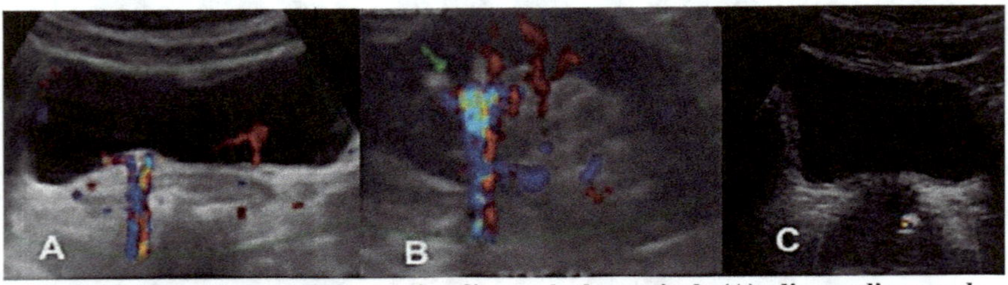

Fig. 325. Twinkling artifact a carico di un calcolo vescicale (A); di un calice renale maggiore (B); e di una calcificazione prostatica (C)

Tale artefatto non è presente per calcoli di urato e ossalato la cui superficie è liscia. La mancata rilevazione del flusso in un vaso può essere legata a flussi con velocità inferiore a 3 cm/s, oppure alla presenza di calcificazioni vascolari il cui cono d'ombra nasconde parte del flusso (Figura 326). Infine, un repentino cambio di inclinazione del vaso in esame può generare un artefatto mostrando un flusso dapprima in avvicinamento alla sonda e poi in allontanamento o viceversa (Figura 327-328). Un altro esempio di artefatto generato dal cambio di direzione del flusso è quello che si realizza in un aneurisma o in un pseudoanrisma (219-223). Il cambiamento di direzione del flusso all'interno di un aneurisma genera una tipica immagine a "bandiera coreana" o effetto "yin e yang", (Figura 329).

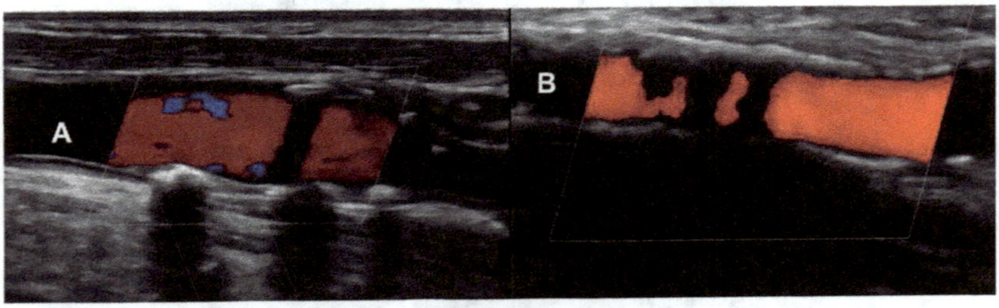

FiG. 326. (A) Calcificazione della parete di una carotide comune;
(B) calcificazioni di parete di una arteria brachiale
Il cono d'ombra delle calcificazioni nasconde parte del flusso

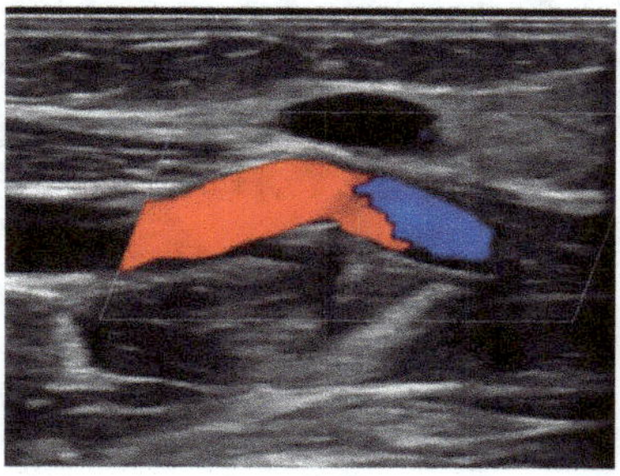

Fig. 327. Mapping preoperatorio di una arteria radiale: cambio di direzione del vaso che si approfonda nei piani sottostanti. Viene mostrato un flusso inizialmente in avvicinamento e successivamente in allontanamento dalla sonda

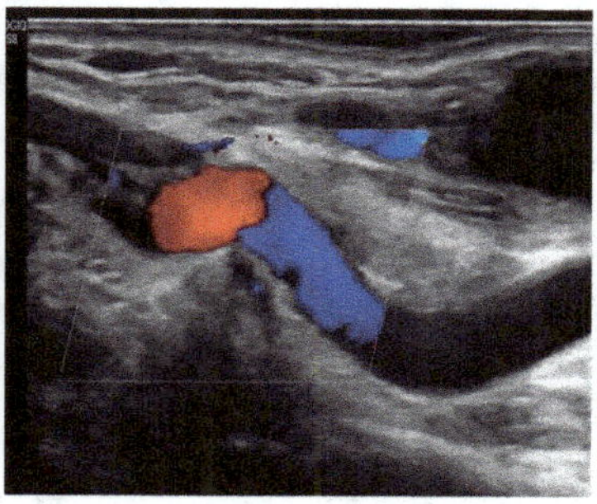

Fig. 328. Mapping preoperatorio, arteria brachiale: il decorso irregolare del vaso mostra Un flusso in avvicinamento e in allontanamento dalla sonda

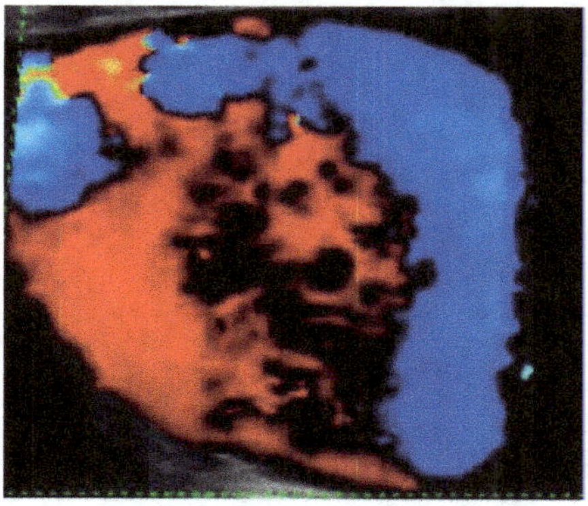

Fig. 329. Artefatto a bandiera coreana o effetto yin e yang in un pseudoaneurisma dell'a. omerale da puntura accidentale dalle FAV

REFERTAZIONE ECOGRAFICA

La refertazione ecografica rappresenta una fase fondamentale nel processo diagnostico che segue l'esecuzione di un esame ecografico, ed è altrettanto importante. La refertazione ecografica è un processo cruciale che richiede precisione, attenzione al dettaglio e capacità di sintesi. Un referto accurato e ben strutturato contribuisce significativamente a un corretto percorso diagnostico e terapeutico, migliorando la qualità delle cure offerte al paziente. Il referto non deve essere la mera descrizione tecnica di ciò che si è osservato, bensì l'interpretazione diagnostica delle immagini. In tale ottica alla fase descrittiva deve sempre seguire la formulazione di una ipotesi diagnostica che potrà essere tanto più incisiva quanto più vasta è l'esperienza dell'operatore e la sua capacità di spingersi in supposizioni interpretative. Va sottolineato che le immagini fotografiche tratte dall'esame ecografico sono soggettive e riduttive rispetto a quanto l'ecografista osserva nel corso di un esame dinamico, pertanto il referto scritto rappresenta la vera risposta al quesito diagnostico. Esso costituisce il documento ufficiale in cui il medico ecografista descrive e interpreta i risultati dell'indagine, fornendo informazioni essenziali per il management clinico del paziente. Gli obiettivi che si deve porre chi referta un esame ecografico sono espressi nella Tabella 17.

OBIETTIVO	DESCRIZIONE
RISPONDERE AL QUESITO POSTO	*Presupponendo pertinenza e appropriatezza della richiesta, l'ecografista deve rispondere al quesito posto dal richiedente l'esame*
DESCRIZIONE DEI REPERTI CLINICI	*Riportare in modo accurato e dettagliato, senza eccedere in tecnicismi, quanto osservato nel corso dell'esame*
INTERPRETAZIONE CLINICA	*Descrive in maniera esaustiva i reperti patologici e fornire una prima interpretazione diagnostica*
FORNIRE INFORMAZIONI AD ALTRI SPECIALISTI	*Nell'ottica di una gestione multidisciplinare del paziente, cercare di fornire ad altri professionisti spunti diagnostici ed interpretativi*
REDIGERE UN DOCUMENTO VALIDO DA UN PUNTO DI VISTA MEDICO-LEGALE	*Assicurarsi che quanto scritto sia sostenibile in un contezioso medico-legale*

Tabella 17. Obiettivi della refertazione

Si auspica che la refertazione sia dattiloscritta, preferibilmente computerizzata ed inserita in un data base per un eventuale confronto con esami successivi. Refertazioni con scrittura a mano sono da evitare, così come da evitare sono i prestampati con le caratteristiche dei vari organi da modificare con codici numerici. Molto utili, in un sistema computerizzato, sono invece i "format di normalità" specifici per i vari organi, da personalizzare sulla scorta di quanto osservato nel corso dell'esame ecografico. Anche questi però possono essere fonte di errore se non vengono adeguatamente personalizzati: "prostata di forma e dimensioni normali", non sta bene in un referto di un soggetto femminile.

Le eventuali difficoltà tecniche riscontrate nel corso dell'esame vanno segnale: incapacità a mantenere l'apnea, inadeguata preparazione del paziente, meteorismo, obesità, scarsa collaborazione del paziente, devono essere tutte annotate. In questi casi è buona regola far precedere la descrizione dell'esame da un preambolo: "esame reso poco diagnostico per ... Per quanto è dato osservare ...".

Nella tabella 18 è schematizzato quella che dovrebbe essere la struttura di un referto ecografico.

DATI IDENTIFICATIVI DEL PAZIENTE	*Nome – cognome - data di nascita*
DATI DELL'ESAME	√ *Data e ora* √ *Tipo di esame eseguito* √ *Apparecchiatura utilizzata*
MOTIVO DELL'ESAME	*Indicazioni cliniche per cui è stato richiesto l'esame*
DESCRIZIONE DELL'ESAME	√ *Segnalazione di eventuali limitazioni tecniche* √ *Descrizione dell'anatomia ecografica dei reperti normali e di quelli patologici* √ *Segnalazione di reperti patologici a carico di organi per i quali non è stato richiesto l'esame*
CONCLUSIONI DIAGNOSTICHE	√ *Sintesi conclusiva dei reperti patologici* √ *Ipotesi diagnostiche* √ *Eventuali approfondimenti diagnostici*
FIRMA DEL MEDICO	*Nome e Cognome del medico ed eventuale affiliazione*

Tabella 18. Struttura del referto ecografico

I dati anagrafici del paziente è bene che siano completi di data di nascita onde evitare problemi di omonimia. La data dell'esame deve essere quella della sua esecuzione e non della refertazione, evitare comunque di refertare successivamente l'esame in quanto le impressioni "a caldo" sono le più pertinenti e si evitano dimenticanze. Deve essere riportato il tipo di apparecchiatura e di sonda utilizzati. Prima di passare alla parte descrittiva va indicata la motivazione per la quale viene richiesta l'ecografia, seguita dalle eventuali difficoltà tecniche legate alle caratteristiche del paziente. Il linguaggio utilizzato deve essere conciso, chiaro, comprensibile anche dal paziente evitando inutili tecnicismi. Particolare attenzione deve essere posta alla descrizione dei reperti patologici: sede forma, dimensioni, vascolarizzazione, rapporti con le strutture vicine, devono essere ben evidenziate nel referto. La richiesta di ecografia renale non ci esime da descrivere reperti patologici (incidentalomi) osservati a carico di altri organi. Terminata la descrizione dell'esame richiesto, come "reperto accessorio", vanno descritte le altre lesioni riscontrate. Una sezione a parte va riservata alle conclusioni nelle quali in maniera sintetica devono essere riassunti i reperti patologici riscontrati, formulata una prima ipotesi diagnostica, e qualora si ritiene che un esame di secondo livello possa chiarire meglio il quadro clinico, l'esame va consigliato.

Buona norma, comunque, è quella di non limitarsi alla sola consegna del referto, soprattutto in caso di patologie gravi. Una adeguata informazione verbale del paziente in termini comprensibili è sempre auspicabile al fine di fornire un'anticipazione o una spiegazione preliminare sulla patologia riscontrata e sulle eventuali complicanze. Infine il referto va firmato in maniera chiara e non con incomprensibili sigle, eventualmente può essere indicata la struttura ove il sanitario opera.

BIBLIOGRAFIA

1. S Carerj, A Trono, C Zito, E Ficarra, F Luzza, G Oreto, F Arrigo. The second tissue harmonic signal: from physics principles to clinical application. Ital Heart J Suppl . 2001 Oct;2(10):1078-86.
2. J M Correas 1, M Claudon, F Tranquart, O Hélénon. Contrast-enhanced ultrasonography: renal applications. J Radiol 2003 Dec;84(12 Pt 2):2041-54
3. Jean-Michel Correas 1, Michel Claudon, François Tranquart, And Olivier Hélénon. The kidney: imaging with microbubble contrast agents. Ultrasound Q. 2006 Mar;22(1):53-66.
4. Rosa M S Sigrist 1, Joy Liau 1, Ahmed El Kaffas 1, Maria Cristina Chammas 2, Juergen K Willmann 1. Ultrasound Elastography: Review of Techniques and Clinical Applications. Theranostics. 2017 Mar 7;7(5):1303-1329. doi: 10.7150/thno.18650. DOI: 10.7150/thno.18650
5. Qi R, Yang C, Zhu T. Advances of Contrast-Enhanced Ultrasonography and Elastography in Kidney Transplantation: From Microscopic to Microcosmic. Ultrasound Med Biol. 2021 Feb;47(2):177-184. doi: 10.1016/j.ultrasmedbio.2020.07.025. Epub 2020
6. M. Taurisano A. Mancini F D'Elia. Triple stenosis of brachio-basilic arteriovenous fistula: percutaneous transluminal angioplasty utility, case report and literature review. G Ital Nefrol
7. M. Meola, I. Petrucci L'ecografia e il color-doppler in nefrologia. le basi teoriche dell'ecografia. G Ital Nefrol 2012; 29 (1): 81-91
8. Harvey CJ, Pilcher JM, Eckersley RJ, Blomley MJ, Cosgrove DO. Advances in ultrasound. Clin Radiol 2002; 57: 157-77.
9. Claudon M, Tranquart F, Evans DH, Lefevre F, Correas JM. Advances in ultrasound. Eur Radiol 2002; 12: 7-18.
10. O'Neill WC. Renal ultrasonography: a procedure for nephrologists. Am J Kidney Dis 1997; 30: 579-85.
11. Meola M. Ecografia clinica e color Doppler in Nefrologia.Vol. 1. Capp. 1-3. pp. 3-96. Eureka Editore Lucca 2007.
12. Ermett H. Signal processing in functional and morphological ultrasound imaging. In: Bogdan U, Becker G, Sclachetzki F. (Eds): Echoenhancers and Transcranial Duplex sonography. Blackwell Wiss–Verlag, Berlin 1998.

13. Gebel M. Ultrasound in gastroenterology and hepatology. Gebel M. (Ed): Physical and technical principles. Blackwell Wiss–Verlag, Berlin, 1998.
14. Hedrick WR, Hykes L, Starchman DE. Ultrasound Physics and Instrumentation. Cap. 1. pp. 18-36. Mosby, St. Louis, 1995.
15. Basic physics of ultrasonographic. Diagnostic Imaging and Laboratory Technology. Essential Health Technologies Health Technology and Pharmaceuticals.World Health Organization. Geneva https://apps.who.int/iris/bitstream/handle/10665/43179/9241592990_en.pdf
16. John E Aldrich. Basic physics of ultrasound imaging. Crit Care Med. 2007 May; 35(5 Suppl): S131-7. doi: 10.1097/01.CCM.0000260624.99430.22.
17. John S. Mattoon • Thomas G. Nyland. Principi fondamentali di ecografia diagnostica. Capitolo 1. https://unimi.studenti33.it › 9788821440588_cap
18. Meola M: Ecografia clinica in nefrologia. Formazione dell'immagine. Chap 2 pag 45-54. Meola M. Eureka editore 2015
19. Hoskins et al. Diagnostic ultrasound: physics and equipement. Greenwiich Medical Media London 2000
20. Dauzat M. Chapter 1. Notions théoriques et thechnologiques élémentaires. Bases de l'interprétation des signaux Doppler. In: Dauzat M, Laroche JP, De Bray JM, et al. (eds) *Ultrasonographie vasculaire diagnostique. Theorie et pratique*. 1st ed. Paris: Vigot, 1991, pp.3–35.
21. D N White. Johann Christian Doppler and his effect--a brief history. Ultrasound Med Biol. 1982;8(6):583-91. doi: 10.1016/0301-5629(82)90114-4.
22. Taurisano M,Mancini A,D'Elia F. *Indici di predittività di maturazione della fistola artero-venosa per emodialisi nel mapping vascolare preoperatorio. G Ital Nefrol 2021; 38 (2)* – ISSN 1724-5990 – © *2021*
23. Taurisano M,Mancini A, Coviello N. D'Elia F. Il test dell'iperemia reattiva nel mapping preoperatorio della fistola arteriovenosa. 62° Congresso Nazionale SIN. Rimini 6-8 Ottobre 2021. Poster - Selected Abstract.
24. A C Wells 1, B Fernando, A Butler, E Huguet, J A Bradley, G J Pettigrew. Selective use of ultrasonographic vascular mapping in the assessment of patients before haemodialysis access surgery. Br J Surg. 2005 Nov;92(11):1439-43. doi: 10.1002/bjs.5151.
25. Nursal TZ, Oguzkurt L, Tercan F, Torer N, Noyan T, Karakayali H, Haberal M. Is routine preoperative ultrasonographic mapping for arteriovenous fistula creation necessary in patients with favorable physical

examination findings? Results of a randomized controlled trial. World J Surg. 2006 Jun;30(6):1100-7. doi: 10.1007/s00268-005-0586-8.

26. Y O Kim 1, C W Yang, S A Yoon, K A Chun, N I Kim, J S Park, B S Kim, Y S Kim, Y S Chang, B K Bang. Access blood flow as a predictor of early failures of native arteriovenous fistulas in hemodialysis patients. Am J Nephrol. 2001 May-Jun;21(3):221-5. doi: 10.1159/000046251.
27. Koseoglu K, Akar H, Cildag B, Ozsunar Y, Gayret P. Resistive index measurement of native hemodialysis arteriovenous fistula feeding artery as a predictor for fistula dysfunction. ASAIO J. 2004 Nov-Dec;50(6):577-80. doi: 10.1097/01.mat.0000145052.75525.77.
28. Marcello Napoli 1, Raffaele Prudenzano, Francesco Russo, Assunta Lucia Antonaci, Maria Aprile, Erasmo Buongiorno. Juxta-anastomotic stenosis of native arteriovenous fistulas: surgical treatment versus percutaneous transluminal angioplasty. J Vasc Access. 2010 Oct-Dec;11(4):346-51. doi: 10.5301/jva.2010.5968.
29. Napoli M, Montinaro A, Russo F, De Pascalis A, Patruno P, Proia S, Valletta A, Vitale O, Buongiorno E. Early experiences of intraoperative ultrasound guided angioplasty of the arterial stenosis during upper limb arteriovenous fistula creation. J Vasc Access. 2007 Apr-Jun;8(2):97-102.
30. Taurisano Marco , Mancini Andrea and D'elia Filomena. CEUS-guided PTA on stenotic AVF: Morphological and functional point of view. J Vasc Acces, 2022 Oct 10;11297298221126289.
doi: 10.1177/11297298221126289. Online ahead of print.
31. Taurisano Marco, Mancini Andrea and D'elia Filomena. Percutaneous ecoguided endovascular lithotripsy to recruit failed-to-mature arteriovenous fistula due to completely calcified radial artery. J Vasc Acces. 2023 Jan 4;11297298221147600.
doi: 10.1177/11297298221147600.
32. F G Balen 1, C M Allen, W R Lees. Ultrasound contrast agents. Clin Radiol. 1994 Feb;49(2):77-82. doi: 10.1016/s0009-9260(05)83446-4.
33. E Merz, E Reinold. Contrast in ultrasound diagnosis. Ultraschall Med. 1997 Feb;18(1):1-2. doi: 10.1055/s-2007-1000506.
34. Bertolotto M, Bucci S, Valentino M, Currò F, Sachs C, Cova MA. Contrast-enhanced ultrasound for characterizing renal masses. Eur J Radiol. 2018 Aug; 105:41-48. doi: 10.1016/j.ejrad.2018.05.015. Epub 2018 May 16. PMID: 30017297 Review.
35. Meola M: Ecografia clinica in nefrologia. Mezzi di contrasto ecografici o ecoamplificatori. Chap 9 pag 299-316. Meola M. Eureka editore 2015

36. Brandon Helfield 1. A Review of Phospholipid Encapsulated Ultrasound Contrast Agent Microbubble Physics. Ultrasound Med Biol actions. 2019 Feb;45(2):282-300.
37. Osama M Mukdadi 1, Hyoung-Bum Kim, Jean Hertzberg, Robin Shandas. Numerical modeling of microbubble backscatter to optimize ultrasound particle image velocimetry imaging: initial studies. Ultrasonics. 2004 Aug;42(10):1111-21. doi: 10.1016/j.ultras.2004.02.021.
38. Jiusheng Chen 1, Zhemin Zhu. Study on the multiple scattering effects of ultrasound contrast agents. Ultrasonics. 2006 Dec 22;44 Suppl 1:e115-8. doi: 10.1016/j.ultras.2006.06.004. Epub 2006 Jun 28.
39. Bertolotto M, Dalla Palma L, Quaia E et al. Characterization of unifocal liver lesions with pulse inversion harmonic imaging after Levovist injection: preliminary results. Eur Radiol 2000; 10: 1369–1376
40. Burns PN, Wilson SR, Simpson DH. Pulse inversion imaging of liver blood flow: improved method for characterizing focal masses with microbubble contrast. Invest Radiol 2000; 35: 58–71
41. Albrecht T, BlomleyM, Bolondi L et al. Guidelines for the use of contrast agents in ultrasound. January 2004. Ultraschall in Med 2004; 25: 249–256
42. Claudon M, Cosgrove D, Albrecht T et al. Guidelines and good clinical practice recommendations for contrast enhanced ultrasound (CEUS)-update 2008. Ultraschall in Med 2008; 29: 28–44
43. Quaia E. Microbubble ultrasound contrast agents: an update. Eur Radiol. 2007 Aug;17(8):1995-2008. doi: 10.1007/s00330-007-0623-0. Epub 2007 Mar 10. PMID: 17351779 Review.
44. Siracusano S, Bertolotto M, Ciciliato S, Valentino M, Liguori G, Visalli F. The current role of contrast-enhanced ultrasound (CEUS) imaging in the evaluation of renal pathology. World J Urol. 2011 Oct;29(5):633-8. doi: 10.1007/s00345-011-0699-7. Epub 2011 May 21. PMID: 21604017 Review.
45. Setola SV, Catalano O, Sandomenico F, Siani A. Contrast-enhanced sonography of the kidney. Abdom Imaging. 2007 Jan-Feb;32(1):21-8. doi: 10.1007/s00261-006-9001-7. PMID: 17420958
46. Siracusano S, Quaia E, Bertolotto M, Ciciliato S, Tiberio A, Belgrano E. The application of ultrasound contrast agents in the characterization of renal tumors. World J Urol. 2004 Nov;22(5):316-22. doi: 10.1007/s00345-004-0410-3. Epub 2004 Aug 6. PMID: 15300390
47. Valentino M, Serra C, Pavlica P, Barozzi L. Contrast-enhanced ultrasound for blunt abdominal trauma. Semin Ultrasound CT MR. 2007

Apr;28(2):130-40. doi: 10.1053/j.sult.2007.01.008. PMID: 17432767 Review.

48. Bertolotto M, Martegani A, Aiani L, Zappetti R, Cernic S, Cova MA. Value of contrast-enhanced ultrasonography for detecting renal infarcts proven by contrast enhanced CT. A feasibility study. Eur Radiol. 2008 Feb;18(2):376-83. doi: 10.1007/s00330-007-0747-2. Epub 2007 Sep 13. PMID: 17851664 Clinical Trial.
49. Piscaglia F, Nolsøe C, Dietrich CF, Cosgrove DO, Gilja OH, Bachmann Nielsen M. The EFSUMB Guidelines and Recommendations on the Clinical Practice of Contrast Enhanced Ultrasound (CEUS): update 2011 on non-hepatic applications. Ultraschall Med. 2012 Feb;33(1):33-59. doi: 10.1055/s-0031-1281676. Epub 2011 Aug 26. PMID: 21874631
50. Fontanilla T, Minaya J, Cortés C, Hernando CG, Arangüena RP, Arriaga J, Carmona MS, Alcolado A. Acute complicated pyelonephritis: contrast-enhanced ultrasound. Abdom Imaging. 2012 Aug;37(4):639-46. doi: 10.1007/s00261-011-9781-2. PMID: 21792579
51. Mitterberger M, Pinggera GM, Colleselli D, Bartsch G, Strasser H, Steppan I, Pallwein L, Friedrich A, Gradl J, Frauscher F. Acute pyelonephritis: comparison of diagnosis with computed tomography and contrast-enhanced ultrasonography. BJU Int. 2008 Feb;101(3):341-4. doi: 10.1111/j.1464-410X.2007.07280.x. Epub 2007 Oct 17. PMID: 17941932
52. Prakash A, Tan GJ, Wansaicheong GK. Contrast enhanced ultrasound of kidneys. Pictorial essay. Med Ultrason. 2011 Jun;13(2):150-6. PMID: 21655542
53. Scott Gerst 1, Lucy E Hann, Duan Li, Mithat Gonen, Satish Tickoo, Michael J Sohn, Paul Russo. Evaluation of renal masses with contrast-enhanced ultrasound: initial experience. AJR Am J Roentgenol. 2011 Oct;197(4):897-906. doi: 10.2214/AJR.10.6330.
54. Rosenfield AT, Taylor KJ, Crade M, DeGraaf CS. Anatomy and pathology of the kidney by gray scale ultrasound. Radiology. 1978 Sep;128(3):737-44. doi: 10.1148/128.3.737. PMID: 674648
55. H C Yeh 1, K P Halton, R S Shapiro, J G Rabinowitz, H A Mitty Affiliations expand. Junctional parenchyma: revised definition of hypertrophic column of Bertin. Radiology. 1992 Dec;185(3):725-32. doi: 10.1148/radiology.185.3.1438753. PMID: 1438753
56. M Lafortune, A Constantin, G Breton, C Vallee. Sonography of the hypertrophied column of Bertin. AJR Am J Roentgenol. 1986

Jan;146(1):53-6. doi: 10.2214/ajr.146.1.53. PMID: 3510045 DOI: 10.2214/ajr.146.1.53

57. Mahony BS, Jeffrey RB, Laing FC. Septa of Bertin: a sonographic pseudotumor. J Clin Ultrasound. 1983 Aug;11(6):317-9. doi: 10.1002/jcu.1870110606. PMID: 6413539
58. Brandt TD, Neiman HL, Dragowski MJ, Bulawa W, Claykamp G. Ultrasound assessment of normal renal dimensions. J Ultrasound Med. 1982 Mar;1(2):49-52. doi: 10.7863/jum.1982.1.2.49. PMID: 6152926
59. Akpinar IN, Altun E, Avcu S, Tüney D, Ekinci G, Biren T. Sonographic measurement of kidney size in geriatric patients. J Clin Ultrasound. 2003 Jul-Aug;31(6):315-8. doi: 10.1002/jcu.10178. PMID: 12811791
60. Roger SD, Beale AM, Cattell WR, Webb JA. What is the value of measuring renal parenchymal thickness before renal biopsy? Clin Radiol. 1994 Jan;49(1):45-9. doi: 10.1016/s0009-9260(05)82913-7. PMID: 8299331
61. M Meola 1, G Barsotti, A Cupisti, E Buoncristiani, S Giovannetti. Free-hand ultrasound-guided renal biopsy: report of 650 consecutive cases. Nephron . 1994;67(4):425-30. doi: 10.1159/000188016. PMID: 7969675 DOI: 10.1159/000188016
62. M McLachlan, P Wasserman. Changes in sizes and distensibility of the aging kidney. Br J Radiol . 1981 Jun;54(642):488-91. doi: 10.1259/0007-1285-54-642-488. PMID: 7237026 DOI: 10.1259/0007-1285-54-642-488
63. Amis ES Jr, Cronan JJ. The renal sinus: an imaging review and proposed nomenclature for sinus cysts. J Urol. 1988 Jun;139(6):1151-9. doi: 10.1016/s0022-5347(17)42845-x. PMID: 3286890
64. Taylor KJ, Burns PN, Woodcock JP, Wells PN. Blood flow in deep abdominal and pelvic vessels: ultrasonic pulsed-Doppler analysis. Radiology. 1985 Feb;154(2):487-93. doi: 10.1148/radiology.154.2.3880913.
65. Hodson J. The lobar structure of the kidney. Br J Urol. 1972 Apr;44(2):246-61. doi: 10.1111/j.1464-410x.1972.tb10072.x. PMID: 5041555
66. M Lafortune, A Constantin, G Breton, C Vallee. Sonography of the hypertrophied column of Bertin. AJR Am J Roentgenol. 1986 Jan;146(1):53-6. doi: 10.2214/ajr.146.1.53. PMID: 3510045 DOI: 10.2214/ajr.146.1.53
67. Singer A, Simmons MZ, Maldjian PD. Spectrum of congenital renal anomalies presenting in adulthood. Clin Imaging 2008; 32: 183-91.

68. Krumme B. Renal Doppler sonography--update in clinical nephrology. Nephron Clin Pract 2006; 103: c24-8.
69. A R Carter, J G Horgan, T A Jennings, A T Rosenfield. The junctional parenchymal defect: a sonographic variant of renal anatomy. Radiology. 1985 Feb;154(2):499-502. doi: 10.1148/radiology.154.2.3880914. PMID: 3880914 DOI: 10.1148/radiology.154.2.3880914
70. Gül Nihal NURSAL and Gülgün BU¨YU¨KDEREL. Unfused renal ectopia: a rare form of congenital renal anomaly. Annals of Nuclear Medicine Vol. 19, No. 6, 507–510, 2005
71. Banerjee B, Brett I. Ultrasound diagnosis of horseshoe kidney. Br J Radiol 1991 Oct; 64 (766):898-900
72. H J Mindell, E A Kupic. Horseshoe kidney: ultrasonic demonstration. AJR Am J Roentgenol. 1977 Sep;129(3):526-7. doi: 10.2214/ajr.129.3.526. PMID: 409216 DOI: 10.2214/ajr.129.3.526
73. J O'Brien 1, O Buckley, O Doody, E Ward, T Persaud, W Torreggiani. Imaging of horseshoe kidneys and their complications. J Med Imaging Radiat Oncol 2008 Jun;52(3):216-26.
74. Kalantarinia K. Novel imaging techniques in acute kidney injury. Curr Drug Targets 2009;10(12): 1184–9. Available at: bmed/19715540. Accessed December 31, 2018.
75. MeolaM,Nalesso F, Petrucci I, et al. Ultrasound in acute kidney disease. In: Meola M, PetrucciI I, Ronco C, editors. Ultrasound Imaging in Acute and Chronic Kidney Disease. ContribNephrol, vol. 188.Basel (Switzerland): Karger; 2016. p. 11–20. https://doi.org/10.1159/ 000445461
76. Remer EM, Papanicolaou N, Casalino DD, et al. ACR appropriateness criteria on renal failure. Am J Med 2014;127(11):1041–8.e1.
77. Wang Y, Liu K, Xie X, Song B. Potential role of imaging for assessing acute pancreatitis-induced acute kidney injury. Contrib Nephrol. 2016;188:11-20. doi: 10.1159/000445461. Epub 2016 May 12. PMID: 27169556 Review.
78. Pozzi Mucelli R, Bertolotto M, Quaia E. Imaging techniques in acute renal failure. Contrib Nephrol. 2001;(132):76-91. doi: 10.1159/000060076.
79. Alabousi M, Alabousi A, Patlas MN. Imaging of Acute Renal Failure in the Hospital Setting. Radiol Clin North Am. 2020 Jan;58(1):59-71. doi: 10.1016/j.rcl.2019.08.001. Epub 2019 Oct 16. PMID: 31731903
80. Nicholson ML, Bell A, Burton PR, Donnelly PK, Veitch PS, Bell PR. Probability of rejection predicted from ultrasonographic measurement of

renal transplant swelling. Br J Surg 1993 Aug;80(8):1059-62. doi: 10.1002/bjs.1800800846.

81. Kelahan, L. C., Desser, T. S., Troxell, M. L., & Kamaya, A. Ultrasound Assessment of Acute Kidney Injury. Ultrasound Quarterly • Volume 00, Number 00, Month 2018 Subramanyam BR, Bosniak MA, Horii SC, et al. Replacement lipomatosis of the kidney: diagnosis by computed tomography and sonography. Radiology. 1983;148(3):791–792.
82. Hull TD, Agarwal A, Hoyt K. New ultrasound techniques promise further advances in AKI and CKD. J Am Soc Nephrol 2017;28(12):3452-60.
83. Alabousi A, Patlas MN, Mellnick VM, et al. Renal colic imaging: myths, recent trends, and controversies. Can Assoc Radiol J 2019. https://doi.org/10.1016/j.carj.2018.09.008. Kanagasundaram NS. Pathophysiology of ischaemi acute kidney injury. Ann Clin Biochem 2015; 52(2):193-205.
84. Gigante A, Barbano B, Di Mario F, et al. Renal parenchymal resistance in patients with biopsy proven glomerulonephritis: correlation with
85. Jan O Friedrich 1, Neill Adhikari, Margaret S Herridge, Joseph Beyene. Meta-analysis: low-dose dopamine increases urine output but does not prevent renal dysfunction or death. Ann Intern Med 2005 Apr 5;142(7):510-24. doi: 10.7326/0003-4819-142-7-200504050-00010.
86. Darmon M, Schortgen F, Vargas F, et al. Diagnostic accuracy of Doppler renal resistive index for reversibility of acute kidney injury in critically ill patients. Intensive Care Med 2011;37(1):68–76
87. Lerolle N, Gue´ rot E, Faisy C, et al. Renal failure in septic shock: predictive value of Doppler-based renal arterial resistive index. Intensive Care Med 2006;32(10):1553–9.
88. Bossard G, Bourgoin P, Corbeau JJ, et al. Early detection of postoperative acute kidney injury by Doppler renal resistive index in cardiac surgery with cardiopulmonary bypass. Br J Anaesth 2011; 107(6):891–8.
89. Le Dorze M, Bougle´ A, Deruddre S, et al. Renal Doppler ultrasound. Shock 2012;37(4):360–5.
90. J E Page 1, S H Morgan, J B Eastwood, S A Smith, D J Webb, S A Dilly, J Chow, A Pottier, A E Joseph. Ultrasound findings in renal parenchymal disease: comparison with histological appearances. Clin Radiol. 1994 Dec;49(12):867-70.
91. Platt JF, Ellis JH, Rubin JM, DiPietro MA, Sedman AB. Intrarenal arterial Doppler sonography in patients with nonobstructive renal disease: correlation of resistive index with biopsy findings. AJR Am J Roentgenol 1990 Jun;154(6):1223-7. doi: 10.2214/ajr.154.6.2110732.

92.Platt JF. Doppler ultrasound of the kidney. Semin Ultrasound CT MR. 1997 Feb;18(1):22-32. doi: 10.1016/s0887-2171(97)90035-4. PMID: 9143063 Review.

93.Webb IA. Ultrasonography in the diagnosis of renal obstruction. BMJ. 1990 Oct 27;301(6758):944-6. doi: 10.1136/bmj.301.6758.944.

94.J H Rascoff, R A Golden, B S Spinowitz, C Charytan. Non dilated obstructive nephropathy. Arch Intern Med 1983 Apr;143(4):696-8.

95.Adnan Kabaalioglu1, Nesrin Gunduz, Ayse Keven, Emel Durmaz, Mine Aslan, Ahmet Aslan, Serkan Guneyl. Cystic renal diseases: role of ultrasound. Part I, non-genetic cystic renal diseases. Med Ultrason 2020:0, 1-8

96.Bisceglia M, Galliani CA, Senger C, Stallone C, Sessa A. Renal cystic diseases: a review. Adv Anat Pathol. 2006 Jan;13(1):26-56. doi: 10.1097/01.pap.0000201831.77472.d3.

97.Devrim Akinci, Okan Akhan, Mustafa Ozmen, Burcak Gumus, Orhan Ozkan, Musturay Karcaaltincaba, Barbaros Cil, Mithat Haliloglu. Long-term results of single-session percutaneous drainage and ethanol sclerotherapy in simple renal cysts. European Journal of Radiology Volume 54, Issue 2, May 2005, Pages 298-302

98.Andrea Mancini, Dario Deceglia, Cristian Dell'Atti, Pernina Angelini, Michele Bozzi, Cristoforo Cuzzola, Vincenzo Giancaspro, Elvira Laraia, Maria Teresa Nisi, Anna Rita Proscia, Giuseppe Tarantino, Ottavia Vitale, Francesco Petrarulo. It's not always a cyst. G Ital Nefrol 2015 Mar-Apr;32(2):gin/32.2.29.

99.Bosniak MA The current radiological approach to renal cysts. Radiology. 1986 Jan;158(1):1-10. doi: 10.1148/radiology.158.1.3510019.

100.Katherine S Warren 1, Jonathan McFarlane. The Bosniak classification of renal cystic masses. BJU Int. 2005 May;95(7):939-42. doi: 10.1111/j.1464-410X.2005.05442.x.

101.Chen P, Maklad N, Redwine M. Color and power Doppler imaging of the kidneys. World J Urol 1998; 16: 41-5

102.Radermacher J, Ellis S, Haller H. Renal resistance index and progression of renal disease. Hypertension. 2002 Feb;39(2 Pt 2):699-703. doi: 10.1161/hy0202.103782. PMID: 11882634

103.G Splendiani 1, C Parolini, L Fortunato, A Sturniolo, S Costanzi. Resistive index in chronic nephropathies: predictive value of renal outcome. Clin Nephrol . 2002 Jan;57(1):45-50. doi: 10.5414/cnp57045. PMID: 11837800 DOI: 10.5414/cnp57045

104.Maria Boddi 1, Ilaria Cecioni, Loredana Poggesi, Francesca Fiorentino, Katia Olianti, Sabino Berardino, Giuseppe La Cava, GianFranco Gensini. Renal resistive index early detects chronic tubulointerstitial nephropathy in normo- and hypertensive patients. Am J Nephrol. 2006;26(1):16-21. doi: 10.1159/000090786. Epub 2006 Jan 5.

105.M E Murphy 1, M E Tublin.Understanding the Doppler RI: impact of renal arterial distensibility on the RI in a hydronephrotic ex vivo rabbit kidney model. J Ultrasound Med. 2000 May;19(5):303-14. PMID: 10811403

106.Mitchell E Tublin 1, Ronald O Bude, Joel F Platt. Review. The resistive index in renal Doppler sonography: where do we stand? AJR Am J Roentgenol. 2003 Apr;180(4):885-92. doi: 10.2214/ajr.180.4.1800885. PMID: 12646425 DOI: 10.2214/ajr.180.4.1800885

107.Dunnill MS, Millard PR, Oliver D. Acquired cystic disease of the kidneys: a hazard of long-term intermittent maintenance haemodialysis. J Clin Pathol. 1977 Sep;30(9):868-77. doi: 10.1136/jcp.30.9.868.

108.Abhishek Shah et al. Acquired Cystic Kidney Disease-associated Renal Cell Carcinom. Am J Surg Pathol, 2020 Nov;44(11):1479-1486. doi: 10.1097/PAS.0000000000001530.

109.Meola M, Samoni S, Petrucci I. Clinical Scenarios in Chronic Kidney Disease: Kidneys' Structural Changes in End-Stage Renal Disease. Contrib Nephrol. 2016; 188:131-43. doi: 10.1159/000445475. Epub 2016 May 12.

110.N Paudice 1, M Zanazzi, S Agostini, E Bertelli, L Caroti, P Carta, L Moscarelli, A Tsalouchos, M Salvadori, E Bertoni. Contrast-enhanced ultrasound assessment of complex cystic lesions in renal transplant recipients with acquired cystic kidney disease: preliminary experience. Transplant Proc. 2012 Sep;44(7):1928-9.
doi: 10.1016/j.transproceed.2012.06.033.

111.Prakash A, Tan GJ, Wansaicheong GK. Contrast enhanced ultrasound of kidneys. Pictorial essay. Med Ultrason. 2011 Jun;13(2):150-6.

112.Scott Gerst 1, Lucy E Hann, Duan Li, Mithat Gonen, Satish Tickoo, Michael J Sohn, Paul Russo. Evaluation of renal masses with contrast-enhanced ultrasound: initial experience. AJR Am J Roentgenol. 2011 Oct;197(4):897-906. doi: 10.2214/AJR.10.6330.

113.Ignee A, Straub B, Schuessler G, Dietrich CF. Contrast enhanced ultrasound of renal masses. World J Radiol. 2010 Jan 28;2(1):15-31. doi: 10.4329/wjr.v2.i1.15.

114.Siegel RL, Miller KD, Jemal A. Cancer statistics, 2018. CA Cancer J Clin. 2018 Jan;68(1):7-30

115.Mittal MK, Sureka B. Solid renal masses in adults. Indian J Radiol Imaging. 2016 Oct-Dec; 26(4): 429–442.

116.Sahni VA, Silverman SG. Imaging management of incidentally detected small renal masses. Semin Intervent. Radiol 2014 Mar; 31(1): 9-19.

117.Jiang J, Chen Y, Zhou Y, Zhang H. Clear cell renal cell carcinoma: contrast-enhanced ultrasound features relation to tumor size. Eur J Radiol. 2010 Jan;73(1):162-7. doi: 10.1016/j.ejrad.2008.09.030. Epub 2008 Nov 8. PMID: 18996660

118. Lopez-Beltran A, Scarpelli M, Montironi R, Kirkali Z.2004 WHO classification of the renal tumors of the adults. Eur Urol. 2006 May;49(5):798-805. doi: 10.1016/j.eururo.2005.11.035. Epub 2006 Jan 17. PMID: 16442207 Review.

119.Bissler JJ, Kingswood JC. Renal angiomyolipomata. Kidney Int. 2004 Sep;66(3):924-34.
doi: 10.1111/j.1523-1755.2004.00838.xPMID: 15327383

120.Quaia E. Microbubble ultrasound contrast agents: an update. Eur Radiol. 2007 Aug;17(8):1995-2008. doi: 10.1007/s00330-007-0623-0. Epub 2007 Mar 10. PMID: 17351779 Review.

121.Quaia E, Siracusano S, Bertolotto M, Monduzzi M, Mucelli RP. Characterization of renal tumours with pulse inversion harmonic imaging by intermittent high mechanical index technique: initial results. Eur Radiol 2003 Jun;13(6):1402-12. doi: 10.1007/s00330-002-1751-1. Epub 2002 Dec 3.

122.Znaor A, Lortet-Tieulent J, Laversanne M, Jemal A, Bray F (2015) International variations and trends in renal cell carcinoma incidence and mortality. Eur Urol 67(3):519–530. https :// doi.org/10.1016/j.eurur o.2014.10.002

123.Sabrina H Rossi, Tobias Klatte. Epidemiology and screening for renal cancer. World J Urol 2018 Sep;36(9):1341-1353. doi: 10.1007/s00345-018-2286-7. Epub 2018 Apr 2.

124.Warshauer DM, McCarthy SM, Street L, Bookbinder MJ, Glickman MG, Richter J, Hammers L, Taylor C, Rosenfield AT (1988). Detection of renal masses: sensitivities and specificities of excretory urography/linear tomography, US, and CT. Radiology 169(2):363–365.

125.Schmidt T, Hohl C, Haage P, Blaum M, Honnef D, Weibeta C, Staatz G, Gunther RW (2003) Diagnostic accuracy of phaseinversion tissue harmonic imaging versus fundamental B-mode sonography in the evaluation of focal lesions of the kidney. AJR Am J Roentgenol 180(6):1639–1647.

126.Jamis-Dow CA, Choyke PL, Jennings SB, Linehan WM, Thakore KN, Walther MM (1996) Small (< or = 3-cm) renal masses: detection with CT versus US and pathologic correlation. Radiology 198(3):785–788.

127.BOS SD Can duplex Doppler ultrasound replace computerized tomography in staging patients with renal cell carcinoma? Scand J Urol Nephrol. 1998 Apr;32(2):87-91.

128.Spahn M Color Duplex sonography vs. computed tomography: accuracy in the preoperative evaluation of renal cell carcinoma. Eur Urol 2001 Sep;40(3):337-42. doi: 10.1159/000049796.

129.Alankrita Taneja, Vivek Kumar, Abhinav B Chandra. Primary renal lymphoma: A population-based analysis using the SEER program (1973-2015)

130.R H Cohan 1, N R Dunnick, R A Leder, M E Baker. Computed tomography of renal lymphoma. J Comput Assist Tomogr 1990 Nov-Dec;14(6):933-8.

131.C. Trenkera, A Neesse Sonographic patterns of renal lymphomain B-mode imaging and in contrast-enhanced ultrasound (CEUS)—A retrospective evaluation. Eur J Radiol. 2015 May;84(5):807-10.
doi: 10.1016/j.ejrad.2014.12.027. Epub 2015 Jan 20.

132.Robertson JI. Renin-secreting tumour. Contrib Nephrol. 1984; 43:153-8. doi: 10.1159/000409950.

133.Hayes AG, Stowasser M, Umapathysivam MM, Falhammar H, Torpy DJ. Approach to the Patient: Reninoma. J Clin Endocrinol Metab. 2024 Jan 18;109(2):e809-e816. doi: 10.1210/clinem/dgad516. PMID: 37647894

134.Baruch D, Corvol P, Alhenc-Gelas F, Dufloux MA, Guyenne TT, Gaux JC, Raynaud A, Brisset JM, Duclos JM, Menard J. Diagnosis and treatment of renin-secreting tumors. Report of three cases. Hypertension. 1984 Sep-Oct;6(5):760-6. doi: 10.1161/01.hyp.6.5.760.

135.Gupta S, Folpe AL, Torres-Mora J, Reuter VE, Zuckerman JE, Falk N, Stanton ML, Muthusamy S, Smith SC, Sharma V, Sethi S, Herrera-Hernandez L, Jimenez RE, Cheville JC. Immunohistochemical expression of renin and GATA3 help distinguish juxtaglomerular cell tumors from renal glomus tumors. Hum Pathol 2022 Oct: 128:110-123. doi: 10.1016/j.humpath.2022.07.016. Epub 2022 Aug 1.

136.Pavlica P, Gaudiano C, Barozzi L. Sonography of the bladder. World J Urol. 2004 Nov;22(5):328-34. doi: 10.1007/s00345-004-0415-y. Epub 2004 Jul 28 PMID: 15290205 Review.

137.Walz PH, Bertermann H. Ultrasound examination of bladder and prostate. Urol Int. 1990;45(4):217-30. doi: 10.1159/000281712.

138.Jakub Dobruch 1, Maciej Oszczudłowski. Bladder Cancer: Current Challenges and Future Directions. Medicina (Kauna 2021 Jul 24;57(8):749. doi: 10.3390/medicina57080749.

139.Ecografia clinica in nefrologia. Tumori del rene e delle vie urinarie. Chap 21 pag 852. Meola M. Eureka editore 2015

140.Ecografia clinica in nefrologia. Tumori del rene e delle vie urinarie. Chap 21 pag 857. Meola M. Eureka editore 2015

141.Browne RF, Meehan CP, Colville J, Power R, Torreggiani WC. Transitional cell carcinoma of the upper urinary tract: spectrum of imaging findings. Review Radiographic 2005 Nov-Dec;25(6):1609-27. doi: 10.1148/rg.256045517.

142.Mario Meola, Ilaria Petrucci, Lisa Giovannini, Sara Samoni, Carolina Dellafiore. L'ecografia e il color doppler in nefrologia. Il rene normale: anatomia ecografica, vascolarizzazione e anomalie congenite. G Ital Nefrol 2012; 29 (3): 333-347

143.Atchison F. Diagnostic imaging of renal artery stenosis. Review J Hum Hypertens1999 Sep;13(9):595-603. doi: 10.1038/sj.jhh.1000871.

144.Meola M: Ecografia clinica in nefrologia. Malattie vascolari del rene. Chap 25 pag 971.1036. Meola M. Eureka editore 2015

145.Zierler RE, Bergelin RO, Isaacson JA, Strandness DE Jr. Natural history of atherosclerotic renal artery stenosis: a prospective study with duplex ultrasonography. J Vasc Surg 1994 Feb;19(2):250-7; discussion 257-8. doi: 10.1016/s0741-5214(94)70100-8.

146.P S Avasthi, E R Greene, W F Voyles, M W Eldridge. A comparison of echo-Doppler and electromagnetic renal blood flow measurements. J Ultrasound Med 1984 May;3(5):213-8. doi: 10.7863/jum.1984.3.5.213.

147.Kliewer MA, Tupler RH, Carroll BA, Paine SS, Kriegshauser JS, Hertzberg BS, Svetkey LP. Renal artery stenosis: analysis of Doppler waveform parameters and tardus-parvus pattern. M A Kliewer 1, R H Tupler, B A Carroll, S S Paine, J S Kriegshauser, B S Hertzberg, L P Svetkey

148.M. Meola, I Petrucci. Color Doppler sonography in the study of chronic ischemic nephropathy. J Ultrasound 2008 Jun;11(2):55-73. doi: 10.1016/j.jus.2008.03.006. Epub 2008 May 9.
149.A L Desberg 1, D M Paushter, G K Lammert. Renal artery stenosis: evaluation with color Doppler flow imaging. Radiology.1990 Dec;177(3):749-53. doi: 10.1148/radiology.177.3.2243982.
150.Tordoir JH, Rooyens P, Dammers R, van der Sande FM, de Haan M, Yo TI. Prospective evaluation of failure modes in autogenous radiocephalic wrist access for haemodialysis. Nephrol Dial Transplant 2003 Feb;18(2):378-83. doi: 10.1093/ndt/18.2.378.
151.Klaus Konner 1, Tempie E Hulbert-Shearon, Erik C Roys, Friedrich K Port. Tailoring the initial vascular access for dialysis patients. Kidney Int. 2002 Jul;62(1):329-38. doi: 10.1046/j.1523-1755.2002.00436.x.
152.Malovrh M. Non-invasive evaluation of vessels by duplex sonography prior to construction of arteriovenous fistulas for haemodialysis. Nephrol Dial Transplant. 1998 Jan;13(1):125-9. doi: 10.1093/ndt/13.1.125. PMID: 9481727
153.Allon M, Lockhart ME, Lilly RZ, Gallichio MH, Young CJ, Barker J, Deierhoi MH, Robbin ML. Effect of preoperative sonographic mapping on vascular access outcomes in hemodialysis patients. Kidney Int. 2001 Nov;60(5):2013-20. doi: 10.1046/j.1523-1755.2001.00031.x. PMID: 11703621
154.A. Granata, A. Clementi, M. Insalaco, F. Di Pietro, V.R. Scarfia, F. Floccari, F. Logias, R. Loi, F. Fiorini. Gli ultrasuoni nella pianificazione della fistola arterovenosa. Tecniche nefrologiche e dialitiche. Anno XXIV. n 3
155.Ecografia clinica in nefrologia. Fistola arterovenosa. Chap 33 pag 1255-1320. Meola M. Eureka editore 2015
156.National Kidney fondation 2006 updates clinical practice guideline and raccomendation
157.Tordoir J, Canaud B, Haage P, Konner K, Basci A, Fouque D, Kooman J, Martin-Malo A, Pedrini L, Pizzarelli F, Tattersall J, Vennegoor M, Wanner C, ter Wee P, Vanholder R. EBPG on Vascular Access. Nephrol Dial Transplant. 2007 May;22 Suppl 2: ii88-117.
doi: 10.1093/ndt/gfm021. PMID: 17507428
158.National Kidney Foundation. Clinical practice guidelines for vascular access: update 2006. Am J Kidney Dis. 2006 Jul;48 Suppl 1: S176-247.

159.Marko Malovrh The role of sonography in the planning of arteriovenous fistulas for hemodialysis. Semin Dial. 2003 Jul-Aug;16(4):299-303. doi: 10.1046/j.1525-139x.2003.16069.x.

160. Wiese P, Nonnast-Daniel B. Colour Doppler ultrasound in dialysis access. Nephrol Dial Transplant. 2004 Aug;19(8):1956-63. doi: 10.1093/ndt/gfh244. Epub 2004 Jun 15. PMID: 15199165

161. Malovrh M. Native arteriovenous fistula: preoperative evaluation. Am J Kidney Dis. 2002 Jun;39(6):1218-25. doi: 10.1053/ajkd.2002.33394

162. Mark E. Lockhart MD, et al. Cephalic Vein Measurement Before Forearm Fistula Creation. J Ultrasound Med. 2006 Dec;25(12):1541-5. doi: 10.7863/jum.2006.25.12.1541.

163. Beathard GE, Arnold P. et al. Aggressive treatment of early fistula failure. Kidney International, Vol. 64 (2003), pp. 1487–1494

164. Malovrh M. Vascular access for hemodialysis: arteriovenous fistula. Ther Apher Dial. 2005 Jun;9(3):214-7. doi: 10.1111/j.1774-9987.2005.00257.x.

165. Napoli M. Eco color Doppler & accessi vascolari per emodialisi. La sorveglianza delle AVF. Cap 3. Wichtig Editore 2010

166. Tordoir JH, de Bruin HG, Hoeneveld H, Eikelboom BC, Kitslaar PJ. Duplex ultrasound scanning in the assessment of arteriovenous fistulas created for hemodialysis access: comparison with digital subtraction angiography. J Vasc Surg. 1989 Aug;10(2):122-8. doi: 10.1067/mva.1989.0100122.

167. National Kidney Foundation. 2006 Updates Clinical Practice Guidelines and Recommendations

168. Napoli M. Eco color Doppler & accessi vascolari per emodialisi.. Wichtig Editore 2010

169. Meola M: Ecografia clinica in nefrologia. Fistola arterovenosa. Chap 33 pag 1255-1323. Meola M. Eureka editore 2015

170. Ahram Han, Seung-Kee Min, Mi-Sook Kim, et al. A Prospective, Randomized Trial of Routine Duplex Ultrasound Surveillance on Arteriovenous Fistula Maturation. Clin J Am Soc Nephrol. 2016 Oct 7;11(10):1817-1824.

171. Gomes AP, Germano A, Sousa M, Martins R, Coelho C, Ferreira MJ, Rocha E, Nunes V. Preoperative color Doppler ultrasound parameters for surgical decision-making in upper arm arteriovenous fistula maturation. J Vasc Surg. 2021 Mar;73(3):1022-1030. doi: 10.1016/j.jvs.2020.07.063.

172. Itoga NK, Ullery BW, Tran K, Lee GK, Aalami OO, Bech FR, Zhou W. Use of a proactive duplex ultrasound protocol for hemodialysis access. J Vasc Surg. 2016 Oct;64(4):1042-1049.e1. doi: 10.1016/j.jvs.2016.03.442. Epub 2016 May 13. PMID: 27183858
173. Saucy F, Haesler E, Haller C, Déglise S, Teta D, Corpataux JM. Is intra-operative blood flow predictive for early failure of radiocephalic arteriovenous fistula? Nephrol Dial Transplant. 2010 Mar;25(3):862-7. doi: 10.1093/ndt/gfp577. Epub 2009 Nov 5.
174. Lomonte C, Casucci F, et al. Is there a place for duplex screening of the brachial artery in the maturation of arteriovenous fistulas? Semin Dial. 2005 May-Jun;18(3):243-6. doi: 10.1111/j.1525-139X.2005.18320.x.
175. Robbin ML, Chamberlain NE, Lockhart ME, Gallichio MH, Young CJ, Deierhoi MH, Allon M. Hemodialysis arteriovenous fistula maturity: US evaluation. Radiology. 2002 Oct;225(1):59-64. doi: 10.1148/radiol.2251011367.4
176. Mohamed Ayman Saleh et al. Effect of high flow arteriovenous fistula on cardiac function in hemodialysis patients. The Egyptian Heart Journal Volume 70, Issue 4, December 2018, Pages 337-34
177. Meola M: Ecografia clinica in nefrologia. Natura del suono. Le onde e il trasporto di energia. Chap 3 pag 12-16. Meola M. Eureka editore 2015
178. Rizzatto G. Ultrasound transducers. Eur J Radiol. 1998 May;27 Suppl 2: S188-95
179. Whittingham TA. Tissue harmonic imaging. Eur Radiol. 1999; 9 Suppl 3: S323-6. doi: 10.1007/pl00014065.
180. Hossein Rabbani, Mansur Vafadust, Purang Abolmaesumi, Saeed Gazor. Speckle noise reduction of medical ultrasound images in complex wavelet domain using mixture priors. IEEE Trans Biomed Eng. 2008 Sep;55(9):2152-60
181. Scanlan K A. Sonographic artifacts and their origins. AJR Am J Roentgenol. 1991 Jun;156(6):1267-72
182. Cosgrove, H. Meire, K. Dewbury Abdominal and general ultrasound. Chap 4, pag. 47-65 Meire H D. D. Cosgrove, D., Dewbury K, Ferrant P. Eds. Churcill Livingstone London 2003
183. Hricak H. Renal ultrasound. Sarti DA. (Ed): Diagnostic ultra sound. Text and cases. 2nd ed. Cap. 9. pp. 350-64. Year Book, Chicago 1987.
184. Pisani R, Liboni W. Principi fisici degli ultrasuoni. In: Ecodoppler vascolare. Rabbia C, De Lucchi R, Cirillo R (Eds). Edizioni Minerva Medica, Torino, 1999.

185. Robin Steel 1, Tamie L Poepping, Rosemary S Thompson, Charles Macaskill. Origins of the edge shadowing artefact in medical ultrasound imaging. Ultrasound Med Biol. 2004 Sep;30(9):1153-62. doi: 10.1016/j.ultrasmedbio.2004.07.014
186. Rubin JM, Adler RS, Fowlkes JB, Carson PL. Phase cancellation: a cause of acoustical shadowing at the edges of curved surfaces in B-mode ultrasound images. Ultrasound Med Biol. 1991;17(1):85-95. doi: 10.1016/0301-5629(91)90013-m
187. O'Brien RT. Ultrasound corner--attenuation: the clinical utility of subjective sonographic assessment. Vet Radiol Ultrasound. 1998 May-Jun;39(3):224-5. doi: 10.1111/j.1740-8261.1998.tb00344.x.
188. Robinson DE, Wilson LS, Kossoff G. Shadowing and enhancement in ultrasonic echograms by reflection and refraction. J Clin Ultrasound 1981; 9:181–8.
189. Sommer FG, Taylor KJW. Differentiation of acoustic shadowing due to calculi and gas collections. Radiology 1980; 140:399–403.
190. Lynch DA, Sverzellati N, et al. Diagnostic criteria for idiopathic pulmonary fibrosis: a Fleischner Society White Paper. Lancet Respir Med. 2018 Feb;6(2):138-153. doi: 10.1016/S2213-2600(17)30433-2. Epub 2017 Nov 15.
191. Picano E, Pellikka PA. Ultrasound of extravascular lung water: a new standard for pulmonary congestion. Eur Heart J. 2016 Jul 14;37(27):2097-104. doi: 10.1093/eurheartj/ehw164. Epub 2016 May 12 PMID: 27174289
192. Picano E, Frassi F, Agricola E, Gligorova S, Gargani L, Mottola G. Ultrasound lung comets: a clinically useful sign of extravascular lung water. J Am Soc Echocardiogr. 2006 Mar;19(3):356-63.
193. M C Ziskin, D I Thickman, N J Goldenberg, M S Lapayowker, J M Becker. The comet tail artifact. J Ultrasound Med Jan-Feb 1982;1(1):1-7
194. Hisham Tchelepi, Philip W Rall. Color comet-tail artifact: clinical applications. AJR Am J Roentgenol 2009 Jan;192(1):11-8
195. Thickman D, Ziskin M C, Goldenberg N J, Linder B E. Clinical manifestations of the comet tail artifact. J Ultrasound Med 1983 May;2(5):225-30
196. B A Wendell, P A Athey. Ultrasonic appearance of metallic foreign bodies in parenchymal organs. J Clin Ultrasound. 1981 Mar;9(3):133-5. doi: 10.1002/jcu.1870090307.

197. Shapiro RS, Winsberg F. Comet-tail artifact from cholesterol crystals: observations in the postlithotripsy gallbladder and an in vitro model. Radiology. 1990 Oct;177(1):153-6. doi: 10.1148/radiology.177.1.2204960.
198. Ahuja A, Chick W, King W, Metreweli C. Clinical significance of the comet-tail artifact in thyroid ultrasound. J Clin Ultrasound. 1996 Mar-Apr;24(3):129-33. doi: 10.1002/(SICI)1097
199. Avruch L, Cooperberg PL. The ring-down artifact. Ultrasound Med. 1985 Jan;4(1):21-8. doi: 10.7863/jum.1985.4.1.21.
200. Hiroko Naganuma, Hiroshi Nagai, Hideaki Ishida Searchlight phenomenon: a novel artifact of the gallbladder. J Med Ultrason (2001). 2016 Apr;43(2):219-25. doi: 10.1007/s10396-015-0697-2. Epub 2016 Jan 9.
201. I Suramo, M Päivänsalo, P Vuoria. Shadowing and reverberation artifacts in abdominal ultrasonography. Eur J Radiol 1985 May;5(2):147-51.
202. Morgan, M., Bell, D. Reverberation artifact. Reference article, Radiopaedia.org. https://doi.org/10.53347/rID-31989.
203. Yong Wang, Guohong Xiao, Alex Dell'Era, Zhenfeng Zheng. Re-recognition of the principle of ultrasonic reverberation image artifacts. Technol Health Care. 2021;29(6):1179-1182, https://doi.org/3233/THC-181457
204. Talia B, Bartolini G. Le lesioni miste false. Atti XI convegno "Diagnostica con ultrasuoni". Modena 1984. 51-59. Monduzzi Editore, Bologna
205. Meola M: Ecografia clinica in nefrologia. Semantica, semeiotica ed artefatti nell'immagine B-Mode. Chap 4 pag 135. Meola M. Eureka editore 2015
206. Cosgrove D O, Garbutt P, Hill C R. Echoes across the diaphragm. Ultrasound Med Biol 1978;3(4):385-92, https://doi.org/1016/0301-5629(78)90081-9.
207. Dana Middleton Kerr, William Dana Middleton. Reflections on th Ultrasound Mirror Image Artifact. Ultrasound Q 2020 Dec;36(4):287-299
208. Robinson D E, Wilson L S, Kossoff G. Shadowing and enhancement in ultrasonic echograms by reflection and refraction. J Clin Ultrasound 1981 Apr;9(4):181-8, https://doi.org/1002/jcu.1870090407.
209. Kossoff G. Basic physics and imaging characteristics of ultrasound. World J Surg. 2000 Feb;24(2):134-42, https://doi.org/1007/s002689910026.

210. Bönhof JA. Ultrasound Artifacts – Part 2. Ultraschall Med. 2017 Apr;38(2):130-148, https://doi.org/1055/s-0043-104216.
211.Meola M, Petrucci I. L'ecografia e il color-doppler in nefrologia. Le basi teoriche dell'ecografia. G Ital Nefrol 2012; 29 (1): 81-91. https://www.iris.sssup.it/retrieve/handle/11382/374097/1455/MEOLA-GIN%202012%201.pdf
212. Barbrina D, Jonathan D, Bryan W. Use of the Acoustic Shadow Width to Determine Kidney Stone Size with Ultrasound. J Urol. 2016 Jan;195(1):171-7.
213.Laing FC, Kurtz AB. The importance of ultrasonic side-lobe artifacts. Radiology. 1982 Dec;145(3):763https://doi.org/1148/radiology.145.3.7146410.
214. Barthez PY, Léveillé R, Scrivani PV. Side lobes and grating lobes artifacts in ultrasound imaging. Vet Radiol Ultrasound. 1997 Sep-Oct;38(5):387-93. https://doi.org/1111/j.1740-8261. 1997.tb02104.
215.Meola M: Ecografia clinica in nefrologia. Artefatti Doppler. Chap 8 pag 281-293. Meola M. Eureka editore 2015
216.Mancini A, Taurisano M, D'elia F. Gli artefatti ecografici in nefrologia. G Ital Nefrol 2022 - Anno 39 Volume 4 n° 3. ISSN 1724-5990 - © 2022 Società Italiana di Nefrologia
217.Mitterberger M, Aigner F. Sonographic detection of renal and ureteral stones. Value of the twinkling sign. J Urol. 2009 Sep-Oct;35(5):532-9; discussion 540-1. https://doi.org/1590/s1677-55382009000500004.
218.Arning C. Mirror image artifacts of color Doppler images causing misinterpretation in carotid artery stenoses. J Ultrasound Med. 1998 Nov;17(11):683-6. https://doi.org/7863/jum.1998.17.11.683
219.Rubens DJ, Bhatt S, Nedelka S, Cullinan J. Doppler artifacts and pitfalls. Radiol Clin North Am. 2006 Nov;44(6):805-35. https://doi.org/1016/j.rcl.2006.10.014.
220.Campbell SC, Cullinan JA, Rubens DJ. flow or no flow? Color and power Doppler US pitfalls in the abdomen and pelvis. Radiographics. 2004 Mar-Apr;24(2):497-506. https://doi.org/1148/rg.242035130
221.Campbell Shannon C, Cullinan Jeanne A, Rubens Deborah J. Slow flow or no flow? Color and power Doppler US pitfalls in the abdomen and pelvis. Radiographics. Mar-Apr 2004;24(2):497-506, https://doi.org/10.1148/rg.242035130.
222.Pozniak MA, Zagzebski JA, Scanlan KA. Spectral and color Doppler artifacts. Radiographics. 1992 Jan;12(1):35-44.

https://doi.org/10.1148/radiographics.12.1.1734480.
223.Derchi LE, Giannoni M, Crespi G, Pretolesi F, Oliva L. Artifacts in echo-Doppler and color-Doppler. Radiol Med. 1992 Apr;83(4):340-52, https://moh-it.pure.elsevier.com/en/publications/artifacts-in-echo-doppler-and-color-doppler

www.ingramcontent.com/pod-product-compliance
Lightning Source LLC
LaVergne TN
LVHW052315200926
848481LV00002B/574